U0112499

海外中国研究丛书

——

到中国之外发现中国

卫生的现代性

中国通商口岸健康与疾病的意义

［美］罗芙芸 著

向磊 译

Hygienic Modernity

Meanings of Health and Disease in Treaty-Port China

江苏人民出版社

图书在版编目（CIP）数据

卫生的现代性：中国通商口岸健康与疾病的意义 /
（美）罗芙芸著；向磊译 . — 南京：江苏人民出版社，2021.10
（海外中国研究丛书 / 刘东主编）
书名原文：Hygienic Modernity: Meanings of Health and Disease
in Treaty-Port China
ISBN 978-7-214-24831-2

Ⅰ.卫… Ⅱ.①罗… ②向… Ⅲ.①通商口岸 - 卫
生工作 - 研究 - 天津 Ⅳ.① R199.2

中国版本图书馆 CIP 数据核字（2020）第 210866 号

江苏省版权局著作权合同登记号：图字 10-2006-325 号

书　　　名　卫生的现代性：中国通商口岸健康与疾病的意义
著　　　者　[美]罗芙芸
译　　　者　向　磊
责 任 编 辑　王　田
装 帧 设 计　陈　婕
责 任 监 制　王　娟
出 版 发 行　江苏人民出版社
地　　　址　南京湖南路 1 号 A 楼，邮编：210009
照　　　排　南京紫藤制版印务公司
印　　　刷　苏州市越洋印刷有限公司
开　　　本　960 毫米 ×1304 毫米　1/16
印　　　张　27.25　插页 4
字　　　数　368 千字
版　　　次　2021 年 10 月第 2 版
印　　　次　2021 年 10 月第 1 次印刷
标 准 书 号　ISBN 978-7-214-24831-2
定　　　价　95.00 元
（江苏人民出版社图书凡印装错误可向承印厂调换）

序 "海外中国研究丛书"

　　中国曾经遗忘过世界，但世界却并未因此而遗忘中国。令人嗟讶的是，60年代以后，就在中国越来越闭锁的同时，世界各国的中国研究却得到了越来越富于成果的发展。而到了中国门户重开的今天，这种发展就把国内学界逼到了如此的窘境：我们不仅必须放眼海外去认识世界，还必须放眼海外来重新认识中国；不仅必须向国内读者迻译海外的西学，还必须向他们系统地介绍海外的中学。

　　这套书不可避免地会加深我们150年以来一直怀有的危机感和失落感，因为单是它的学术水准也足以提醒我们，中国文明在现时代所面对的决不再是某个粗蛮不文的、很快就将被自己同化的、马背上的战胜者，而是一个高度发展了的、必将对自己的根本价值取向大大触动的文明。可正因为这样，借别人的眼光去获得自知之明，又正是摆在我们面前的紧迫历史使命，因为只要不跳出自家的文化圈子去透过强烈的反差反观自身，中华文明就找不到进入其现代形态的入口。

当然，既是本着这样的目的，我们就不能只从各家学说中筛选那些我们可以或者乐于接受的东西，否则我们的"筛子"本身就可能使读者失去选择、挑剔和批判的广阔天地。我们的译介毕竟还只是初步的尝试，而我们所努力去做的，毕竟也只是和读者一起去反复思索这些奉献给大家的东西。

刘　东

1988 年秋于北京西八间房

致　谢

　　加利福尼亚大学出版联盟的 Philip E. Lilienthal 亚洲研究基金会为本书提供了大量帮助,该基金会的捐助人为 Sally Lilienthal 女士,特此予以致谢!

目　录

序　言　*1*

导　言　*1*

第一章　"包治百病"：20 世纪前的卫生　*27*

第二章　天津的卫生与疾病　*57*

第三章　医学的交汇与分流　*90*

第四章　中国通商口岸的卫生翻译　*126*

第五章　日本明治时期卫生翻译的转变　*166*

第六章　缺陷和主权：天津被占领期间的卫生现代性，

　　　　1900—1902　*202*

第七章　可见与不可见：城市景观和卫生的边界　*238*

第八章　卫生和现代性的渴望　*274*

第九章　日本人在天津的细菌管理　*308*

第十章　细菌战和爱国卫生　*344*

结　语　*362*

参考书目　*370*

序　言

孙真人卫生歌

天地之间人为贵,头象天兮足象地,
父母遗体宜保之,箕畴五福寿为最。
卫生切要知三戒,大怒大欲并大醉,
三者若还有一焉,须防损失真元气。
欲求长生先戒性,火不出兮神自定,
木还去火不成灰,人能戒性还延命。
贪欲无穷亡却精,用心不已走元神。
劳形散尽中和气,更复何能保此身?
心若太费费则竭,形若太劳劳则怯,
神若太伤伤则虚,气若太损损则绝。
世人欲识卫生道,喜乐有常嗔怒少,
心诚意正虑自除,顺理修身去烦恼。
春嘘明目夏呵心,秋呬冬吹肺肾宁,
四季长呼脾化食,三焦嘻却热难停。

发宜多梳气宜炼，齿宜数叩津宜咽，
子欲不死修昆仑，双手揩摩常在面。
春月少酸宜食甘，冬月宜苦不宜咸，
夏要增辛宜减苦，秋辛可省但教酸。
季月少咸甘略戒，自然五脏保平安，
若能全减身康健，滋味偏多无病难。
……

恩爱牵缠不自由，利名萦绊几时休，
放宽些子自家福，免致中年早白头。
顶天立地非容易，饱食暖衣宁不愧，
思量无以报洪恩，晨夕焚香频忏悔。
身安寿永福如何，胸次平夷积善多，
惜命惜身兼惜气，请君熟玩卫生歌。①

---

① 《孙真人卫生歌》，见胡文焕编：《类修要诀》，1600 年；上海：上海中医学院出版社，1989；重印见周守中（1208）编：《养生类纂》。

导　　言

本书的目的在于将卫生和疾病的含义置于中国现代性体验

的中心。达到这一目的的方式在于聚焦一个中国词语：**卫生**，彰显其跨时代的多样性。今天，这个词语在英语中的译法不一："卫生""清洁""健康"或者"公共卫生"。而在 9 世纪以前，**卫生**则同各种各样的饮食、静思、秘制方剂等养生方有关，人们为了保护脆弱的生命而实践这些养生方。随着武装的帝国主义的到来，中国及中国人开始紧密地围绕着这一词语而展开如何实现现代化生活方式的争论。它的含义偏离了中国的宇宙观并转而包含了国家权力、进步的科学标准、身体的清洁以及种族健康。卫生与中国在现代世界中的位置问题息息相关，启发我将之译为"卫生的现代性"。本研究揭示了卫生如何改变一个城市，以及它如何成为一个中心词——通过这个词语，中国的精英分子在 19—20 世纪帝国主义统治下，"确立了他们的生存状态"①。

在今天的中国，人们无法不关注**卫生**。作为一个无处不在的形容词／名词，它并不能同 *hygiene* 这个词严丝合缝地对应。人们可能会看到卫生筷子（用廉价木材制成，裹上纸袋，并只供一次性

---

① 刘禾（Lydia Liu）：《跨语际实践：文学、民族文化与被译介的现代性（中国 1900—1937）》，斯坦福：斯坦福大学出版社，1995，28.

使用)、卫生纸(厕纸)以及卫生球或樟脑丸。一个人要做"卫生"(打扫卫生或搞卫生)，指的是对家具或办公室进行一次彻底的清洁。私家的浴室以及公共场所的厕所被称作卫生间。

对医疗行业、医院、传染病控制以及制药标准加以监督的国家政府机关叫做卫生部，市和县有各自的卫生局，负责各地区的公共卫生事务。尽管很多时候，卫生可以(且应该)被简单译成"卫生/卫生的"或"清洁/清洁的"，但它在中国社会的广泛存在则显示了一种超出当代美语中这些语汇所表达的仅仅对清洁关注之外的重要性。

或者，正是它广泛地使用并结合了"民族"、城市甚至是国家意义，使得卫生本身在当代中国争取实现看似总是难以把握的现代性状态的过程中占据了中心地位。屡见不鲜的市政运动呼吁民众"讲卫生"，提醒人们在一个现代社会中应该勤洗手，保证居室卫生，而且最重要的是不随地吐痰。画在墙上和建筑物上的标语呼吁居民们创建"文明卫生城市"，并把这作为改革开放政策的一部分。同某些具有一定教育背景的中国人谈话时，你会发现这些人对新加坡啧啧称羡，因为它是个卫生城市，对中国的不卫生则有所不满。并且，尽管后邓小平时代大部分群众卫生运动已经杳无影踪，政府仍然定期地发动全国性的"爱国卫生运动"，以此作为改进中国的健康、形象及国家地位的一种手段。在这些表述中，卫生是定义现代性的主要因素，这不仅是对个人而言的，也是对城市的建筑环境甚至想象中的国家整体而言的。"卫生"的这一含义远远超越了19世纪末以前与这个词相关联的那些含义。

本研究试图理解这样一个过程：这些新的含义如何开始同卫生一词联系起来。理解这一过程或许能够对理解19和20世纪中国城市社会及知识变迁的基本性质更为明晰。费维恺(John

Fitzgerald）描述了 20 世纪的民族精英们如何担当起"唤醒"的任务,将中国从蛰伏的困境中唤醒。精英们认为,这种困境来源于中国人天生的虚弱。[①] 本研究认为这种"唤醒"计划的大部分是围绕着"**卫生**"这一术语（term）展开的。20 世纪的最初几十年,中国的精英分子接受了有关国家问题的医学化观点（medical view）,并转而试图以医学化的方案解决中国国家及机构的不足。通过聚焦于一座通商口岸城市的医学发展,本研究考察了这个长达一个世纪的过程,即卫生和疾病在帝国主义情境之下,既呈现为中国积贫积弱的集中体现,又成为通过特定的任务"唤醒"中华民族、种族以及身体,实现身体的现代性的中心议题。[②]

我的主要目标之一是将卫生含义的变化置于催生这些含义的都市环境中来看。20 世纪早期涌现了一批有关健康和卫生的著述,但这些著述的作者们生活在被传染病、坟地、洪水、市场、街道、庙宇、妓院和外国人包围的环境中。为了抓住这一情境的要义,我集中于一个地点:北方的通商口岸天津,它曾经是、现在也仍然是一个熙攘的城市,是中国最大的城市之一。1860—1943 年,该城也是一个典型的通商口岸,被划分为华界及九个不同的外国租界。随之而来的边界、建筑和政策的多样性及华洋之间的互动,体现了帝国主义下中国的独特经历 —— 并非殖民地,却存在着多样的殖民主义。天津为我们研究所谓的"半殖民主义"的情境提供了绝佳的

---

① 费维恺:《唤醒中国:民族革命中的政治、文化与阶级》,斯坦福:斯坦福大学出版社,1996.

② 一些学者,最著名的是冯客（Frank Dikötter）,已经开始探索中国的健康、疾病和现代性之间的关系。在他关于知识分子历史的开山之作中,冯克发现了前现代的中国先行者们所持有的种族和性别等级观念的不同。同时,他证明了剧变发生之时,这些观念正成为科学话语的一部分。见冯客, *The Discourse of Race in Modernity China*,斯坦福:斯坦福大学出版社,1992; *Sex, Culture, and Modernity in China: Medical, Science and the Construction of Sexual Identities in the Early Republican Period*, London: Hurst and Co.,1995;和 *Imperfect Conceptions: Medical Knowledge, Birth Defects, and Eugenics in China*,纽约:哥伦比亚大学出版社,1998.

背景。①

　　将研究置于某一地也有助于产生按照时间变迁为序的叙事。作为一个通商口岸，天津在漫长历史过程中经历了许多极为重要的历史事件：1858年随英国海军传入的"西医"，1900年被外国军队占领及1902年清政府收复该城，1930—1940年代被日军的占领。本研究描述了这些政治事件和与卫生相关的行为转变——服药、饮用水、空间安排、粪便处理——之间的交叠。在这一叙事中，我仍对精英们如何赋予这些变化以超出其本身影响之外的重要意义相当敏感。总的来说，地方史的研究路径有助于同时考虑世俗（如果不是粗俗的）及超凡的意义：它既调查人们去哪里沐浴，也研究人们如何想象国家。本研究试图找出这二者之间有意义的关联。

　　通过卫生现代性的线索将个人与国家相联结，这一做法牵涉不同学术问题的若干阶段及特征。第一个挑战是如何将卫生现代性的转变置于一般意义上的医学史及特殊意义上的殖民地医学史的双重背景之下。卫生逐渐偏离于健康及卫生的古老含义是一种全球现象，但对于殖民统治下的社会而言，该现象具有特殊含义。第二项任务是思考，随着卫生成为文明及主权的一种标识，卫生现代性如何改变了城市的物质及人文景观。最后，文本的翻译有助于创造有关**健康**和**卫生**的新的含义，这并非通过两种单一文化的合成或将一种绝对科学从一种语言转换成另一种语言而达成，而是在地方科学及地方社会历史发展中某些极为特殊的时刻，两种语言含义彼此妥协的结果。一个中国通商口岸卫生与疾病的故事

① 要了解这一说法的谱系，见 Jürgen Osterhammel, "Semicolonialism and Informal Empire in Twentieth-Century China : Towards a Framework of Analysis", *Imperialism and After: Continuities and Discontinuities*, Wolfgang Mommsen 和 Osterhammel 编，伦敦：Allen and Unwin, 1986.

有赖于三种学术研究的融汇:医学史、城市史和翻译研究。

卫生的(全球)转变和(中国)缺陷的产生

　　1220 年,成吉思汗遣密使刘温持虎头金牌,率二十名武士远赴其山东老家的家庙寻找一位叫做丘长春的道长。经过极为艰险的千里跋涉,他们终于将道长带到了撒马尔罕的帐篷里蒙古统治者的面前。据长春的一位弟子所记载,他们对话原话如下:

　　皇帝问:“真人远来,有何长生之药,以资朕乎?”

　　道长答:“有卫生之道,而无长生之药。”①

　　成吉思汗的第一个问题就是关于长生的灵药,或曰长生之道,这并不令人惊奇。到 13 世纪时,已经有大量的历史记载及民间故事是关于帝王们想从道家那里求取长生不老之方的。在其建立欧亚大帝国的计划中,成吉思汗希望将中国最珍贵的资源为其所用 —— 包括即便不能永生,也能够使他长寿的方法 —— 这是很正常的。而长春真人大胆地用双关回应了皇帝,回答说尽管没有长生(即延长生命)的药(道),但是却有卫生(即保卫生命)的道。道长献上一个养生方,能够强健身体,抵抗疾病,延缓衰老,能使可汗比天赋之寿命活得更长。长春劝告成吉思汗要警惕性的危害(独眠一月,你会惊奇地发现精神和体力都有所增强),讲述了应时的简单饮食的益处,并宣扬静思的好处。② 本质上,这是对中国人卫生之道的总结。

　　正如有关长春真人的典故中所讲述的,**卫生**曾经是一种自信

―――――――

　　① 李志常:《长春真人西游记》,Arthur Waley 译,伦敦: George Routledge and Sons, Ltd.,1931,101 页。翻译略有调整,中文原文见李志常:《长春真人西游记》(1228),王云五编:《国学基本丛书》(349 卷),台北:商务印书馆,1968,上卷,16 页。

　　② 李志常:《长春真人西游记》,24 页。

的、中国式的"长生之道"，是一套同中国文化密切相连，并被外邦觊觎的先进的养生之术。不过，到了 20 世纪，**卫生**却成了体现中国积弱的一种话语：一把测量中国同外国人定义下的现代性之间差距的标尺。20 世纪**卫生**的含义有所转变，它包括生物医学、公共卫生及个人礼仪。20 世纪中国精英分子有关**卫生**的著述中，都显而易见地表达了对于想象中的西方的向往：有清洁，有组织，有纪律和健康。目前的研究追溯了这一语境转换中所体现的反讽及历史意义。

当然，在近代，"卫生"一词的内容不仅仅在中国一地发生了变化。安德鲁·威尔（Andrew Wear）指出，在 19 世纪的欧洲，卫生的含义出现了重大变化。从古代到前现代，卫生包含了一系列广泛的保健行为，如运动、饮食和休息。威尔观察到，如今，"卫生意味着清洁，其范围变窄了"[①]。卫生在西方和中国的语义转变是相似的，但在这两个地方，却有着完全不同的社会和政治寓意。

长春对成吉思汗的卫生建议同西方人对卫生的古典看法有着明显的相似之处。道长告诫这个蒙古人要节制饮食、应时而动并节制性欲。希波克拉底（Hippocratic）的文章《健康养生法》（*Regimen in Health*）（公元前 5 世纪）中，也提倡人们调整饮食、睡眠和行为结构，顺应天时及自身的体质。这些著述简述了食物和药物的不同属性，规定了沐浴的大致时间，并就性生活的适当频率给出了意见，就像道长劝告成吉思汗的那样。公元 2 世纪的罗马医师伽林（Galen），在其论文《卫生》（*De sanitate tuenda*）中提出要节制运动和饮食。在《医学的艺术》（*Ars medica*）中，伽林确定了六类范畴，即空气、饮食、睡眠、运动与休息、分泌与排泄以及灵魂的热情，

---

① Andrew Wear, "The History of Personal Hygiene", *Companion Encyclopedia of the History of Medicine*, vol. 2, Roy Porter 和 W. F. Bynum，伦敦：Routledge, 1993, 1283-1308.

他认为这六类事物是影响人体健康的主要外部因素,这些因素也成为后来著名的"六经"健康的基石。节制和应时是这一卫生哲学的口号。希腊人和罗马人对常识的持续关注,成为从中世纪到文艺复兴时期有关保健类的著述的典型特征。近代早期涌现了一大批宣扬卫生的著作,其中一些对于自古以来的养生方有着不同的记载,但学者们认为,进入 18 世纪后,整体路径基本没有偏离伽林所提出的卫生概念。①

随着 18 世纪法国、英国和普鲁士"公共卫生"方面的发展,卫生之道出现了重大转变。在一些官员、知识分子和革命者看来,最重要的健康是民族的健康。政府的职责是通过卫生监督、公共事务和发展国家支持的医疗机构,来防止民族机体的疾病。②与此同时,卫生更多地同清洁、礼仪及阶级地位相联系。后来,对细菌的惧怕,进一步加大了人们对清洁的关注。③到 20 世纪中期,英语中通过使用不同的词汇来表示健康的不同类别,这些词汇构成了两个世界:公共卫生的广阔领域和个人卫生的狭窄空间。整体医学的概念基础 —— 对体液和季节的关注 —— 基本消失了,并且也不再有任何一个单独的词语能够表示通过饮食、运动、休息及节制

---

① 作为一份优秀的欧洲卫生史的学术研究,见 Heikii Mikkeli, *Hygiene in the Early Modern Medical Tradition*,赫尔辛基: Academica Scientiarum Fernica, 1999. Henry Sigerist, *Landmarks in the History of Hygiene*,牛津:牛津大学出版社,1956,是一份重要著作的便捷摘要。关于自然的变化(主要是从热到冷),见 Virginia Smith, "Prescribing the Rules of Health: Self-Help and Advice in the Late Eighteenth Century", *Patients and Practitioners: Lay Perceptions of Medicine in Pre-industry Society*, Roy Porter 编,剑桥:剑桥大学出版社,1985.

② 西方公共卫生的总述,见 George Rosen, *A History of Public Health*, 1958;重印,巴的摩尔:约翰斯·霍普金斯大学出版社,1993;和 Dorothy Porter, *Health Civilization, and the State: A History of Public Health from Ancient to Modern Times*,伦敦: Routledge, 1999.

③ Norbert Elias, *The Civilizing Process*, 伦 敦: Blackwell, 1993; Nancy Tomes, *The Gospel of Germs: Men, Women, and the Microbe in American Life*,剑桥, Mass.:哈佛大学出版社,1998.

而达到的健康之道。

研究西方医学传统的史学家们对这些转变鲜有关注。罗伊·波特（Roy Porter）在其对健康及治疗的普遍看法的研究中，强调了18世纪的病人对体液和平衡的永久信仰，即便当时很多医师已开始抛弃伽林式的身体观。[①] 罗森伯格（Charles Rosenberg）等人已注意到，尽管受到巴黎医学发展及德国细菌理论兴起的影响[②]，19世纪的美国医师仍然不肯放弃体液和整体的医疗途径。这些现象在极大程度上被认为是一种过渡阶段，是传统的过去与注定到来的医学现代性之间的时差。医学人类学家认为这一转变在非专业的大众之中并不彻底，而研究"医学边缘"的历史学家则强调19世纪抵制"医学正统性"[③]霸权的运动与日俱增。但总的来说，历史学家对"现代医学兴起"（特别是现代治疗学）的集中关注，导致其完全忽视了预防医学史，以及健康意义普及中的变化。现代生物医学及国家的公共卫生组织在日常生活中约定成俗地展现在大众面前，而同时西方古老的卫生之道逐渐褪去踪影，这一过程并未遭遇太多困难和抵抗，也未对社会整体产生太多影响。

然而在欧洲以外的社会，对健康和医学的历史研究者并不这样乐观了。许多研究"殖民地医学"的学者发现，欧洲的健康和治

① 见，例，Roy Porter 和 Dorothy Porter, *In Sickness and in Health: The British Experience, 1650—1850*, 伦敦：Fourth Estate, 1988.

② Morris J. Vogel 和 Charles E. Rosenberg 编, *The Therapeutic Revolution: Essays in the Social History of American Medicine*, 费城：宾夕法尼亚大学出版社, 1979.

③ Emily Martin, *The Women in the Body: A Cultural Analysis of Reproduction*, 波士顿：Beacon Press, 1987；Roger Cooter, *Studies in the History of Alternative. Medicine*, Basingstoke：Macmillan, 联合牛津圣安东尼学院, 1988；Andrew Wear, *Health and Healing in EarLy Modern England: Studies in Social and Intellectual History*, Brookfield, V.：Ashgate；W. F. Bynum 和 Roy Porter 编, *Medical Fringe and Medical Orthodoxy*, 伦敦：Croom Helm, 1987.

疗方法被传入当地社会①,给当地带来了冲击和剧变。这方面的经典研究要数大卫·阿诺德(David Arnold)1993 年的著作《身体的殖民》(*Coloinizing the Body*)。阿诺德强调,随着英国行政官对印度人进行统计、隔离、接种疫苗及检查,英国的殖民主义体现在身体方面。尤其是在像腺鼠疫等传染病暴发的时候,西医及西方的疾病预防方法体现出"对身体的侵犯",这是以现代的健康和卫生为口号,粗暴而强制地对身体进行殖民。其他学者,最著名的如梅根·沃恩(Megan Vaughan)和沃里克·安德森(Warwick Anderson),也同样强调指出殖民地医学对非洲和东南亚的干涉,英国传教士或美国军队对当地人口进行血液和粪便检查。在西方话语的发展之下,当地人口被视为不健全且混乱的医学客体(object)。②由于当地人民对殖民医学干涉的反抗和抵制,阿诺德将印度人的身体视为"争论点且不仅仅是殖民僭用"。不过,他指出,西医开始成为"一种新的文化霸权和新兴政治秩序的组成部分",因为它"渗透到了有影响力的那部分印度人的生活"。不过在这本书中,他更感兴趣的是描画殖民者的意图,以及"大众"的反应,而不仅仅是考察印度精英对西医的接受。③

其他学者也承认了殖民地公共卫生的强制性和干涉性,但他

---

① 这些著作的例子包括 David Arnold 编, *Imperial Medicine and Indigenous Societies*,曼彻斯特:曼彻斯特大学出版社,1988；Roy MacLeod 编, *Disease, Medicine, and Empire*,伦敦:Routledge,1988；MarkHarrison, *Public Health in British India: Anglo-Indian Preventive Medicine, 1859–1914*,剑桥:剑桥大学出版社,1994；David Arnold, *Colonizing the Body: State Medicine and Epidemic Disease in Nineteenth-Century India*,伯克利和洛杉矶:加利福尼亚大学出版社,1993；Ken De Bevoise, *Agents of Apocalypse: Epidemic Disease in the Colonial Philippines*,普林斯顿,新泽西:普林斯顿大学出版社,1995；Megan Vaughan, *Curing Their Ills: Colonial Power and African Illness*,剑桥:剑桥大学出版社,1991.

② 特别参见 Vaughan, *Curing Their Ills: Colonial Power and African Illness*; and. Warwick Anderson, "Excremental Colonialism", *Critical Inquiry* 21, no.3 (1995): 640–669.

③ David Arnold, *Colonizing the Body* 4,8,211.

8

们却转而强调当地人民化用及改造殖民者赋予的卫生与疾病的含义。本土的精英们"质疑殖民霸权"，并且通过生产混杂的医学形式，使殖民地医学成为一种"有争议的知识"，或者在其自身传统内部寻找批判西医体系的基础。[①] 这些争论和组合常常通过翻译的过程实现。在布赖迪·安德鲁（Bridie Andrews）颇具洞见性的研究中，他论证了中国的医师是在中文框架内来翻译细菌理论，从语言学上将细菌概念转化为类似于游离的、动物一样的病原体，这种描述在盛行的病原学中已经很常见了。[②] 普拉喀什（Gyan Prakash）强调印度精英是如何通过翻译过程，对西方科学是否拥有对真理——尤其是关于身体机能的真理——的霸权表示怀疑的。[③] 南迪（Ashis Nandy）也强调甘地等人如何利用印度的卫生哲学对西医进行深刻批判。[④] 在所有这些事例中，当地人都从深深根植于强大的健康、医疗和卫生的传统立场来形塑和置疑西方知识。

"身体的殖民"和"质疑殖民霸权"这两种倾向都普遍存在于19—20世纪中国人对西方卫生之道的感受中。很多时候，殖民者"接触身体"并且对不顺从的人民施以医学控制的高压政策。中国的医学理论家也创造性地运用中国的卫生概念来挑战并重塑西

---

① 这种方法，参见 Dagmar Engels and Shula Marks 编，*Contesting Colonial Hegemony: State and Society in Africa and India*，伦敦：I. B. Taurus，1994；Bridie Andrews 和 Chris Cunningham 编，*Western Medicine as Contested Knowledge*，曼彻斯特与纽约：曼彻斯特大学出版社，1997；Bridie Andrews，"Tuberculosis and the Assimilation of Germ Theory in China"，*Journal of the History of Medicine and Allied Sciences* 52, no. 1（1997）：114-157.

② Andrews，"Tuberculosis and the Assimilation of Germ Theory in China."

③ Gyan Prakash，*Another Reason: Science and the Imagination of Modern India*，普林斯顿，新泽西：普林斯顿大学出版社，1999.

④ Ashis Nandy，"Modern Medicine and Its Non-Modern Critics"，载 *The Savage Freud and Other Essays on Possible and Retrievable Selves*，普林斯顿，新泽西：普林斯顿大学出版社，1995.

方概念。不过,当我们关注于贯穿长时段的某一特殊背景时,某些普遍的趋势就会变得更为明显。许多研究都集中在欧洲医学和本土医学的"交汇点":某一套特殊的翻译词汇、某次特别的传染病或某人在其影响力达到巅峰时的思想。部分由于其有限的时间框架,他们会着重强调反抗和代理。本研究则想通过考察多个行为者、某一复杂的城市环境及近百年的时段,来尝试一种更为完整的健康与卫生的历史路径。这一路径解构了"西医"这一整体,并同时在大城市及海外引起其转变并呈现出多样性。它展现了某些时刻,本土精英在这些时刻挑战他们发现的西方卫生和疾病观念中的错误,并对其进行重塑。最重要的是,它表现了帝国主义特性因时因地的不规则变动,着力指出在压迫的同时也有合作的时刻,并看到某些时候"殖民者"与"被殖民者"的不同组成部分之间亲密无间的合作。

不过,尽管有这些变动和反抗,但我们随后所看到的整体景象,却是中国精英分子在其公共话语中日益强化了卫生在生物医学方面的霸权,并同时承认,与西方定义下的卫生标准相较而言,中国人有着先天的不足。作为卫生现代性的**卫生**已成为民族主义"衍生话语"的典型范例,这一范例基于对中国人先天不足的论争,而这种不足的形象最初又是被殖民权力创造出来的。① 在中国,通商口岸的精英们几乎没有对这一权力提出任何异议。

缺陷(deficiency)的生物学话语的历史发展,开始受到研究殖民地医学的学者的关注。安・劳拉・斯托勒(Ann Laura Stoler)追溯了欧洲中产阶级社会的形成,指出这一过程依赖于欧洲之外

---

① Partha Chatterjee, *National Thought and the Colonial World: A Derivative Discourse*,明尼阿波利斯:明尼苏达大学出版社,1986.

殖民者和被殖民者之间泾渭分明的边界。① 马克·哈里森（Mark Harrison）提出，随着欧洲人关于许多印度人天生病弱和存在不足的观点日益广泛，1800年后产生的可适应并可殖民印度的乐观主义的逐渐消失。白人无法适应致病的印度环境 —— 这种观念与"种族观念的出现及殖民统治的巩固密切相关"。② 但是，即便环境不再被认为是致病的主要原因，另一种相关看法仍然延续到了20世纪，即本地人自身会由于身体及行为的先天不足而致病。细菌说的兴起则加重了这一倾向，发展为疾病与本土人口天生的"种族"习惯相关的观点。③

将西方所发生的有关卫生、种族及阶级等概念的转变，与殖民地所发生的同一转变过程相联结 —— 尽管学者们致力于这样的研究，但到目前为止，仍没有出现任何综合性的研究成果。④ 沃里克·安德森提出，考察现代生物医学不仅要着眼殖民地，而且要关注西方对身体施加殖民力量的方式，这是医学史的学者们所从事的真正意义上的后殖民医学史研究。⑤ 变化的卫生概念的全球历史会为这一研究提供有利的场域。⑥ 不过，我研究的是中国一个通

---

① Ann Laura Stoler, *Foucault's History of Sexuality and the Colonial Order of Things*,达勒姆：杜克大学出版社，1995.

② Mark Harrison, *Climates and Constitutions: Health, Race, Environment, and British Imperialism in India, 1600-1850*,牛津与纽约：牛津大学出版社，1999.

③ Warwick Anderson, "Immunities of Empire: Race, Disease, and the New Tropical Medicine, 1900-1920", *Bulletin of the History of Medicine* 70, no. 1（1996）：94-118.

④ Ann Laura Stoler 的 *Race and the Education of Desire* 也许是这个方向最重要的著作。另一具有重大意义的著作是 Gail Bederman 的 *Manliness and Civilization*,芝加哥：芝加哥大学出版社，1995,在美国太平洋帝国扩张的背景下探讨了世纪之交的种族和阶级结构。

⑤ Warwick Anderson, "Where is the Postcolonial History of Medicine", *Bulletin of the History of Medicine* 79, no.3(1998)：522-530.

⑥ 国际上关于优生学的奖金也许都与此类项目有关，尽管它并没有将奖金和殖民地医学紧密地联系起来。见 Robert Proctor, *Racial Hygiene: Medicine Under the Nazis*,剑桥, Mass.：哈佛大学出版社，1988; Nancy Leys Stepan, *The Hour of Eugenics: Race, Gender, and Nation in Latin America*,伊萨卡：康奈尔大学出版社，1991;及冯客, *Imperfect Conceptions*.

商口岸的卫生及日常生活的含义：对于揭示西方近代生物医学的殖民本性这一问题，我会将之留给专门研究全球某一特定地域的学者。本研究高度关注的是中国人如何通过与多种殖民主义／医学（法国的、英国的、德国的、日本的及美国的）表述的互动，从而在帝国主义主要交叉路口之一的城市中改变卫生的意义。

天津，超殖民地及半殖民主义

在中国最大也最复杂的通商口岸之一进行此项研究，有助于我们了解外国和本地行为者在中国的"半殖民主义"境遇下，如何重塑卫生之道。我选择了位于中国北部、原先是通商口岸城市的天津作为研究的落脚点。这种地方性的叙事路径有许多优点。它使我们得以想象人们如何看待其所处的特定环境的利弊：氤氲于塘沽上的雾气、夏日强烈的阳光、盐碱地上掘出的水井中咸水的滋味。它使我们就疾病与社会的关系提出具体的问题：传染病何时肆虐该城市？人们又有怎样的感受？不同的团体 —— 行政官员、医师、非专业人群 —— 如何应对这一特殊挑战？阶级差异、地域差异和移民如何影响了卫生之道？通过将研究集中于一个地方，我们可以更好地设想医师及病患所体验到的生活结构。地方史研究可能会看似局限和狭小，但在单独的地域之内，日常生活的丰富细节会显得更为生动和有意义。

作为一个单独的地区，天津绝非无足轻重。天津是中国第三大城市，人口接近 600 万，是世界最大的城市之一。我最初选择天津作为研究点，是因为它是中国许多最重要的医学"第一"之乡。天津是中国第一个拥有中国人自己管理的医疗市政机构（1902）的城市，这是新政时期由袁世凯创办的。天津也拥有中国第一个由政府

创办的西式医学院 —— 北洋医学堂,它是 1880 年由英国传教士建立的,1888 年被清政府接管。但是,使这些医学"第一"更为有趣的,是其发生时中外交通的特殊背景。

11　1860—1945 年,在天津的外国租界多达八个,是中国所有通商口岸中拥有外国租界最多的一个。中国最有名的通商口岸上海也只有两个外国租界,即法租界和公共租界(主要是英国人)。然而天津却有日、法、英、德、比、俄、奥匈及意大利租界。最终只有日本、法国、英国及意大利的租界维持到了一战之后,不过在 20 世纪早期,天津可被视作一个"超殖民地",是中外之间一个混杂的交叉口,以及展示帝国主义繁荣的橱窗。①

我创造的超殖民地(hypercolony)一词是源于孙逸仙将中国作为"次殖民地"的表述。孙认为"半殖民地"这个词被许多人用于表示中国并非完全意义上的殖民地,它仅仅意味着中国被多个外国列强殖民。孙从化学中借用了"次"(hypo-)这个词,将中国描述为次殖民地,即与韩国和越南这样真正的殖民地国家相比,中国更难发展出身份认同及统一观念。②孙的论述的讽刺含义在于,假设中国只被一国入侵,情况可能会变得不一样,这一结论与我对世纪之交天津政治及文化环境复杂性的看法不尽一致。

我认为天津可以被描述为超殖民地,但我并非试图创造一个新的理论模型:我只是想使人们关注多种殖民主义分割一个城市空间时所产生的潜在内涵。作为一个超殖民地,天津的地位将中

---

① 目前的研究主要集中在仅仅两个租界,日租界和英租界。这种集中缘于许多原因。只有法国、英国、意大利和日本的租界在一战后仍存在。比租界全部由比利时人管理,而且在 1930 年交还给国民政府。最后,这种集中于英日租界的研究也因为我做研究的所在地天津本身所能找到资料的局限。也许其他更优秀的学者将来利用各租界母国的资料,可以对天津所有的外国租界做出全面的研究。

② 孙逸仙:《三民主义演讲 2》,《国父全集》,台北:"中央"文物供应社,1961,卷 1,19 页。

国的城市居民置于不同帝国主义列强的凝视 —— 有时是控制之下。与此同时,这一境遇带给中国人一个观察多种不同的城市现代性模式及殖民地意识形态的视角。多种帝国主义的存在也影响了帝国主义者本身,在一个城市中,如此众多的殖民租界密切相连,在地方层面上影响了外国列强的行为和自我表述。对于实际上及象征性地位于中国城市及欧洲租界之间日本大租界而言,这一点尤为重要。每个租界都必须针对其他列强在地域上表述并确定其身份。它们通过建筑、创造地方行政的特殊形式,以及针对每一租界中占人口多数的中国人的不同政策来达到这一点。本研究考察了在这些帝国表述中,健康及卫生如何成为其中的一种重要策略。

　　寻找一个能充分抓住中国殖民主义境遇复杂性的词语,这吸引了很多研究近代中国史的学者。近来的研究已开始使用原先不受欢迎的马克思主义的"半殖民地的"一词,试图勾勒出其轮廓,并与主要用于表述印度的纯粹"殖民地的"加以对比。随着半殖民地主义重新发挥功用,它所表示的含义也更丰富。这个词必须同时揭示中国殖民过程中的不完全性,以及中国边界之内多个殖民者的作用。在对中国作家与帝国主义及现代性之间关系的细致研究中,史书美(Shu-mei Shih)运用"半殖民主义"来表示"中国殖民结构多样的、分层的、扩展的和不完整的性质"。① 这个词旨在揭示外国人在中国的存在是不充分的,而且具有潜在的压迫性:中国面前的帝国主义这杯苦酒有时是半满的,但另一些时候则是满溢的。

　　尽管存在这种矛盾,学者们仍倾向于使用半殖民主义这个词来强调外国人在华的"半吊子"性质。为了解释为何如此众多的中国知识精英不加犹豫地(同印度相比)接受现代性,史书美指

①史书美,*The Lure of the Modern: Writing Modernism in Semicolonial China, 1917–1937*,伯克利:加利福尼亚大学出版社,2001,34.

12

出，问题在于外国行政管理的不完整性"相对于正式的殖民地，给中国的知识分子提供了各种意识形态的、政治的及文化的立场"①。顾德曼（Bryna Goodman）提出了解答中国近代史上有关权力和帝国主义问题的一系列途径。②顾德曼将诸如近来关于中国通商口岸这样的学术研究置于一端，这些研究强调的是中外之间的互惠，并"倾向于将忽视半殖民主义的危害和权利差异"；又将坦宁·巴洛（Tani Barlow）和其他学者的研究置于另一端，这些学者是《位置》（Positions）杂志的成员，在顾德曼看来，这些学者过分强调了外国势力在中国的极端暴行和统治，并对殖民主义和半殖民主义不加区分。和奥斯特哈梅尔（Jürgen Osterhammel）一样，顾德曼主张研究半殖民主义要调查"何时、何地、怎样以及多大程度上哪种外来的力量冲击了中国人的生活"③，从而避免互利及完全统治的极端。然而，像史一样，顾德曼对于强调外国人的暴力，或将外国人的存在描述为对中国主权的强大威胁的研究路径表示怀疑。在其关于 19 世纪上海的研究中，她认为中国人对待外国人时非常自信，能够在相对宽松的政治环境中就谈判和赔款同国外国人进行协商。列强的武力或许打开了通商口岸，但这种暴力是一种模糊的记忆，并未影响到上海的外国人与中国人之间的日常互动。

通过讲述天津这一特殊地域中卫生的变化着的含义，本研究试图考察外国力量"何时、何地、如何以及在何种程度上冲击了中国人的生活"。结果表明，没有任何一个通商口岸的历史能够代表其他的通商口岸，而且半殖民主义一词也无法充分抓住在中国长

---

① 史书美，*The Lure of the Modern*，373.

② 顾德曼，"Improvisation on a Semicolonial Theme, or, How to Read a Celebration of Transnational Urban Community"，*Journal of Asian Studies* 59, no. 4（2000）：916.

③ 奥斯特哈梅尔，"Semicolonialism and Informal Empire in Twentieth Century China"，295；顾德曼，"Improvisation on a Semicolonial Theme"，889.

达一百多年的被侵略历史的复杂性。不同时期不同地域内外国势力的强度、权力以及暴行都有显著不同。这种差异不仅存在于社会和经济领域，而且在诸如卫生和疾病含义的"文化"领域也非常明显。19—20世纪在北方城市天津，帝国主义有多次的激烈斗争，这些斗争对上海而言只是一种模糊的记忆。或许在其他地方，外国人"缺乏系统的制度基础"，且并未"使用强力施加殖民的知识论"。然而，作为中国城市的天津，却曾经在枪口之下，被联军以一种全新的方式统治了两年。这种占领力量形成了当地政府重新获取对天津的统治权的背景，因此也在收复之后从根本上改造了当地的政府。

学者们也指出，中国通商口岸城市因为外国的统治和未直面暴力，使得中国知识分子对现代性构想的帝国主义建构熟视无睹。相反，天津最显著的地方在于，在帝国主义暴力和高压最为鼎盛的时候，中国的知识精英是如此热衷于拥抱外国定义下的现代性——尤其是关于公共卫生和健康方面，并且在暴行终结之后仍延续了这种态度。为了使用史提出的体系，天津的精英们似乎实现了接受现代性所必须的分歧（将现代性分离出帝国主义）和压制（压制暗含于现代性内的种族等级），但他们所处的却是"殖民"高压和"半殖民地"主权共存的令人惊讶的矛盾环境中。

关注天津，有助于理解将日本起到的关键性中介作用置于前台这一复杂的过程。在1900年镇压义和团之乱后争夺特权的过程中，日本同时以入侵的外国列强及亚洲兄弟的形象出现。通过研究可发现，日本是一个成功的"亚洲现代性"的典范，能够为中国提供通往现代性的桥梁。在很多天津的精英看来，日本是一种能够为难以管理的下层社会带来秩序、理性和健康的力量。如果卫生现代性的历史是中国精英接受帝国主义科学的一段故事，那

14

么日本的存在则在这其中促成了这种接受。

当我们审视围绕着卫生所做的努力和构想时，日本的作用就变得尤为明显。作为"卫生现代性"一词的卫生，其本身是日本医生所创造的，他们用古老的中文词语来诠释欧洲人关于民族健康的概念。在义和团叛乱被镇压之后，日本顾问帮助创立了卫生警察力量、军医学校和第一个卫生部。天津是中国境内最重要的正式的日本租界的大本营——马克·皮第（Mark Peattie）称之为"日本在中国特权领域的宝石"——结果，日本的卫生行政介入了数以千计的中国人的日常生活。[1] 最终，日本人通过对该城的占领（1937—1945）将一种卫生现代性带入天津，以至于在日本帝国崩溃之后仍对该城产生着深远的影响。将研究卫生的变迁的含义置于天津这个城市，凸显了中国现代性形成中日本的重要作用。

将研究放在天津也提供了一个机会，来重现一个中国城市的过去，包括气味、食物、街道生活及其苦难。从某种意义上说，该研究采用了一种福柯式的历史路径：它创造了一种话语的系谱，并展示这一话语如何获得强大的力量来定义现代世界中的生存状况。然而，我并不认为话语能为它们自身发言。一个人从窗外看到了什么、他常去哪些寺庙、他如何获取饮用水、他害怕什么样的传染病以及士兵们多久给他注射一次疫苗，这些都是重要的细节，有助于我们理解过去是怎样解释卫生和疾病的。通过求助于叙事，本研究试图强调日常生活如何有助于创造历史含义。[2] 最后，我认为，对一个历史学家而言，探究历史的真实性是一项更为重要和有趣的工作。或许，这也使我沉湎于对一个逝去的天津的乡愁而不能

---

① Mark Peatie, "Japanese Treaty Ports Settlements in China, 1895-1937", in *The Japanese*, *Informal Empire in China*, *1895-1937*, ed. Peter Duus, Ramon Myers, and Peattie,普林斯顿，新泽西：普林斯顿大学出版社,1989,166-209.

② Ann Laura Stoler, *Race and the Education of Desire*, 2.

自拔,这个城市遍布着香火鼎盛的寺庙,街道上熙攘繁华,显示着当时社会和经济的勃勃生机。①

最后,深入研究地方行为者的生活和背景,有助于通过展示一幅更为细致的本土社会的图景,来填补殖民地医学研究中一个显而易见的缺口。以前的著述都强调殖民者的意图,而被殖民地者的思想和意图仍模糊不清。近来对殖民主义统治下亚洲和非洲的卫生及医药的研究已经集中到本地行为者所创造的含义上。② 中国的案例极大得益于当地精英卷帙浩繁的作品,以及当地政府保存的大量的(尽管不一定能看得到的)档案资料。外国人将卫生和治疗视为一种"有争议的知识"形式,而这一知识受到各种处于从属地位的多种行为者的评价 —— 通过理解外国人的这种看法,我们能够更好地理解僭用的过程,不用将所有的结果全部归结于西方知识的内在优越性,或者文化保守派的特异的反抗。然而,与此同时,对帝国主义无情改变了近代中国的生活语汇和境遇的方式保持敏感,仍然是很有必要的。

语言、翻译和卫生景象

对中文或日文不甚熟悉的读者可能会觉得很奇怪,因为我在本书中所用的都是中文的**卫生**(*weisheng*)(日语是 *eisei*)一词。这并不是因为卫生像其他一些深奥的中文概念一样,无法翻译为

----

① 关于乡愁和史实,参见韩书瑞(Susan Naquin), *Peking: Temples and City Life, 1400-1900*,伯克利:加利福尼亚大学出版社,2001.

② Nancy Rose Hunt, *A Colonial Lexicon of Birth Ritual, Medicalization, and Mobility in the Congo*,达勒姆,N. C.:杜克大学出版社,1999;Luise White, *Speaking with Vampires: Rumor and History in Colonial Africa*,伯克利:加利福尼亚大学出版社,2000;Prakash, *Another Reason*;Bridie Andrews, *The Making of Modern Chinese Medicine*,剑桥:剑桥大学出版社,2004.

英语。实际上，从 19 世纪中期至 20 世纪中期，**卫生**（*weisheng*）被译为很多不同的词汇和短语 —— 健康、卫生、生理学、营养、清洁、医药、保护内在生命力、卫生科学、促进繁殖、公共卫生以及战胜死亡，命名 —— 从而也是问题所在。最后，这个词指的是人类为确保健康而可能采取的行为。英语单词"*hygiene*"或许能够大致表达这个含义。不过，在过去两个世纪的欧洲和美国，*hygiene* 这个英文单词的含义也肯定有所改变。将卫生与 *hygiene* 一一对应可能会导致其含义的僵化，并且同时否认该词具有其他多种含义的可能性。我很小心地指出我所认知的卫生指向的是不同时刻的不同人群，但是我通常不去翻译这个词，以便揭示这个词所蕴含的多种含义。这本书试图理解不同群体的中国人是如何用其对卫生和疾病的理解来构筑"卫生现代性"的，这个过程也就是刘禾所说的"语际实践"。①

16　　　　卫生为语际实践提供了一个理想的个案研究，原因有很多。首先，是因为我们掌握了一个日本医师 / 官僚所创造的这个词的现代"来源"，这个人是长与专斋（Nagayo Sensai），他声称从古老的道家典籍中找到了一个词，并用它来翻译欧洲词汇的来源，这些词汇同时指出了政府对人民卫生的管理，以及创造出卫生方面受到规训的市民。② 日本的这一翻译时刻对于理解卫生在 20 世纪中国的性质至关重要。长与专斋的翻译显示了明治时期的医学精英是如何意识到，医学、监督和管制的技术是欧洲现代性蓝图的关键所

---

　　① 刘禾：《跨语际实践》。

　　② 引自长与的自传《松香私志》（*shôkô shishi*），见 William Johnston, *The Modern Epidemic: Tuberculosis in Japan*, 剑桥, Mass. : 哈佛大学出版社，1995，179. 按照 Johnston 的观点，长与最初翻译的词源是 *Gesundheitspflege*（健康保健）。Ban Tedayasu 的注解中，词源为 *hygiene*。Ban Tadayasu, *Tekijuku to Nagayo Sensai: eiseigaku to Shôtôshishi*（The Tekijuku and Nagayo Sensai : Hygienics and the fragrant pine memoirs）, Osaka : Sogensha, 1987，151-157.

在。在某种意义上,长与专斋用"**卫生**"这个词包含了福柯所谓的生命权力,一系列由国家管理生命的技术和"政府极权",即个人应内化于政权的规训,使个人行为与国家目标相一致。①

翻译仅仅是对这个词争论不休的开始。对晚清那些精通古籍但从未去过伦敦和柏林的中国人来说,卫生这个词到底意味着什么?这个词的含义如何通过翻译行为、管理行为或消费行为被塑造?它是一种奇特而熟悉的"会意"词语,还是一个惊人的新语?这个词在哪一点上保持了原貌?②对于当地社会而言,一个让人感觉既本土又陌生的词有着怎样的内涵?本研究试图将语言和翻译放入社会斗争及知识的偶发事件中,这些斗争和事件导致了20世纪中国一种新的语言和新的存在方式的兴起。

对于过去若干年中许多从事中国研究的学者而言,进行翻译研究的好处不言自明,但这一路径也有其缺陷。③其中最突出的就是可能会把文本误解为文明,以及经由翻译而产生的多种含义或许会被误解为文明之间的不可比性。④这里存在一种危险,尤其是在对科学进行翻译的时候,即假定一个单独的文本可以代表"西

① 福柯关于生命权力和政府极权的观点主要体现在《规训与惩罚:监狱的诞生》(纽约:Vintage,1979)和《性史》(纽约:Vintage,1985)。关于福柯的理念在殖民主义环境中的中肯评价,参见 Ann Laura Stoler, *Race and the Education of Desire*。对于福柯有时候关于这些概念的晦涩解释,Timothy Rayner 作出了相当明晰的摘要,见"Biopower and Technology:Foucault and Heidegger's Way of Thinking", *Contretemps 2*(2001 年 5 月),142-156(*Contretemps*,一份哲学电子杂志,http://www.usyd.edu.au/contretemps/2may2001/rayner.pdf)。

② "会意"是一个专用语,源于中文(通常是古文)文献,被日本学者用西方知识进行翻译,然后再回到中国,使具有不同的意义。参见 Federico Masini, The Formation of the Modern Chinese Lexicon and Its Evolution toward National Language:The Period from 1840-1898,伯克利:《中国语言学杂志》,1993.

③ 刘禾编, *Tokens of Exchange:The Problem of Translation in Global Circulations*,达勒姆,N.C:杜克大学出版社,1999,Michael Lackner, Iwo Amelung,及 Joachim Kurtz 编, *Nere Terms for New Ideas:Western Knowledge and Lexical Changes in Late Imperial China*,莱登:Brill,2001.

④ Roger Hart, "Translating the Untranslatable:From Copula to Incommensurable Worlds",见刘禾, *Tokens of Exchange*,45-73.

医"，或翻译者可以代表整个"中国传统"。或许，避免错误的"东/西"二分法的最重要策略就是注意不仅存在于中国的变化，而且关注各种帝国权力的变化。我们不能总是假定西方（以及日本）为中国提供的科学现代性的标准是一成不变的。本研究的对象不止一个，而是有四个"变换目标"。医学、卫生和公共卫生的巨大变化不仅发生在中国，而且也发生在19—20世纪之间的欧洲、美国和日本。这些观念并非独一无二地被引入中国，而是被特殊的中介带入特殊的地点，其中一些中介有其自身特别的信仰和行为。追溯西医同中国人遭遇的特殊层面，不仅有助于揭穿西方卫生和疾病的观念具有内在优越性这样的观点，而且也揭示了在不同历史时刻，中国和西方某些卫生之道间的惊人相似性。

这里存在一种危险，即一意追求某个词的意思可能会缩小调查的范围，甚至产生历史错误。譬如，在本研究中，我注意到，20世纪以前诸如"公共的"和"不洁"这样的概念很少同卫生一词联系起来。然而，这并不意味着在欧洲帝国主义到来之前，中国并不存在诸如政府的卫生责任、环境卫生或个人的清洁等概念。研究前现代中国的历史学家指出，这些概念的确是存在的。古代的王朝指定帝国的医官替平民看病。朝廷在不同的层面上扶植并规范医学教育。同环境相关的瘴气和不洁的概念非常普遍。中国人洗澡——在前现代可能比欧洲人洗得更勤快——他们甚至还使用肥皂。①

卫生概念在前现代和现代中国的区别在于，欧洲（及日本）帝

---

① 关于这种方式的经典表述见李约瑟和鲁桂珍，"Hygiene and Preventive Medicine in Ancient China"，见 *Clerks and Craftsmen in China and the West*，Needham 等编，剑桥：剑桥大学出版社，1970，340－378。这篇文章重印收在李约瑟的 *Science and Civilization in China* 卷6，*Biology and Biological Technology*，第6章 *Medicine* 中，由 Nathan Sivin 编辑并作序，剑桥：剑桥大学出版社，2000。

国主义到来之前,这些不同的实践活动都沿着文化区域分散开来,并且很少同某个独立的词语相关联。将刷牙及规范医学教育这样截然不同的行为归为一类并没有太大的意义,同样,将作为整体对象的这些行为视作文明或差异的象征也是无意义的。正是外来帝国主义的到来及欧洲——日本对卫生的概念化创造出了**卫生**这一话语,将公共的和个人意义上的卫生含义整合成为一种强大的现代性模式。**卫生**一词,与其说是传递其同中国过去的延续性,不如说是揭示了卫生及疾病概念的断裂和重塑,这些概念是沿着暴力的帝国主义存在所产生的压力线而出现的。本研究并不否认中国过去存在着多样的"现代的"卫生实践。相反,它认为,在 20 世纪出现了一个全新的**卫生**,并做了许多过去从未做过的事:设立个人行为的标准,确立城市空间结构,规定乡村自治,以及衡量一个民族的品质。

18

　　现代**卫生**的发展也并不意味着,中国人对卫生的理解中彻底根除了以前与该词相关的含义。如果存在的话,中国现代性的最值得注意的方面就是那些保证内在健康的活动的存在及其盛行,如中医、太极和气功。然而,这些同卫生早期含义——包括静思和瑜伽,摄取特殊的食物,以及对基于宇宙论模式的生活方式的坚持——相关的因素,被分离出了卫生所盘踞的科学领域,并且被转换为另一个属于"传统"领域的词语。至 20 世纪早期,卫生包含了一系列广泛的含义,这些含义都因其与科学而非中国宇宙论的相关而取得了合法性。如今,卫生代表的是科学和官僚机构。它不再能表示气,加热或冷却食物,以及四季更替。包含这些"传统"概念——尤其是养生——的词语,都处于科学领域之外,或徘徊在其边缘。杜赞奇(Prasenjit Duara)在其颇富影响力的著作《从民族国家拯救历史》(*Resuing History from the Nation: Questioning*

Narratives of Modern China）中，号召研究中国的历史学家要更加警惕这样一种方式，即中国民族历史的霸权结构已经压制了有关中国过去及未来的另一种图景。[①] 这些图景从未受到完全压制，它们继续存在并跃跃欲试地试图越过现存的现代性结构的严密边界。本研究致力于追溯现代化精英和国家所定义的占支配地位的卫生图景如何出现。最终，我们必须承认，现代化国家在拥抱科学和理性的过程中，或许从未能够完全根除现代性的其他替代结构。不过，本项研究认为，国家通过对极为有意义的语言的再利用，能够使那些替代性结构比其他结构使用起来更成问题。

19　　　　本书的章节将医师和卫生行政人员的著述，同对天津及其周围发生的事件的叙述混杂在一起。

　　第一、二两章可以合起来被解读成对卫生的前现代含义的考察。第一章"包治百病"，考察了20世纪前中文文本中卫生的出现，以概述同该词语相关的含义与实践的早期来源。我没有将前现代的卫生（*weisheng*）翻译为"health"或"hygiene"，而是选择按字面意思翻译为"保卫生命"（guarding life）。这一章将解释这一选择背后的逻辑。第二章"天津的卫生与疾病"，对天津城沦为外国殖民地之前日常生活中的卫生习惯进行了研究。通过利用天津的草药、食物以及流行的打坐手册，该城的居民得以强身健体，以应对天灾人祸，包括19世纪中期外国军队的入侵，以及1860年该城被辟为通商口岸。

　　第三章"医学的交汇与分流"，考察了究竟是什么构成了1860年通过英国战舰传入天津的"西医"，并将之与中世纪中国人的卫

---

① 杜赞奇：《从民族国家拯救历史：民族主义话语与中国现代史研究》，芝加哥：芝加哥大学出版社，1995.

生及医疗之道相比较。医学理论和疗法的基本争论在 19 世纪中期的英国甚嚣尘上，但伟大的卫生革命已经开始。中国与英国的医疗从业者或许对于疾病和治疗学持有某些相同的看法，但是欧洲政治的变革导致了公共卫生的出现，成为大清帝国和大英帝国之间重要的分歧。

第四章和第五章绕开了天津，考察发生在上海和东京的翻译过程，通过这个过程，**卫生**变成了"卫生现代性"。第四章，"中国通商口岸的**卫生**翻译"进一步解读了中国的第一批译文，这些译文代表了**卫生**（*weisheng*）这两个字背后西方的卫生之道。聚焦于 19 世纪末欧美对于禁酒的争论，卫生一词的翻译显得极富选择性、极为怪异和矛盾。不过，这些译文表示，**卫生**开始转向实验室，并脱离相关的宇宙论。第五章考察了卫生现代性的"诞生"，明治时期的医官使用**卫生**一词表示一种哲学观，这一哲学观将个人卫生同民族卫生联系在一起。这些医官们创设的**卫生**（*eisei*）制度在 1900 年后的中国发挥了重要作用。

第六章考察了 1900 年义和团起义之后将天津裹挟在内的突变，当时由八个帝国主义列强组成的国际军队进犯并占领了该城。仔细考察该城被占领的两年，可以发现，健康和卫生成为新政府控制该城的中心，同时可以发现日本人在占领军政府中的中心作用。1900 年后，卫生被定义为在政治上具有重要意义的"卫生现代性"：甚至国家主权的获得也要基于对卫生科技的掌握，外国列强认为这样才够得上现代。为了恢复对天津的主权，清政府被迫成立了一个类似外国占领者创立的卫生局。讽刺的是，与此同时，**卫生**开始成为中国主权的基础，它开始成为中国积弱的中外话语中的一个基本核心。

第七章和第八章揭示了卫生是如何改变了 20 世纪前三十年

20

天津的自然和文化景观。第七章，"可见与不可见"考察的是为了创造一个卫生的城市环境，卫生隐藏和分离各项生活功能的力量。然而，贫穷，以及穿过城市街道运送水和垃圾的数千人的存在，打破了天津城内井然有序及清洁卫生的图景。第八章，"卫生及和现代性的渴望"考察了1920—1930年代天津城内关于卫生的多种表述。尽管许多中国人认同卫生的观念对弥补中国的缺陷至关重要，但如何弥补缺陷的应对方式却不一而足，从对卫生现代生活的消费装饰品的向往，到对新的民族卫生理论的拥抱。在这一时期末，想要对包含"保卫生命"的传统形式的卫生现代性作另一种表述，即便可能，也变得日益困难。

最后几章考察了世纪中叶帝国主义对于天津卫生和疾病经历的影响。战争时期的日本科学，试图同时制造及预防传染病。其结果是高度的卫生效能与细菌战并存的矛盾。中国将细菌视作敌人的传统成为共产党操控"卫生"的基础，在1952年抗美援朝爱国卫生运动中，他们将细菌纳入敌人的范畴。由于成千上万的中国人被组织起来参与对细菌的斗争，卫生完成了从一套基于个人的维持健康的技巧到一场席卷整个中华民族的对抗自然的战争这一转变。随着**卫生**作为卫生现代性的兴起，虽然基于中国宇宙观的个人保健行为在中国依然兴盛，但就大部分而言，它们已独立于得到科学认可的卫生领域。帝国主义长达世纪之久的存在，产生了的语言上的区分，造成了一个断裂线，已经（并继续）将传统与现代性不稳定地划分为两个范畴。

第一章 "包治百病"：20 世纪前的卫生

卫生一词在一位生活于 19 世纪城市中的中国学者脑海中，与 22
哪些事物有关联？要理解作为"卫生现代性"的卫生在 20 世纪如
何形成，就需要理解早期的卫生文本。清朝（1644—1911）末期，
卫生一词出现在各种出版物中，包括著名医学文献、家庭健康手册
及中文典籍。在一个士绅看来，卫生可能会让他联想起浩如烟海
的有关身体与健康的文言和警句。这个人或许知道卫生出自公元
前 3 世纪的道家文本中。他的书房中或许还会有最初被 13 世纪
的人批点过的卫生书籍。因为有仆人、空间和休闲时间，富裕的都
市人甚至会追捧"卫生"手册上列出的略显古怪的保健和冥思技
巧。19 世纪末通商口岸的中国人在遭遇新的卫生形态时，这些参
考文献引起他们的共鸣。

本章的目标并不在于给"前现代"的卫生下一个笃定而精确
的定义。相反，它试图展示，帝国晚期与卫生一词相关的多种含义
即使有的话，也很少与 20 世纪该词所表达的含义相重叠。20 世纪
以前，卫生并不构成确定实体性的知识。这个词的外延是松散的、
明晰的，可以引起多种联想，而所有这些关联都指向个人为达到健
康而使用的技巧。它并未同清洁、气味或污垢相联系，同国家、民
族、种族或公众也并无关联。但到 20 世纪早期，清洁、公共卫生等 23

一套强大的新的含义有力地同**卫生**一词联系起来，使其脱离了原先的关联范畴。这使得该词成为指定现代性条件的最为重要的方式之一：一项决定事物文明等级的原则——谁将被纳入或逐出文明体系，一种确定主权国家和被统治民族之间差异的话语。为了将这一20世纪以前的**卫生**同其现代含义相区分，我屡屡将之翻译为字面意义上的"保卫生命"（*Guarding life*）。我也会将之译为"hygiene"甚或更为宽泛的"health"，但作为"保卫生命"的**卫生**显然它的现代因素差之甚远。

到1900年，中国和日本的翻译者们用**卫生**一词来表示由实验室和国家所规定的健康之道。但与此同时，**卫生**也产生了与健康和疾病相关的其他理解，这种理解与鲜活的中国文化的底蕴交织在一起。20世纪初的某一短暂时期，与古代的关联强化了"**卫生**之道"，并因其"战胜百病"的功效而受到推崇。这里有一扇时间之窗，当时，中国精英推开这扇窗户，利用**卫生**的文化回响来对抗和理解现代性的含义。

文献来源：诸子的话

一个19世纪的精英读者应该知道**卫生**一词语出道家经典《庄子》（公元前3世纪）。对于晚清时期那些渴望文化精进的人而言，某些"大师"们的著作要比其他人的更为重要。有清一代，博取功名的科举考试强调背诵和解析孔子（公元前6世纪）及其追随者孟子（公元前4世纪）的著作，以12世纪的一位大师朱熹所注为准。但要具备更高的文化教养，就必须对出自其他哲学传统的大师们也谙熟于心，其中包括道家的老子和庄子。

《庄子》和老子所作的《道德经》（公元前4世纪晚期到公元前

3 世纪早期）构成了道家的两部基本典籍。晚清学者应该知道卫生一词出自《庄子》第二十三章《庚桑楚》。《庄子》的这一章描绘了庚桑楚的特征，他是老子的直系弟子，一个古怪的老人。某个叫做南荣趎［被梅维恒（Victor Mair）译为"Rufus Southglory"］的老者跟着庚桑楚学习道，但他晦涩的教育方式让这个不幸的学生无所适从。为了弄清情况，南荣趎收拾了行李直接去请教老子。绝望之中，南荣趎乞求老子告诉他什么是高深莫测的道。他所希望知道的是"愿闻**卫生**之经而已矣"。作为一个上了年纪的人，南荣趎更加关心如何强身健体，而不是提升其精神修养。他抱怨道，听从庚桑楚的道义就像服了一剂只会让他更加虚弱的药一样。南荣趎或许并未准备好如何应对老子的著名的回答：

> 卫生之经，
>
> 能抱一乎？
>
> 能勿失乎？
>
> ······ 能止乎？
>
> 能已乎？
>
> 能合诸人而求诸己乎？ ①

老子告诉南荣趎他应该像孩子那样天真自然。小孩子拥有巨大的力量、精力和注意力：他能够一天到晚哭个不停，却不会把嗓

---

① 《庄子》据估计成书于公元 3 世纪，由从公元前 3 世纪左右流传下来的文章汇编而成。《庚桑楚》被晚清的学者们认为是庄子《杂篇》中的一篇，《杂篇》内容相较于七篇原来的《内篇》更为零散，叙述风格的时期更后面一些。尽管晚清的学者们考证杂篇的叙述应出自较晚的时期，但是整个晚清时期阅读和注释《庄子》结构的学者们都肯定《庚桑楚》篇是《庄子》的一部分。参见 A. C. Graham, *Chuangtzu: The Seven Inner Chapters and Other Writings from the Book Chuangtzu*, 伦敦与波士顿: Allen and Uwin, 1981. 下 面的翻译来自 Victor H. Mair, *Wandering on the Way*: *Early Taoist Tales and Parables of Chuang Tzu*, 火奴鲁鲁: 夏威夷大学出版社, 1994.

子哭坏。他能整天盯着东西看而不眨眼①，"行不知所之，居不知所为，与物委蛇，而同其波"。老子总结道，这就是卫生之经。其含义顿时一目了然：在老子看来，"卫生之经"在于同自然之道和谐共处。

老年的南荣楚对于"卫生之道"的切实要求与老子高深的回答投射出早期道家、中国人健康活动的起源，与寻求长生不老之间的模糊联系。夏德安（Donald Harper）观察到，"学术传统"认为，中国人的健康活动及对长生的追求都源自"广义道教"②。然而，近来对秦朝（公元前221—公元前206）大一统之前的中国社会进行研究的著作，却揭示了身体观念是一种早于道家出现的正式的思想体系，而这一身体观是追求健康和长生的基础。

25

现存最早的医学文献出土于今天湖南境内的马王堆汉墓（公元前168）。马王堆医学文献显示，汉朝的贵族对保持健康、预防疾病以及追求全命非常着迷。其中许多文献都是关于夏德安所谓的"养生"，这个词通常被译为"nurturing life"（滋养生命）。③养生的文献描述了用于滋养生命及确保体内气的通畅的性行为、饮食方、导引和药物。养生被视为医学之外一类单独的实践行为，一套独特发展出的用于预防疾病、协调身体元气以及延长寿命的技巧。罗维前（Vivienne Lo）令人信服地论证道，养生文献对于西汉（公元前202—公元前8）建立之初正统中国医学的形成产生了深远影响。同样地，夏德安论证道，出现于公元前2世纪至公元2世纪的系统的道家思想，将养生的健康行为纳入其个人修行和得道的

---

①《庄子》中的这个比喻反映了《道德经》里著名的一段话："儿子终日号而嗌不嗄，和之至也。骨弱筋柔而握固，毒虫不螫，猛兽不据，攫鸟不搏。"老子：《道德经》，James Legge译，台北：成文出版公司，1969，55章。

②夏德安，*Early Chinese Medical Literature: The Mawangdui Medical Maniscripts*，伦敦与纽约：Kegan Paul International，1998，53.

③同上。

教义中,而不是创造了它们。①

在后来的帝制时期,人们通常把个人的健康行为与道家联系起来,但是值得注意的是,它们并非源自道家,且并不专属于一个完全独立的"道家传统"。同饮食、静思及自我调节有关的健康行为正是作为中国文化的基础而出现的,并被广泛传播,不仅与道家有关,而且同普通人有关。不过,**卫生**出自道家文献对于卫生现代性出现的故事十分重要。实际上,即使是首先采用**卫生**一词来表示欧洲人有关国家公共卫生的观念的日本医师,也承认他是从南荣趎的古老问题中找到灵感的(参见第五章)。

如果我们假定的这位 19 世纪的学者认为道家的典籍乃旁门左道,转而穷尽毕生的时间背诵能够让他在科举考试中获得成功的文献,那么,他仍然会发现,在 12 世纪的哲学家朱熹对儒家典籍的注释中也能找到**卫生**一词的出处。例如,《论语》的第十章描述了孔子的个人举止中所体现的令人敬佩的品质。在记述了圣人的言行举止和穿着之后,其中一节提到了孔子的饮食之道："食不厌精,脍不厌细 …… 色恶,不食;臭恶,不食 …… 肉虽多,不使胜食气。惟酒无量,不及乱。"②

在其中一本对《论语》的注释,《论语精义》(公元 1180)中,朱熹称赞古圣先贤们能够节制人欲。孔子不吃到十分饱,不暴食肥肉,并知道何时放下酒杯,他通过这样做来遵循"卫生"(guarding life)之道。朱熹引用了一句话,体现了圣贤们的健康品德："古人欲心则寡卫生之道则尽也。"③

---

① 同上；罗维前，"The Influence of Wstern Han Nurturing Life Literature on the Development of Acumoxa Therapy", Ph. D. diss. ,伦敦大学,1998.

② 孔子:《论语》,D. C. Lau 译,纽约:Penguin, 1979,103 页。

③ 朱熹:《论语精义》,卷 5：17a,《电子版文渊阁四库全书》,香港:迪志文化出版有限公司,1999.

　　"卫生之道"也出现在宋代另一部对《周礼》的注疏中。古代的周朝（公元前1027—公元前771,是历代统治者的理想典范）任命医官来监查人民和朝廷的健康,包括疾医和食医。"疾医"负责百姓的疾病,而食医则要确保朝廷官员们的饮食符合宇宙天时。由于日常生活中掌握了节制和平衡的原则,周朝的统治者从不生病,因此"疾医"也就完全派不上用场了。宋朝对《周礼》的集解就注意到,通过平衡饮食中的阴阳二气,周朝统治者达到了"卫生之道"①。

　　对于帝国晚期的学者而言,这些经典的参考文献比起散布于道家文献中的卫生之道或许更为可观 —— 且更加难忘。本杰明·艾尔曼（Benjamin Elman）阐述了宋代的经注如何成为帝国晚期有抱负的学者们精神生活的源泉:被一代又一代的年轻人背诵、引证和内化。这些章节反映了,12世纪以来出现于诸多文献中的一个短语 —— 卫生之道 —— 是如何成为近代中国早期知识分子的文化体系一部分的。卫生之道或许同庄子道家思想中的自然的"委蛇而同其波"有关联,但是,如果让一个19世纪的学者回想一下卫生一词出现在哪一节,他可能会搬出朱子的著作,并将卫生之道同孔子的节欲联系在一起。不管是哪种情况,出现在所有这些文献中的卫生一词揭示,防病于未然需要一种能力,即参天道之精妙。

19世纪对卫生的通俗认识

　　《庄子》和朱熹的著作都没有包含任何与卫生有关的实践信息。对此,我们必须转向帝国晚期在中国广为流传的医学格言和

---

　　①《周礼集说》,卷3:5a,《电子版文渊阁四库全书》,香港:迪志文化出版有限公司,1999。

家庭健康指南。这一时期商业印刷品激增，促进了廉价印刷品在城市中心以外以及向小城镇的深入传播。最为广泛传布的书籍（除了儒家典籍的摹本和科举考试的应试指南外），就包括日常生活的指南书：历书、家庭百科全书、功德书、医药处方大全，以及保健手册。① 看一本这样的卫生汇编能使我们深入了解与**卫生**一词相关的更为通俗的含义。

《万寿仙书》（编于 1560）是一本极为丰富的与卫生之术相关的指南汇编。② 到 19 世纪，这本书的地方版本变成粗略的删节本，配以简陋的插图，以方便普通大众家庭使用。该书最初的作者传说为 16 世纪一位著名学者罗洪先（1504—1564）。③ 这位在明朝科举考试中蟾宫折桂的状元是否曾创作过这么一本有关健康指南的汇编，是值得怀疑的，不过，既然罗是一位有名的道家弟子，那么将这本书归于他名下或许会提升此书的身价。在这个例子中，著作权并不是个完全适用的概念。《万寿仙书》并非一篇连贯的文章，而是一本实用的关于预防、治疗及返老还童活动的合集，由数百篇短文和易于记诵的格言组成（参见图 1）。

---

① Cynthia Brokaw, "Commercial Publishing in Late Imperial China : The Zou and Ma Family Businesses of Sibao, Fujian", *Late Imperial China* 17, no. 1（1996）: 49–92. 关于医学文本，参见 Brokaw, "Field Work on the Social and Economic History of the Chinese Book", 发表在亚洲研究协会年度会议上的论文，芝加哥，Ill. ,2001 年 3 月 .

②《万寿仙书》（1560 年），归于罗洪先名下，道光壬辰刻本（1832），曹若水增辑，见裘沛然等编《中国医学大成三编》，长沙：岳麓书社，1994，8：781–849 页。

③ 罗在 1529 年幸运地中了状元。他最著名的是作为修正王阳明学说的思想家和《广舆图》的编者，这是一本关于明清疆域的地理学论述。见 L. Carrington Goodrich 编，*Dictionary of Ming Biography, 1368–1644*, 纽约：哥伦比亚大学出版社，1976.

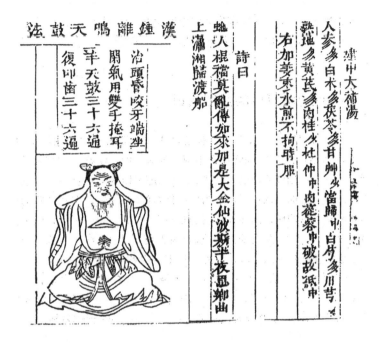

图1 《万寿仙书》中的"诸仙导引图"。每图都有一个药方(最右侧)，一首颇富启示性的诗(中间)，以及一幅姿势图(左边)。画在这里的是长生不老的汉钟离，展示治疗头晕与牙痛的方法。这些插图类似于17世纪发现的《卫生真诀》中的图画(引自《中国医学大成三编》，长沙：岳麓书社，第8卷，第827页)

《万寿仙书》中的一章，《卫生宝训》，包含了如下的劝诫：

四月，是月天道西行，作事出入，宜向西吉。此月生气在卯，坐卧行功，宜向正东。

清晨一碗粥。

若知夏时，多食生冷瓜果，即宜以童子小便二升，并大腹槟榔五颗，细切煎服八合，下生姜汁一合，和岁雪三份，早为空心，分为两服，泻三两行，夏月所食冷物及膀胱宿水，忍逐而出，即不为患……泻后两三日，以薤白粥加羊肾空心补之，胜服补药。

大寒与大热，且莫贪色欲，醉饱莫行房。

凡欲养心，必先养神；凡欲养神，先须养气。①

这本杂录表现了帝国晚期作为保健的**卫生**的主要类别：饮食方、寡欲，以及养气，所有这些都要对应一个宇宙论体系，该体系规定了行动的时间、季候和方向。以下将分别考察每一类别，这些类别促成了19世纪卫生的相关网络的形成。

知天时地利而卫生

四月……此月生气在卯。

这则有关健康运动和休息的正确位置的指南，包含了中国人思想的最基本观念：气和相对应的宇宙论体系。其不仅是中医的核心概念，也是中国人理解宇宙的基本概念。② 我同席文（Nathan Sivin）一样，没有翻译气这个词，尽管其他学者不尽相同地将该词译为"蒸气""能量""物质能量"以及"感应"。③ 气同时也是构成

①罗洪先：《万寿仙书》卷1，见《中国医学大成三编》，784—791页。

②关于气的讨论，参见席文，*Traditional Medicine in Contemporary China*，Ann Arbor：中国研究中心，密歇根大学，1987；Paul Unshuld，*Medicine in China: A History of Ideas*，伯克利与洛杉矶：加利福尼亚大学出版社，1985；及 Manfred Porkert，*The Theroretical Foundations of Chinese Medicine: System of Correspondence*，剑桥，Mass.：MIT Press，1974. 在医学典籍之外考察气，参见 Elisabeth Hsu，*The Transmission of Chinese Medicine*，剑桥：剑桥大学出版社，1999.

③关于各种医学术语的翻译，参见 Hsu 的 *The Transmission of Chinese Medicine* 书中极具参考性的词汇表。

宇宙的要素，它使万物兴盛、衰弱，或者"积聚以产生某种事物"。[①] 它时常与空气和呼吸相关联，甚至同诸如雾之类可见的现象相关，但气更为微妙、更加细致和精要。气同时创造并渗入世间万物，以风水先生能够辨识的方式传遍地球。它也以各种不同的表现方式充满人体，如表现为脉的沉浮，而脉又是中医医师所熟知的循环系统。因而，气是人类世界与自然世界"所共有的基础"[②]。

气通过一些特性而彰显，并使这些特性成为一个相互关联的复杂系统，从而被西方学者描述为"相关的宇宙论"（*correlative cosmology*）或"系统感应"（*systematic correspondences*）。[③] 这些相互关联/感应将所有现象一一归类，而后建立这些类别之间的联系。这就创造出了人体、社会以及自然宇宙各种现象间相互依存的网络。

中国人宇宙观中最明晰的特质和最基本的划分就是阴和阳。阴与黑暗、潮湿、消极、女性相关，而阳则与明亮、干燥、积极、男性相关。气又进一步表现为被称作"五行"的五个方面：木、火、土、金和水。我们不应将之与古希腊观念中的四元素相混淆，因为五行仅仅用于描述过程和功用，其本身并不作为。[④] 通过可知的循环途径，它们（平衡时）相生，（失衡时）相克。外部世界的各种现象，如季节、时辰、方向、行星、上帝，甚至帝国等级中的政府官署，都与五行相对应并追随其变化模式。人体现象也是如此，器官功能、针灸穴位、情绪、味觉、嗅觉、声音以及身体分泌都对应于特别的行，进而对应于外部世界的现象。作为"小宇宙"的身体，反映的是

---

① 席文，*Traditional Medicine in Contemporary China*，47.

② Mark E. Lewis, *Sanctioned Violence in Early China*, Albany：SUNY Press，1990，213，引自 Hsu 的 *The Transmission of Chinese Medicine*，80。

③ Graham（1981）；Unshuld, *Medicine in China*；*A History of Ideas*.

④ Hsu 注意到在当今的中医中，五行更多的是被看做实体而不是过程。参见 Hsu, *The Transmission of Chinese Medicine*，198–200.

宏观的"大宇宙"。①当一切达到和谐时，人类就能获得健康、幸福。

著名的《黄帝内经》的第二章"四季调神大论"，简述了使人们达到同宇宙和谐一致所应遵循的行为规范。②在春季的三个月中，人们应该早起，漫步于庭院，披发缓行，使心情和思维自由舒展。到了夏季，天地之气交合，自然界生机勃勃。因此，人应该早起，不要过度劳累，不要动怒，以使气、神健旺。不符合节令的行为，其后果会表现在器官组织上，器官组织是与五行所分类的季节相对应的。譬如，逆春而动就会伤肝，因为春天和肝脏是与木行对应的。然而，病症会隐匿到夏天，此时，夏季的火行增强而木行衰微，这样，损伤就会暴露出来。③

感应知识也能用于预测未来的疾病或健康。在一些观察者——他们书写了中国最早的医学文献——看来，经常发作的病症，其周期性是显而易见的，这也是《黄帝内经》所关注的主要问题。中国人的占卜传统认为，通过正确运用五行推理，可以认知这些周期。到了宋代，医学思想家将五运、六气、天干地支和八卦加以汇总，创造出一套复杂的机制，用于预测季节变化和长期的病症，这套体系被德国汉学家满晰博（Manfred Porkert）描述为"行的动力学"（*phase energetics*）。医师们运用这套"行的动力学"体系，结合考察地方上的天时不正和内部因素，尝试预测病人的患病过程。"行的动力学"体系也有助于历书编纂者预测来年的疫病流行。到 17 世纪，许多学者开始质疑这套无所不包的宇宙论体系是否有用。一些医师，尤其是"温病派"的医师，开始认为患病是偶发事件，

31

---

① 席文，"State, Cosmos, and the Body in the Last Three Centuries B. C.", *Harvard Journal of Asiatic Studies* 55, no. 1（1995）：5–38.

② 见夏德安，*Early Chinese Medical Literature*，110–111。

③ 郭霭春编：《黄帝内经素问校注语译》，北京：人民卫生出版社，1992。

不能通过"行的动力学"来预测。① 然而,这些感应规律仍盛行于大众文化,并且成为一种保持健康的技巧。

上文所引的《卫生宝训》现在看来一目了然了。"四月,是月天道西行,作事出入,宜向西吉。此月生气在卯,坐卧行功,宜向正东。"第四个月是暮春,与木行有关,地支"卯"既对应一年中的这个季节,也对应着东方。因此,该地域内的气是最充足的,休息时应面朝这个方向以吸取精华。而活动的时候就应自东向西。因此,旅行时应沿着向西的方向。时空方位的知识使个体能够随宇宙力量而动,从而保卫生命。

饮食卫生

清晨一碗粥。

牟复礼(Frederick Mote)认为,当中国的饮食之道被视为"宇宙过程中的活跃中介"时,决定中华文明的那些概念便呈现在我们面前。② 有关食物的药用性能的知识在中国文化中比比皆是,无论是通过故事和格言在厨房中流传下来,还是通过研究本草及食疗的文章被学者们悉心发挥并传承。从帝国晚期开始,与**卫生**相关的著述常常涉及摄食问题:摄取食物、服药、将食物当作药物服食。

32　在有关保健的文献中,饮/食和药被描述为潜在的力量,在被吸收

---

① John Henderson, *The Development and Decline of Chinese Cosmology*,纽约:哥伦比亚大学出版社,1984; Benjamin Elman, *From Philosophy to Philology: Intellectual and Social Aspects of Change in Late Imperial China*,剑桥,Mass.:哈佛大学出版社,1984; Marta Hanson, "Inventing a Tradition in Chinese Medicine", PH. D. diss.,宾夕法尼亚大学出版社,1997.

② 牟复礼, "Yuan and Ming", in *Food in Chinese Culture*, K. C. Chang 编,纽黑文:耶鲁大学出版社,1977, 243.

之后,每一种都能极大改变人体的平衡。饮／食和药都能预防或治疗疾病:食物与药物的区别仅仅在于性质的强弱。饮食过度或不当,服药不当或服用非必需的药物,它们同样都能引发疾病。保卫生命的关键是实践合适的饮食方,其重要性无可比拟。

在中国饮食文献的漫长历史中,一直存在着一种惊人的连贯性,即某些特殊的经典段落被再三引用。此外,所有权威都对合理饮食的重要作用表示认同:简单的一句话 —— "清晨一碗粥"——就概括了这一原则。饮食无度必然带来损伤:大量的著述反复强调这一点。对节制的严格要求不仅体现在数量上,也体现在种类上。无论在贪吃者眼里这些美食是多么新奇和诱人,想保护生命就要避免不健康的饮食。了解食物的特性及正确饮食,对于保护生命至关重要。

味、性和营养生理学 《黄帝内经》中的《灵枢》提出了基本的饮食和消化之道,这在帝制时期中的医学文献和药典中一直被援引、阐释,并时而遭到挑战。所有能被摄取的蔬菜、水果、肉类、调料、谷物、药草、矿物和畜产品都含有一种以上的特性,也就是我们所知的五味:甘、酸、苦、辛、咸。① 除了味道,所有能摄取的物质也含有某种特别的"性",也就是寒、冷、温、热和平。

消化过程是对可摄入的气加以精练和分解的过程。食物进入胃,而胃是所有内脏的"海洋",是一个惊人的储藏室,内脏正是从这里获取适当的气。五味中的气从胃进入它们所对应的器官／功能,或进入与它们有密切关联的部位。酸对应的是肝,苦对应心,甘对应脾,辛对应肺,而咸则对应肾。我们不能将这些有时被称作

---

① Pokert 用 "sapor" 来区别于通常意义上的 "flavor"。见冯珠娣, *Knowing Practice: The Clinical Encounter of Chinese Medicine*, Boulder, Colo. : Westview Press, 1994.

33

五脏的实体同生物医学意义上的器官相混淆，相反，它们表示的是被席文称作"功能性内脏系统"（*Visceral system of Function*）的一部分。在中医里，胃、肝、肺和肾积聚特定的身体活性，并发挥着重要作用，但它们并不总被认为是存在于特定空间的特定实体。人们赋予其概念时，更多依据的是它们的功能而非其自身，依据生理学而非构造，依据功能而非位置。冯珠娣（Judith Farquhar）在其对当今传统中医概念的精辟见解中，将五脏定义为"功能分明的场所，在这里，气发生有规律的变化。"①

通过感应体系，一种食物或药物的味，会显示出其最可能影响到的功能内脏系统，不过，感应却并不表示，中医想象中摄入实体的气只"进入"或影响到这一个器官。中医的人体概念极为多样，不能简单归纳为器官的分类。人们可以通过各种分析系统来认识它，这取决于医师的癖好和经验，失调的种类，甚至行医的区域场所。②这种偶然性也反映在处方中对药力的描述。某种药物的条目也会提及"脉的亲和力"（*tract affinity*），表示的是药力运行的循环脉络（有时称作"经络"），从而使医师弄清其用处，根据六经体系来确定病症的行／位置。③味也与一些行为有关，这些行为可能会对某一病理阶段产生更为全面的影响。苦的东西能疏导淤塞的失调，祛除湿气。甜的东西能够补充损耗并增强活力。辛辣的东西能促进气和血的运行，并滋润干燥失调。酸的东西可以收缩，防止体液流失。咸能消肿和向下疏导，排出积存的废物。食物和药物

---

① 见冯珠娣, *Knowing Practice: The Clinical Encounter of Chinese Medicine*, Boulder, Colo. : Westview Press, 1994.
② 关于中医中对身体的分歧, 参见冯珠娣, "Multiplicity, Point of View, and Responsibility in Traditional Chinese Healing", in *Body*, *Subject, and Power in China*, Angela Zito 及 Tani Balow 编, 芝加哥:芝加哥大学出版社, 1994.
③ 关于六经的讨论, 参见冯, *Knowing Practice*, 71-74 ; 席文, *Traditional Medicine in Contemporary China*, 80-87.

都对身体产生重大影响，在一个相互影响的体系中实现。

食为药，食为病 食物能够对人体产生影响，这在许多本草或医学文献中都有明确记载，若干世纪以来，这些文献中对食物特性的记述颇为一致，说明某些基本文献历经千年，已成为一种权威记述。在中国，下列对羊肉和螃蟹特性的描述，从 8 世纪到 19 世纪，一直被奉为真理。羊肉 —— 味：苦，甘；性：大热，无毒。主暖中，小儿惊痫及头风、大风汗出、虚劳寒冷，能补中益气，止痛。[①]

34

用羊肉一词来描述与羊这个词有关的可食用物，确实显得有些苍白。作为食物 / 药物的羊，不仅其不同部位有着不同的生理作用 —— 肾、皮、髓、脑、蹄，诸如此类，还有肉 —— 而且不同种类和颜色的羊也有不同的特性。[②]食用羊肉有许多禁忌，如不可将羊肉用醋调味、用酒冲洗，怀孕时亦不宜食。[③]但大多数文献都赞美其保暖和增强体力的功效，羊肉对于男性的各种"亏损"尤为有益，而且在冬季对产妇也颇有助益。

羊肉因其药用价值在元代（1279—1368）十分盛行，这并不奇怪，当时蒙古统治者召集食疗专家将健康食物整理汇编。由 14 世纪帝国的饮食学家忽思慧整理的大量食疗菜谱，结合其他诸如姜

---

① 孟诜（621—713），《食疗本草》，重印，北京：中国商业出版社，1992，124。关于羊的类似讨论可以在孙思邈的《备急千金要方》的《食治》章中找到，公元 652，重印名为《千金食治》，北京：中国商业出版社，1985，55 页；忽思慧：《饮膳正要》，1330，重印，上海：上海古籍出版社，1994；及李时珍，《本草纲目》，1596，1885 年版重印，北京：人民卫生出版社，1957，卷 55：1724。关于"食疗"的传统，参见 Yuan-peng Chen, "Food and Healing in the Tang and Sung: The Shihchih Chapter in Sun Szu-miao's *Ch'ien chin yao-fang*", *Bulletin of the Institute of History and Philology: Academia Sinica* 69, no.4（1998）: 765-825.

② 南方的羊肉没有北方的羊肉好吃和有效。无论在什么地方，黑头白身的羊，白头黑身的羊和无论哪种花色的独角羊，它们的肉都是要避免食用的，这一告诫可以追溯到汉代。参见孟诜：《食疗本草》，124 页；忽思慧：《饮膳正要》，51 页。关于《饮膳正要》，参见 Paul D. Buell 和 Eugene N. Anderson, *A Soup for the Qan: Chinese Dietary Medicine of Mongol Era as Seen in Hu Szuhui's Yin-shan cheng-yao*，伦敦和纽约：Kegan Paul International, 2000.

③ 忽思慧：《饮膳正要》，卷 8：2a-b。

和胡椒之类的温性食物 / 药物,描述了羊肉或羊肉的各部位如肝和肾的性质。[1] 对羊的各部位的热衷,尤其是在中国北方,一直持续到帝国晚期。19 世纪的《万寿仙书》中列出的泻后粥,就是利用羊肾和韭菜结合在一起产生的疗效。在李时珍——16 世纪食物及药物知识的伟大编纂者——看来,这种结合对于清除腹部令人不适的"肿胀郁结"效果极佳。

蟹——味:咸,性:寒。有小毒,通胃气,主胸中邪热结痛。鲜蟹调以醋,祛五内邪气。《黄帝内经》云:"蟹目相向足斑者,食之害人。十二月勿食蟹、鳖,损人神气。"又云:"龟、鳖肉共猪肉食之害人。秋果菜共龟肉食之,令人短气。饮酒食龟肉 …… 令人生寒热 ……",多食动风,发霍乱。[2]

中国美食中没什么食物像螃蟹这样既诱人又危险。文献记载表明,早在公元前,中国人就喜食甲壳类动物。各类典籍中所列举的肉类的有益健康的特性,对于有福消受的人是锦上添花。然而,医学文献中最早提到螃蟹时,讨论的却是其对那些大快朵颐的人所造成的危害而非益处。连权威的《黄帝内经》也包含了大量禁食螃蟹及其他甲壳类动物的条目。警告里特别指出形态异常的蟹应避而不食,但更多的警告则是强调食用的季节不宜和不恰当的烹饪方法的危害。在随后的两千年里,本草和**卫生**文献不断重复这些劝诫。除了会引起霍乱,螃蟹的处理不当或不合节令地食用还会导致寄生虫感染,腹部郁积寒气,以及坐臀生。一直到 19 世纪,人们仍将肆虐沿海城市的传染病归咎于螃蟹的性寒所致(参见第五章),即使当时古人的训诫已遭到一种新的健康

---

[1] 忽思慧:《饮膳正要》,卷 2：26b–50a。
[2] 关于蟹的综合摘引,分别引自孙思邈:《千金食治》,92–93 页；孟诜:《食疗本草》,518–520 和李时珍:《本草纲目》,卷 45,1634–1635 页。

和疾病话语的挑战。

中药卫生

秋季,即宜以童子小便二升,并大腹槟榔五颗,细切煎服。

用于描述食物性质和功能的词语也包含了被认作药的根茎、本草、菌类、矿物和畜产品。尽管食物具有与药物相关的同类性能,但人们普遍认为药效更为强烈,具有更快、更神奇的作用。一句广为人知的格言描述了这种程度上而非类别上的差异:"安身之本,必资于食;救疾之速,必任于药。"[①] 药物也分热、寒、温或凉,具备五味之一,同功能内脏系统和经络有密切联系,并起到特殊的作用。中国的本草录入了数百种药物,每种都有复杂的属性列表。药品和配药的著述中包含处方,用以说明如何将这些药物结合搭配,以便药性互补,产生疗效。

从帝国晚期开始,以**卫生**为题的文献有一个共同点:它们都有对处方的记载,不同之处在于对处方的描述:有一些包含了对医理和诊断的详细讨论,另一些只列出了按简单的按病痛归类的几十种处方。一些处方很简单,只结合了两到三种基本草药,另一些则是一些珍奇原料的奇怪混合。有的著述除了处方别无他物,而有的则将处方纳入一系列广泛的实践中,包括占卜和气功。尽管特性各异,但一个中心议题显而易见:**卫生**不仅治已病,而且治未病。保卫生命意味着遵循预防疾病的基本训诫,不过,当这些训诫失效时,保卫生命也意味着服药以祛除疾病。

36

---

① 孙思邈,引自卫训:《千金食治》,12页。

处方可用于治疗，但它们也能通过增强体力或避免季节性失调来预防疾病。《万寿仙书》中的《卫生宝训》使我们了解到这种流行的预防性药物。它指导人们将尿液、坚果和姜汁混合起来制成泻药，用以清除人们在夏季因食用黄瓜、西瓜或螃蟹之类的生冷食物而聚于体内的寒阴。在服食泻药之后，通过食用药膳就能恢复体内的平衡。如服食含有羊肾的米粥能滋养内脏，便能使体力恢复到泻后的均衡。

罗天益（1220—1290）的《卫生宝鉴》，批判了普遍服食泻药的行为，甚至将传染病的发生也归咎于泻药。罗的书著于 13 世纪，但在整个帝国晚期却广为流传并被引用，尤其是那些同罗对胃脾功能持有相同观点的医师，他们认为胃脾功能对人体的健康和疾病至关重要。[1] 罗批评了北方中国人新年后服食泻药的习惯——反季节地实施了《万寿仙书》中所描述的夏季过后服食泻药的做法。人们担心，冬季穿着厚重的衣服以及吃温性的食物，可能会使体内上火，那么，随着季节转暖，就要服食性苦和性寒的药剂，如牵牛子或大黄。这些药可以攻并"退"火，是一种宣称可以疏导五内的做法。罗认为，这些行为背后的逻辑与典籍中提出的医学原则完全相反。如果人们在每季（**卫生**的关键）都能遵循适时的生活方式的话，那么，就没有必要随着季节变动，去清除体内的瘀毒。用寒药清除所谓的"冬季积火"，只会使脾和胃受寒而损伤。由于服食泻药蔚然成风，因此随之而来的疾病也会大为盛行。据罗估计，每年春季流行的疫疠会在同一时间波及大量人群，实际就是许多人同时服食不当的药物所致，这些人都会在各自家中服食泻药。[2]

---

[1] 罗是名医李杲（李东垣，1180—1251）的学生。李是"金元四大医家"之一，李杲对于医文化主要的贡献是他的《脾胃论》。在李看来，脾和胃在身体的内脏系统中最为重要，因为它们负责传递和分布从食物中得来的元气。它们也是最脆弱的。

[2] 罗天益：《卫生宝鉴》，北京：卫生出版社，1987，卷 1：1—2 页。

更多的处方并不是用于清除体内郁积，而是滋补体虚。栗山茂久（Shigehisa Kuriyama）指出，虚，也就是亏损或不足，是中医里导致失调的主要潜在原因。补，即滋养、增强或补充，是一种药物在预防的基础上克服虚的主要目标。这样的补出现在几乎所有的药理学汇编文献中，而且数量惊人。从帝国晚期始，一道经常被征引的处方是一种混合制剂，叫做**卫生**汤：保卫生命的汤剂。这道汤剂主要由当归、芍药和地黄制成，该处方声称能"补虚劳，强五脏，除烦养真，退邪热，顺血脉，缓中，安和神志，润泽容色"。经常服食这道方剂能够养胃生精。尽管养生汤并非专用于增强性功能，但人们在增强体力的同时也能够提高性能力。

实际上，**卫生**经常，但并非绝对，同维持性的健康联系在一起。在有关**卫生**的文献中，性的危害程度被认为是仅次于暴饮暴食。如同饮食一样，与性有关的原则是节制和适度。并且，就像对秘制方药存在争议一样，人们对于什么才是严格意义上的节制和适度的性生活一直争论不休。

房中卫生

大寒与大热，且莫贪色欲，醉饱莫行房。

19世纪的《万寿仙书》中对性的危害的训诫，与中医传统中最早的概念十分接近。与此相关的章句可以在《黄帝内经》的开篇找到。黄帝询问大臣岐伯，为什么古人能长命百岁，而现在的人只能活到五十多岁。岐伯回答道：

上古之人，其知道者，法于阴阳，和于术数，食饮有节，起居有常，不妄作劳……

今时不然也，以酒为浆，以妄为常，醉以入房，以欲渴其
精，以耗散其真……

逆于生乐。起居无节。故半百而衰也。[①]

公元 1 世纪的学者求助于《内经》的开篇，以阐明卫生的基本
原则。可以看出，健康的一大忌就是沉迷于性而不节制，尤其是对
男性而言。大多数与**卫生**有关的文献是针对男性精英读者的，对
这些读者而言，入内闱而不控制性欲必然会引发疾病。的确，对男
性读者来说，"百病"之源有时可能专门在于阴茎部位及其相关的
内在能量 / 物质 —— 精。

在中文语境下对健康和疾病观念的探讨中，精（阳精）是个重
要概念。在一些讨论中，精甚至是比气更为重要的人体最宝贵的
能量。马王堆出土的一卷手稿中，彭祖宣称："人气莫如朘精。"虽
然归根结底，精不过是气的表现形式之一，但它与阴茎、性和生殖
的关联使其成为一种独特且非常重要的表现形式。精不仅仅是物
质意义上的精子：它关乎人体重要的生殖能力，它纯净、精微，甚至
可以说是神圣的。它是男性至阴的部分，因而，如同所有阴一样，
是最易耗损的。因此，生殖器和精液成为男性生理机能的最脆弱
的方面。就像彭祖告诫的那样："彼生有殃，必其阴精泄漏。"[②]

和体内的其他气不同，人们很难通过呼吸或摄取食物和药物
来滋养或增强精。的确，就像人先天的元气一样，精在人体内的数
量是有限的。精对于生命和健康至关重要，但却只有那么多，一旦
消耗过度，就会枯竭。这样看来，一个人无论如何也要避免精的流

---

① 席文，*Traditional Medicine in Contemporary China*；郭：《黄帝内经》，3–4 页。
② 夏德安，*Early Chinese Medical Literature*，400，397.

失,但要这么做却存在许多阻力。许多医学专家认为,节欲会导致障碍和虚弱,因此,适度的性行为才是健康生活的一部分。[①] 就连孔子也承认食色性也,因而不可避免。另一句儒家格言则提出,不孝有三,无后为大。然而,人们仍然担心阳精的耗损。17世纪的医师和炼金术士孙思邈认为,"凡人精少则病,精尽则死,不可不思,不可不慎"[②]。因而,男性的生存更为残酷,因为矛盾之一便在于,对于人类繁衍至关重要的性行为和生育行为,必然会导致维持个体生命的物质的损失。

这种在性与健康之间寻求和谐之道的做法可称之为"性经济"(*sexual economy*)。精当然需要被"有效利用"、谨慎投资,不能随意支出。但这种性经济也意味着要仔细计算输入和输出、赢利和亏损,这些将决定保持总体健康的同时所能承受的性生活的度量。对那些担心损耗的人而言,禁忌的日子和不吉利的时辰规定了回避性生活的时间。更严格的训诫甚至规定了男人在生命不同阶段射精的次数,从20多岁的人每四天射精一次到60多岁的人每月射精一次(仅对那些体质特别强健的人而言)。[③]最后,从权威的《内经》到简陋的《万寿仙书》,最严厉的训诫是"醉莫入房"。性是桩严肃的交易,人们需要保持头脑清醒,以便精打细算,量入为出。[④]

---

① 孙思邈:《千金要方》,《千金翼方》,刘更生等校注,北京:华夏出版社,1993,卷27,《房中补益》,389页。

② 同上,388页。

③ 孙思邈:《千金要方》,《千金翼方》,刘更生等校注,北京:华夏出版社,1993,卷27,《房中补益》:389。不同的房中指南提供了不同系列的参考,参见 Douglas Wile, *Art of the Bedchamber: The Chinese Sexual Yogo Classics, Including Women's Solo Meditation Text*,纽约: SUNY Press,1992,46-47。观点在于射精(尽管不一定射出)也有无数的要则来定量和规范。

④ 关于这种性的经济方式的摘要,参见 Ping-chen Hsiung, "More or Less: Cultural and Medical Factors Behind Marital Fertility in Late Imperial China," in *Abortion, Infanticide, and Reproductive Culture in Asia: Past and Present*, James Z. Lee 与 Osamu Saito 编,牛津:牛津大学出版社,即将出版.

　　中国历史上曾有过有关健康和性的话语的重要转变。宋代以前,尽管基于经济历年考虑,性的劝诫指南会提供一些技巧,认为性并非一个零和的游戏。[1]男性实际上可以从女性身上吸收阴精来增强精力——只要他在性交时不流失自己的阳精。到了唐代(617—907),大量关于忍精不射的复杂技巧得以发展。道格拉斯·维尔(Douglas Wile)谈到,这些"自卫的方法"包括"心理想象,控制呼吸,压迫会阴,紧咬牙关"和许多其他的技巧。[2]有些仅仅是为了阻止射精,而另外一些则是有意使精液改道流至其他部位。李约瑟(Joseph Needham)将这一技巧称为房中秘要(*coitus thesauratus*)并详细描述了实际操作时,如何在高潮的瞬间压迫肛门和阴囊之间的一点。从生物医学的角度看,其结果是精液被导入膀胱,而后不知不觉随尿液排出。[3]用中国人的话说,这个技巧需要挤压任脉的第一个穴位,称之为会阴,其结果从内视的角度来看,即精被向上导入脊椎并进入大脑,在那里被储藏和保护起来。这一被称作"还精补脑"的技巧,是与元气运行的技巧和内丹有关联的。

　　公元1世纪末,用精的损耗来欺骗统治者的传统似乎不复存在了。关于这些行为的知识通过口耳相传的文化和秘密途径传播,尤其是道教,但是到了宋代,在印刷物中描写这些行为似乎不再被认为是一件体面的事。对精的理解,即它是一种易损的、有限的资源,以及对处理健康和性行为之间关系的一般的"经济"之道的认知,还是保留了下来。

　　这些认知在帝国晚期的社会中有多么普及,它们在多大程度

---

[1] Wile 的 *Art of the Bedchamber* 是迄今关于这些文本最为权威的著作。

[2] Wile, *Art of the Bedchamber*, 47.

[3] 李约瑟, *Science and Civilisation in China*, vol. 2, *History of Scientific Thought*, 剑桥:剑桥大学出版社,1999.

上影响了性行为——想要了解这些问题，就需要做更多的研究。熊秉真（Hsiung Ping-chen）的新著指出，对损耗的担忧是形塑中国人私人生活的一个重要因素。历史人口统计学家李中清（James Lee）和王丰甚至认为，帝国晚期中国明显低下的婚生率，其部分原因在于性的经济学规则。[①]休·夏皮罗（Hugh Shapiro）对现代"遗精"综合征的研究表明，对精的耗损的恐惧一直持续到20世纪。民国时期的许多中国人声称受到遗精的困扰，认为这是由现代都市生活的压力和诱惑而导致的一种疾病。[②]20世纪传入中国的受西方影响的性卫生，似乎与传统**卫生**的某些道德修辞不谋而合。[③]尽管性的经济学并未明确记载或评注保卫生命的方面，但它的确构成了其中心议题。

运气卫生

闭目冥心坐，握固静思神。

循环概念是与卫生行为相关的议题中最重要的一个。我们发现的与**卫生**相关的循环，与17世纪哈维（William Harvey）提出的概念相去甚远：它并非沿着身体结构内部专门管道的封闭网络运行，也不是单一体液的循环。循环的是气，精也是气的表现，是身

41

---

① 熊秉真，"More or Less"；James Z. Lee 与 Wang Feng, *One Quarter of Humanity*：*Malthusian Mythology and Chinese Realities*，*1700-2000*，剑桥，Mass.：哈佛大学出版社，1999.

② Hugh Shapiro, "The Puzzle of Spermatorrhea in Republican China", *positions* 6, no.3（1998）：550-596.

③ 冯客，*Sex, Culture, and Modernity in China: Medical Science and the Construction of Sexual Identities in the Early Republican Period*，伦敦：Hust and Co. ，1995；和冯客，*Imperfect Conceptions*：*Medical Knowledge, Birth Defects, and Eugenics in China*，纽约：哥伦比亚大学出版社，1998.

体循环中的另一中心实体。不同形式的气沿着多种路线运行,并朝向多种方向(或完全没有方向),沿着经脉,在肌肉和皮肤之间,在腹腔内,以及沿着经络、丹穴和关窍运行。如果气被阻滞或郁结于痰(unnatural textures),那么就会产生症状。就像精有耗损的危险一样,人类沉湎于不健康生活的天性,极易使气受阻滞。

最重要的是,气的循环,尽管在理论上是自然和自发的,却能通过有意识的活动被补充、控制,甚至重新导引,这些行为包括吐纳、内视、按摩、坐功和运动。到帝国晚期,所有这些看似神秘的技巧,都被纳入治愈疾病和防止年老体衰的功操中。一些与**卫生**有关的著述实际上是气功导引的指南,旨在普及气的运行方法。

明代文人罗洪先所著《卫生真诀》,就是一部这样的作品。① 这部16世纪著作的某些部分出现于19世纪的《万寿仙书》中。在《卫生真诀》的开篇,作者就解释了一位道家神仙如何向他展示了一幅卷轴,该卷轴包含了对49种不同的气功姿势的解说,每一种都伴有一个药方、一道诗诀和一幅神奇的气功姿势的插图。每种姿势都被设计用于确保元气在体内畅通无阻。罗演练了依照"真诀"而进行的气功姿势,并称赞其具有"战胜百病"的功效。

> 常将一气搬运鼓河车于九宫之上,运橐籥于曲江之下,则泥丸风生,谷海波澄矣。何三尸不绝迹,万魔不敛形哉？ ②

罗所描述的"肌体"是道家内视想象中的内景。它是一幅高低起伏的地理图景,包括山峦、河流和道路,分布着数不清的宫殿和庭院、丹炉和火焰、内脏和神仙。脑中是泥丸,包含九宫,其中一

---

① 罗洪先(托名):《卫生真诀》,1560年;重印,北京:卫生出版社,1987,1页。
② 同上,2页。

些居住着高贵的神仙,包括玉帝。① 喉咙至胸部的是"十二重楼"。
内脏位于躯干中,每一部分都由固定的神仙掌管。如果所有的内
脏神仙都现身的话,那么凤凰、龟和双头鹿这些坐骑将塞满隘道。
在这一内视图景中,有两种动物最为鲜明:老虎和龙,它们聚于黄
庭(与脾有关)时,分别代表了纯阴和纯阳。黄庭之下,腹部深处
的丹田是恒热之地,此处是重要的元气汇聚之所(气海),内部的
"橐籥"从下面煽动火焰。在躯干的最底部,靠近苦海处,阴元汇
聚,等着被河车运输到骨髓之路。河车攀越脊柱,通过三关(或
口),直达泥丸。元气从泥丸输送至身体的重要部位。在那里,它
们将发生变化,这一变化正是内丹的目标:炼制长生仙丹,其象征
代表是一个婴儿(通常是男性),且是在母亲腹中怀胎已十月,发
育成熟的婴儿。

有关道家解剖学和秘传处方的文章被收录在民间的《万寿仙
书》中,这看似有些奇怪。但是,真诀同时也是一部指南书,揭示了
通过导气来治疗背痛、眩晕、衰竭和腹泻的简单姿势。这些动作很
简单也不费力。实践者可以摆出改良后的莲花坐姿并摩擦腹部,
身体侧卧并按压大腿,或单手单腿前伸站立。费力之处和技巧不
在于动作本身的完成,而是完成作为每种运动一部分的呼吸技巧。
这些运动表现了导引的医学形式[字面上说,引导和拉伸(气)]。

许多实践者通过导引技巧保持身体的柔软,使气运行无碍并
达到全面的身体健康,但与导引有关的冥思技巧也可以被用以实
现超然的目标。导引提供了有助于气沿着自然方向运行的途径,
也可以同呼吸和内视相结合,使元气顺着与自然趋向相反的方向

---

① Henri Maspero, *Taoism and Chinese Religion*, 阿默斯特, Mass.：阿默斯特大学
出版社,1981, 456–457；Catherine Despeux, *La Moelle du Phénix Rouge: Santé et longue
vie dans la China du XVIe siècle*, 巴黎：Guy Tredaniel,1988, 34(插图)；李约瑟, *Science
and Civilisation*, vol.2,38–39.

运行。为了延缓衰老过程，实践者必须"颠倒自然之道"，将原本自然分离的阴阳结合起来。内丹的逆行理论认为，在碌碌庸众的体内，元气自然运行 —— 天河在脑息中缓缓流淌，精气下行泻出体外 —— 导致衰老和死亡。然而，经过训练的技巧却能保存精血，使气的运行适当，从而长生不老。通过集中精力、内视、吐纳和呼吸，擅长此道的人能够使体内阴阳交泰，这两种气汇聚于中心，而它们的结合可开启长生之道。[①]

冥思时运行体内元气的行为总是与呼吸行为相关联的。呼吸能够在特殊的模式中被有意识地调节，这些模式需要被学习和记忆。吐纳之法详细规定了人们应该呼吸的次数，呼吸的长度，以及吐气时的发音（发出像 shu, hu 或 ah 这样的声音）。据说，以特定的音节吐气是将气从特定的内脏器官排出，这样有助于将致病的气排出体外。作为附加的好处，通过呼吸外部的气，控制它、改变其方向，并控制其压力，人们也能促进元气的运行。这样，看不见的、无法描摹的气的内部运行同日常的呼吸过程联系起来。这两种行为是相关联的，并且两种行为都有疗效。

明代出现了大量文献，将导引、内丹、运气和呼吸技巧结合起来形成了养生这一门类，或曰滋养生命。[②] 看起来，一个日渐闲暇而又焦虑不安的社会开始逐渐利用"养生"来延缓衰老并抵消丰裕造成的影响。[③] 尽管这些著述的语言借助的是复杂的六爻论、宇

---

① 李约瑟所指的"enchyomoma"见 *Science and Civilization in China*, vol. 5, *Chemistry and Chemical Technology*, *part2*, *Spagyrical Invention and Discovery: Magisteries of Gold and Immortality*, 剑桥：剑桥大学出版社，1974，27. 李约瑟在 *Science aund Civilization in China* 这本书里依照八卦中阴与阳的顺序对阳中有阴和阴中有阳的重要性作了详尽的探讨。

② 参见，例如胡文焕编写的《寿养丛书》。《北京图书馆古籍珍本重刊》，卷82，北京：北京图书馆古籍出版社，1987。

③ 关于明朝的繁荣和忧虑，参见 Timothy Brook, *Confusions of Pleasure: Commerce and Culture in Ming China*, 伯克利：加利福尼亚大学出版社，1998.

宙论和深奥的道家思想,但其实际的目标通常却限于快速治愈生活中普通的病痛。在《卫生真诀》中,平凡与非凡是一致的,健康之路即为永生之路。

总结:包治百病

帝国晚期讨论**卫生**的文献将该词至少与以下四种事物之一相联系:为生命活动选择合适的时间和场所,保持适当的摄食方,性经济,以及通过呼吸、运动、按摩和内视的元气的运行。综合起来,这些类别或多或少描述了中国人卫生之道的总和:的确,自其在宋代出现以来,**卫生**可以被简单的翻译为一个概括性的和模糊的词,健康(*health*)。

帝国晚期中国的这一"保卫生命"的概况,与近代欧洲早期卫生的整体观传统之间有许多的相似之处。在这两种文化中,自古以来,健康就是个人的责任,而且古代典籍都有关于养生之法的记录。在欧洲,有关健康和长寿的著述,尤其是文艺复兴对伽林的再发现之后,强调的是"非自然的养生方":空气、饮食、睡眠、运动、排泄和性,以及激情。体内外的各种现象通过有系统的感应而联系起来。在中国和欧洲,节制饮食和控制情绪对保持健康至关重要。"卫生"(*hygiene*)这个词,如果用于前现代的欧洲,可能非常近似于**卫生**。

然而,"保卫生命"是一个合适的用语,用于描述在一个元气极易受损、消耗和枯竭的系统内保持健康。与人类的智力、灵敏度和理解力等能力相关的精神,会由于极端的情绪和日常生活的焦虑而损耗。先天赋予人的元气会随着衰老而衰弱,随着死亡而终结。阳精,生命的精华,会因纵欲过度而损耗,或因梦遗而无意间流失,其不可避免的散失导致了早亡和早衰。在道家看来，初生的婴儿是纯能量体，能够剧烈活动而不疲乏，因为他尚未开启如成人般的欲望和欲求这一损耗过程。庄子认为，"卫生之道"在于重新像个婴儿一样，充满生命力。**卫生**之道允诺可以保卫生命，抵抗因生命本身不可避免的伤害而导致的损耗。

为了避免损耗，**卫生**要求在生命的所有基本活动中，做到持之以恒的保护、适度和克制。食物应该简单并且刚好充足即可。情绪不应大喜大悲，体力活动应当适度。根据一些观点，饮酒和性生活应一并杜绝。大部分观点则认为，享受饮酒和性生活的同时要保持高度警觉。节制的潜在动力，以及天人感应的信念相结合，推动了健康和身体的经济学的发展，比在欧洲卫生传统中的发展更加复杂。食物、药物、刺激物和气的摄入／流入的效果，需要对比汗液、唾液、情绪、气，以及最重要的阳精的排出／流出，进行计算。很明显，这并非输入对流出的一个简单的数量对应，而是一个零和的游戏。过度输入或输入不适当的物质都会打破平衡，造成损害。

尽管关于**卫生**的各种格言指导人们对身体的经济学加以严密监控以保证健康，但总有些技巧能够弥补因必然的流失而造成的损耗和伤害。这里，中国人令人惊叹的各种技巧战胜了欧洲人方法的复杂性。最重要的是利用食物和药物调整不均衡并提升活力。静思、吐纳、气功和按摩消除了体内郁积，并引导具有疗效的气运行周身。有时，通过运用高超的技巧可以完全规避卫生经济学所担心的亏耗。根据某些秘方，人们可以通过实践"还精补脑"，在享受性生活的健康益处的同时避免损耗。

正如欧洲的卫生传统受到基督教的影响，中国许多同保卫生命有关的规则和告诫都带有明显的道德色彩，从《黄帝内经》的开篇，岐伯告诫酒和女人的危险开始。但保卫生命也有其现实的一面，尽管**卫生**文献有着相似的道德论调，但总有一个出口，一种对于业已纵欲过度的人适用的补救之法。每一个戒酒的劝告都带有两种治疗宿醉的药方，针对每种身体的损耗，都有多种食补的处方。随着时间流逝，只有一个领域似乎服从了道德劝诫，那就是性的领域。到帝国晚期，性的目标是繁衍后代，药方和静思可以促进性能力，达到生儿子的目的，但是，**卫生**不再告诉人们如何眠花宿柳且不致损伤"玉茎"。

尽管没有明确说明，但保卫生命主要还是与富人的健康有关。虽然对健康的最大危害来自内部的损耗，但损耗很少是因贫困引起的。营养不良或缺乏生活条件会造成元气的减少，但大部分**卫生**著书立说的作者主要关心的不是这一点。真正的危险几乎总是由于过量，而过量是一种舒适带来的疾病。凡事太多或太过，无论是使用脑力、感官享受甚或是参禅悟道，都会导致伤、散、虚甚至是绝。最根本的忧虑是害怕缺失，缺失正是富足的结果。在对**卫生**的计算中，多则惑少则得。有人认为，在涉及健康方面时，穷人的状况要好于富人。他们在生活中吃的简单，也不会放纵过度。由于他们无力承受奢侈的用度，他们很少会服用多余的药物，或寻求当地"庸医"的建议。最为讽刺的是，博学的医生认为，穷人缺少药物或医学建议实际上反而有好处。正如13世纪的医师李杲注意到的："富贵人有二事反不如贫贱人。有过恶不能匡救，有病不能医疗。"① 如果在**卫生**方面某一群体要背负缺失的耻辱的话，那么显然是精英。在生活中，他们拥有的食物过剩，但却无法痛快地享受食物带来的乐趣。帝国晚期中国的**卫生**是一个富足的、宇宙论上自信的社会阶层的产物，而这个阶层的主要忧虑却在于拥

① 罗天益：《卫生宝鉴》，卷2：17页。

有得过多。

对中国人卫生之道的更全面的讨论集中在数以千计的养生文献中。如果有一个词能将这里讨论的行为纳入一个独立的知识类别的话，这个词就是养生，或滋养生命。"养生"出现在上百卷书的书名中，并构成了医学编纂中的独立类别。有关养生的文献与讨论卫生的文献在内容上有重叠：它们都包含导引运动、冥思技巧和饮食方。然而，在帝国晚期，养生比卫生这个词要普遍得多。电脑技术为我们提供了一个初步的数据：《四库全书》——18世纪皇家主持编纂的一套大型文献丛书的可搜索数据库显示，养生一词在各类文献中共出现了6 773次，其范围从儒家典籍到医学文献再到知名文人的著作集中。另一方面，对卫生的搜索结果只有925条，其中很多都是同一用语的一再重复：卫生之道、卫生汤的处方，以及书名，特别是《卫生宝鉴》。不过，尽管出现的频率不同，但很清楚的是，20世纪之前，卫生和养生是一致的，而且并存于同一种含义的环境中，以一种天人感应的宇宙观为中心，并与气有着密切联系。

在觐见成吉思汗时，长春真人或许夸耀自己掌握了卫生之道，但一般而言，帝国晚期中国的卫生之道是十分零散的，它与饮食文化交织在一起，遵循着流传已久的格言，体现在药方中，通过对健康和性的观念而显露一二。卫生也分布于中国的城市中，与商品市场、生活节奏以及城市生活的乐趣交织在一起，而我们正准备厘清保卫生命与城市环境之间的联系。

第二章　天津的卫生与疾病

潘霨（1816—1894）在天津的大部分时间都在思考预防疾病
和死亡的最佳方法。其时他供职于该城的盐使司，当一名小官，
学习了大量古代的医书，并从中遴选出最为得用之法。1858年的
立冬，他完成了《卫生要术》一书的编纂。本书一开始就强调保护
身体元气的重要性："原夫人之生死,病之轻重,必先视元气之存
亡……此中一线未绝,则生气一线未亡,胥赖乎此。人之脏腑、经
络、血气、肌肉,一有不慎,外邪干之则病。"[1]

潘告诉其读者，如果人们能够运用保卫生命（卫生）的技巧，那
么，外部病原体的有害影响是可以轻松避免的，他将这些技巧总结
如下：

> 平日尤重存想乎丹田,欲使本身自有之水火得以相济,则
> 神旺气足,邪不敢侵。与其持疾痛临身,呻吟求治,莫若常习
> 片刻之功,以防后来之苦。[2]

1850年代末期，人们之所以急于加强体质对抗"邪病"，实在

---

[1] 潘霨：《颐身集：内功图说》,1858；重印,北京：人民卫生出版社,1982,44页。
[2] 同上,45页。

事出有因。潘霨的家乡苏州一带疫病盛行。1853 年,太平军占领了南方的重要城市南京。随后的十年,近代世界最具毁灭性的内战席卷了长江三角洲。太平军同清军及忠勇的团练开战,死亡和混乱遍布了清帝国最繁荣的地区。

天津虽被称作"天子的津渡",但在潘霨看来,这个北方城市比之苏州多有不如,整个帝国都知道后者是"人间天堂"。[①] 根据中国城市史的记载,天津是个相对年轻的城市,是较晚的王朝出于商业和官僚制度的需要而建立的。天津的正史只能追溯到元代(1279—1367),因此,它没有古老的寺庙及自身深厚的人文传统。天津最有名的是一些粗俗的事物:巧舌如簧的商贩,暴富的盐商和大摇大摆的无赖。不过,在内战最激烈的时候,它看起来则是一处安全和称心的场所。太平军控制了江南地区,但其北伐的前锋军队在到达离天津城墙不到三英里的地方时却奇迹般地撤了回去。

但天津还是并未能在 19 世纪中期那场席卷清帝国如此众多区域的混乱中完全幸免。在潘霨完成《卫生要术》后仅几个月,该城受到另一波敌人的进犯,事实证明,这支军队要比太平军更为成功。1858 年的夏天,一小队英国和法国的军舰打败了沿海大沽口的防御,并沿海河向天津进发。在城墙外短兵相接后,胜利的外国人在海河岸边的一处行宫地面上安营扎寨。

甫一到达,欧洲的观察者就迅速为中国人确立了一种形象:中国人是一个饱受疾病凌虐的民族,缺乏个人卫生,并且没有任何关于保护健康的公共意识。到 20 世纪早期,一些中国人接受了这种

---

① 我曾将天津按字面译为 "The Ford of Heaven" 或者 "Heaven's Ford"。这个城市名的两个字名为天(Heaven)和津(Ford)。这种译法在现代汉语中也有先例:例如,英国的 Oxford 在中文中被译为牛津,字面意为 "牛的津渡"。苏州和杭州长期以来被认为是中国最美丽的两个城市,体现在一句广为流传的俗话 "上有天堂,下有苏杭" 中。关于晚清的苏州,参见 Peter Carroll, "Between Heaven and Modernity : The Late Qing and Early Republic(Re)Construction of Suzhou Urban Space", Ph. D. diss. ,耶鲁大学,1998.

形象,并且批评自己的同胞缺乏某种称作卫生的东西,这个词开始包括个人清洁、环境秩序和政府预防疾病的行政管理。19 世纪中期,大多数欧洲观察者的居所都与中国人的社区隔离开来,他们拒绝认同中国人保持健康的方式,而我们的研究则不能这样做。

本章没有使用**卫生**作为 20 世纪的"卫生现代性"(因为这正是中国城市所缺乏的)的那层含义,而是从卫生作为"保卫生命"—— 一系列的行为,来自长期发展的传统,指导许多中国人保护健康 —— 的角度来考察一个中国城市中卫生和疾病的议题。本章认真思考了当地社会对疾病及其预防方法的争论,并展现了在一个特定的城市背景下,这些争论如何使他们筋疲力尽。每个城市都有自身的地理和水文,有其独有的自然资源分布和社会阶层,它向健康提出了一系列特殊的挑战 —— 并提供了应对这些挑战的特殊资源。19 世纪中期动荡的几十年中,天津历史上的慷慨和富足、饥荒和洪水、太平盛世的惬意和兵荒马乱的压力,这些都塑造了人们的疾病观,以及保护健康的策略。

对于天津卫生策略的全面考察,也需要寻找在中国城市的社会结构内部疾病预防与社会组织的交叉点 —— 寺庙、节日、宗教慈善活动,以及商会。20 世纪前对卫生的定义并不能将这些方面纳入考察范围:而 1900 年后认为这个城市缺乏解决卫生问题的公共途径的这一观点,也需要重新纠正。1900 年以前,天津没有政府的公共卫生机构。没有市政官员来负责监督城市的饮水、垃圾或医疗服务,但这并不意味着这些问题被忽视了。相反,它们被以不同的 —— 并且是分散的 —— 方式予以处理。在 1900 年后的卫生话语将这些因素加以结合,成为评价整个城市(或文明)的先进程度的一个标志之前,它们如此紧密地与城市生活的结构交织在一起,以至于当代的观察者们很少注意到它们。

50

这种在一个特定城市背景中观察日常的卫生行为的模式，在西方医学史中是很常见的。其中最重要的实践者之一就是罗伊·波特（Roy Porter），他的许多著述将病患和医者的个人经历与传染病、气味、建筑物以及某一特殊城市环境——通常是 18 世纪的伦敦——的风俗交织在一起。① 为了创造卫生与城市的合成图景，波特利用了很多私人日记和产生于近代英国社会早期的公众报纸。相比之下，这样的研究在中国要少得多，部分原因在于这类资料要么完全不存在，要么是尚不可用。要在某一特殊的中国背景下创作一幅卫生与疾病的图画，就需要将发现于地方公报、文人诗歌、医学论著和战争编年史中的碎片创造性地综合在一起，并加上对欧洲人观察记录的认真解读。通过这些资料，我们可以描绘一幅图景，即天津人如何解释疾病，日常生活的个人如何致力于保护健康，以及作为一个社群的天津人如何致力于消除城市环境中对健康的威胁。

欧洲人到来之前中国人的著述资料，如潘霨的《卫生要术》，所呈现的天津生活是健康的，并且保卫生命的技巧也很灵验。文人医师的取向——并非全体，但很普遍——或许能部分解释这一点，因为他们的著述中排除了穷人和病人。当然，欧洲人基于 19 世纪科学和进步史观的眼光，认为中国城市是衰落的。还有一种可能，同近代中国城市环境相联的不健康的状态——过度拥挤、赤贫、自然环境无法复原的退化，以及恶性传染病的流行——因帝国主义的到来而恶化（虽然不完全）。如果没有现代意义上衡量这些状况的统计数据，那么，很难证明一个城市的卫生状况历经时间的变化。学者已经在帝国晚期的历史记录中找到了对城市犯罪、

---

① Roy Porter 及 Dorothy Porter, *In Sickness and in Health*：*The British Experience*, *1650-1850*, 伦敦：Fourth Estate, 1998.

贫穷和人口过剩日益焦虑的证明。[①] 不过,同工业革命时期欧洲话语中所弥漫的对死亡和疾病的恐惧相比,19 世纪天津城市贫困人群的声音显然是沉默的。欧洲人到来之前的天津或许并不是一个怡人的世外桃源,但必须承认的是,天津的卫生策略在保护健康方面具有相当可观的功效。

天津的土地和居民

欧洲人到来之前,天津是中国北方的军事和经济中心之一。它的重要性缘于其地处大海与帝国都城北京之间。天津距离渤海湾大约十公里,毗邻海河,距北京东南面及距山海关西南部约一百公里,在这里长城与大海相接。后来形成天津城的这一地区数千年以前就有人居住,并在元代变得日益重要,当时北京成为元朝的首都。"天津"或"天子的津渡"这一名称,可追溯到明代早期,据说当时永乐帝("天子")渡过该镇附近的海河。由于意识到京城附近这一地区战略军事上的重要性,明代在天津建立了一个军事要塞,或曰卫。天津变成要塞这一地位上的提升,赋予了该地城市的地位,大片的新筑城墙便是明证。

尽管军事和行政管理的功能塑造了天津卫的身份,整个明代,天津周期性市场的规模和频率逐渐增大,吸引了日益增多的商人和商船,并扩大了该城在中国北方平原的经济影响力。自 16 世纪中期以来,天津不仅在海路是护卫北京的门户,也成为从南方沿大运河运送粮食和其他商品至京城的一个重要中心。最后,随着清初天津长芦盐使司的成立,该城作为北方中国粮仓、盐场、运输枢

52

---

① 参见,例如, Angela Leung, "To Chasten Society : The Development of Widow Homes in the Qing, 1773-1911", *Late Imperial China* 14, no.2（1993）: 1-32.

纽和信贷中心的经济地位就形成了（参见图 2 ）。[1]

52　　尽管天津城经济繁荣且在行政上具有重要性，但它与其自然环境的关系并不和谐。在其历史上，天津与水进行着持久战。这座城市位于一个平坦低洼的平原上，九条主要河流和运河形成的网络纵横交错。在整个帝国时期（并且一直到民国），天津不断遭受洪水的威胁，清代的记录显示，每隔几年就有大洪水侵袭该城。甚至在正常的年份，城墙边也是水流湍急。海河距东面城墙只有一箭之遥，而大运河沿着北面城墙蜿蜒而过。城南和城西是巨大的沼泽地，那里，高大的芦苇和荷花在泥泞中摇曳。由于土地和水的布局，城市的扩建被限制在城北和城东的高地。洪水泛滥时，水会越过南面的城墙，有时还吞没城墙内的整个区域。尽管康熙（1662—1722）和乾隆（1736—1795）两朝都曾致力于几次较大的治水工程，但洪水仍然是威胁天津商业贸易稳定性的大患。[2]

　　天津的自然环境为该城经济发展套上了反复无常的枷锁，并极大影响了天津人的生活。不过，到 19 世纪初，一些观察者发现了天津水世界中的水乡美景，正如下文诗歌开头的中心句所表达的，"津门好！"

> 津门好，
> 到处水为乡。
> 东淀花开莲采白，
> 北河水下麦翻黄，

---

[1] Man-bun kwan, *The salt Merchants of Tianjin: State-Making and Civil Society in Late Imperial China*, 火奴鲁鲁：夏威夷大学出版社，2001.

[2] 关于 18、19 世纪天津的洪水和水控制，参见 Man-bun Kwan, "The Merchant World of Tianjin : Society and Economy of a Chinese City", Ph. D. diss. , 斯坦福大学, 1990,31—56. 关于直隶省的洪水，干旱和饥荒的讨论，参见李文海:《近代中国灾荒纪年》,长沙:湖南教育出版社,1990 和《灾荒与饥馑》,北京:高等教育出版社,1991。

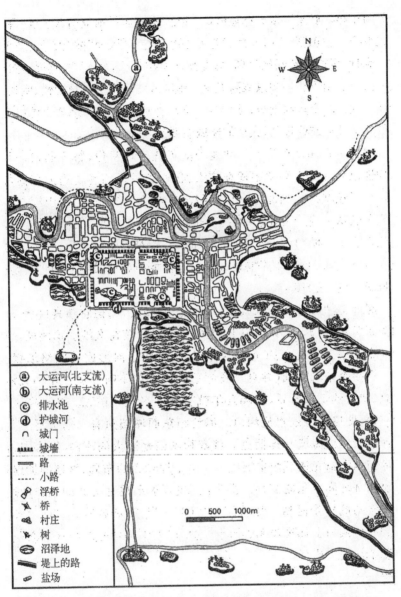

图中图例：

- ⓐ 大运河(北支流)
- ⓑ 大运河(南支流)
- ⓒ 排水池
- ⓓ 护城河
- ∩ 城门
- ⬚ 城墙
- — 路
- ----- 小路
- 浮桥
- 桥
- 村庄
- 树
- 沼泽地
- 堤上的路
- 盐场

图2　天津地图，编于1842年，反映了被河流、运河及沼泽地包围的城市。注意沿海河岸边的许多盐场。引自周锡瑞（Joseph W. Esherik）编：《重建中国城市：现代性与国家认同（1900—1950）》（Remaking Chinese City: Modernity and National Identity, 1900—1950），火奴鲁鲁：夏威夷大学出版社，2000，33页。

潮不过三杨。[①]

一个叫樊彬的当地文人写了一百首这样的词，所有都以"津门好！"的感叹开始。他从《扬州忆》这首词中找到了灵感，写下了相似的句子来赞美他的家乡天津，一座有北方"小扬州"之称的城市。的确，樊彬描绘的天津像盛清时期的一座花园城市那样风景如画，充满着温柔摇曳的芦苇，薄雾蒙蒙的风景，以及幸福而富足的人民。或许这一令人赏心悦目的景观只是士绅诗歌的怀乡之情的产物。不过，我们可以想象，19世纪早期的天津是这样一座城市：自然环境还没遭受人口的巨大压力，并且人类找到了与变化莫测的自然共存之道。

据1842年的人口普查记载，共有198 175人居住在天津城内以及与城墙连接的外围地区——更大的行政单位天津县的城郊。[②]几乎一半的天津人口，共计95 000多人，居住在城内大约3平方英里相对较大的地区。城北和城东的郊区居住了大约90 000人；城西和城南的荒凉地带住的人更少。城内和城墙附近的人口与当时爱丁堡或马赛的人口差不多，比1850年除纽约之外美国的任何一个城市人口都多。如果加上离城市较为偏远的乡村，那么1842年天津县的全部人口是442 342人，可以同19世纪中叶曼彻斯特或利物浦的人口相比。

17世纪中期航行至天津的欧洲人看到的是这样一座城市，它

---

① 樊彬：《津门小令》，《梓里联珠集》，华鼎元辑，天津：天津古籍出版社点校本，1986，106页。这里的"三杨"指的是天津南边的杨柳青、北边的杨村和西边的杨芬港。

② 这一人口普查数据来自出版于1846年的《津门保甲图说》，是由清政府于1842年下令调查的，是鸦片战争后强化保甲措施的一部分。关于《津门保甲图说》，参见Momose Hiro，《关于津门保甲图说》，濮文其译，《天津史研究》1（1985）：58-63页；Lewis Bernstein，"A History of Tientsin in Early Modern Times, 1800-1910", Ph. D. diss. ，堪萨斯大学，1988，79-94.

拥有"25 英尺高的坚固城墙,遍布瞭望塔和壁垒,四处都是庙宇,市面繁荣,其景象在中国所有的其他城市都难得一见"[①]。1816 年乔治·斯当东(George Stauton)随阿美士德大使途经天津,对天津印象颇深。他称该城的居民"大部分穿着考究、举止得体,比我们刚一上岸看到的那些人更干净、更好看,而且确实也强过那些广州人"。这些欧洲观察者们震惊于城周围巨大的明城墙,其雉堞和塔楼适合军队驻防。他们看到历经上百年的道教和佛教寺庙遍布城内,城外的寺庙数量也不遑多让。[②] 让他们印象最为深刻的,是城内繁荣的商业活动,包括谷物、纺织品以及最重要的盐的贸易。海河岸上有一座巨大的盐仓,堆满了很多巨大的白花花的盐垛,等待着长芦盐业的垄断商进行包装和分销。

　　到 19 世纪中期,欧洲人的印象改变了。1858 年,额尔金(Lord Elgin)将天津描述为"我们到过的最肮脏、看起来最贫穷的地方",尽管他愿意承认天津的街道十分宽阔,没有中国南方城市那么难闻。[③]1816—1858 年间最显著的变化不在于天津的外貌,而是英国观察者的期望。令额尔金公爵尤感失望的是,天津缺少雄伟的建筑,他指出"少数精致的木雕拱门"是"该城唯一能够夸耀的装饰物"。[④] 额尔金只想看那些宏伟的欧式建筑,但他无法理解天津的城市风景有其自身的权力象征。显然,对于树立在天津众多帝国官署前的许多高耸的旗杆,他要么没有看见,要么就是看见了却无动于衷,他也没有意识到,朱漆大门前高大的石狮表明那是天津

55

---

　　① O. D. Rasmussen, *Tientsin*: *An Illustrated Outline History*,天津:天津出版社,1925,9.

　　② 根据《津门保甲图说》的调查。这个数目,虽然很大,但与清代北京数以百计的寺庙相比,仍然相形见绌:参见韩书瑞, *Peking: Temples and City Life*, *1400-1900*,伯克利:加利福尼亚大学出版社,2001,20.

　　③ Rasmussen, *Tientsin*,34.

　　④ 同上。

富商们的宅邸。

同欧洲城市相比，天津（如同大多数中国城市一样）并不高大，其雄伟之处是在面向内部的、重重叠叠曲折勾连的庭院中。几乎所有19世纪中期的建筑物都是一层或两层的砖木结构，盖在敞开的花园四周，只有一面或一扇墙对着狭窄的街道。但是城内却存在着为数众多的权力中心。那里有很多的官府衙门，包括天津的县官、太守、道台、长芦盐使司、直隶总督和众多武官。自然，城内汇聚了整个天津地区最多的有功名的人和各色仆役（衙役、轿夫，等等）。城内也居住着一些天津最富裕的家族，包括了城里最主要的盐、布和药商的八大家。[①]

该城的商业中心位于城北，在北门和大运河岸之间。无数的商店和钱庄沿街分布，街道的名称表明了它们的商业性质：锅店街、针市街和估衣街。商店里满是买主、伙计和商人，进行着繁忙的商谈，而搬运工人接踵于大街小巷，在河岸码头和运河岸的货舱之间进进出出，搬运货物。在这个商人世界的一端，城墙的东北角之外，是侯家后娱乐区，内有青楼、戏院和茶馆。在另一端，城墙的西北角之外，是一片可称之为天津宗教中心的地区。这一地区混杂着各种寺庙，包括城隍庙、龙王庙、吕祖堂、岳飞和关羽庙（双忠庙），以及城内两个最大的药王庙。西北角也是城内许多穆斯林的聚居地。回民生活的中心是大清真寺，它是一座壮丽的复合式建

---

① 关于官署，参见王守恂：《天津政俗沿革记》，天津：未注明出版商，1938），1：19a-b；张涛：《津门杂记》，1884；重印，天津：天津古籍出版社，1986。关于八大家，参见天津市政协秘书处编：《天津八大家及其后裔》，天津：天津市政协，1974；Kwan,"Merchant World of Tianjin"和 Salt Merchants of Tianjin；关于天津大家的分别叙述见《天津文史资料》，如金大扬：《天津"李善人"》，《天津文史资料》7（1980）：71-85页，和姚惜云：《天津"鼓楼东姚家"轶事》，《天津文史资料》47（1989）：204-242页。

筑,有着飞檐高墙和多种尖顶,使附近简朴的城隍庙大为逊色。[①]

　　繁荣的居民区也延伸至城墙的东部以外。东墙和海河之间的半英里处居住着更富裕些的商人、有功名的人以及众多的小商人和百姓。河畔的这块地方有城里最重要的寺庙,天后宫,也就是常说的妈祖庙,是水手们的保护神。这是天津最古老的寺庙,也是城里最丰富和最活跃的宗教生活的中心。天后宫是天津最盛大的庙会——皇会的中心,每年举办一次以庆祝天后的诞辰。皇会期间,随着天后像巡游于一个又一个街区,整个城市都举行热闹的庆祝活动,戏剧表演和各种街头娱乐表演。[②]

　　天津商业和宗教仪式的繁忙与熙攘并未延伸到城墙西面或南面以外的地区。那里的土地是水涝地,不适合修建大型建筑。清朝中叶,一些天津士绅在南面和西面的郊区修建花园,在水塘和沼泽地中修筑凉亭、桥梁和小别墅,试图创造某种"苏式"景观。到世纪中叶,这样的一些花园形制仍然完好,内里却已衰败。[③]大部分地方,除了少数寺庙和摇摇欲坠的民房,西门外的大部分土地都被死人占用了,这个地方最适合做慈善活动,以及安葬棺木之用。由于洪水和潮汐经常冲击浅浅的墓穴,南面和西面总能看到未及掩埋的棺木。城墙以南约一英里,稍高的一处地方矗立着海光寺,它是天津最大的佛教寺庙,这里也是后来1858年英法联军在大沽打败清军后签订《天津条约》的地方。20世纪后期,这里又注定将成

57

---

　　① 陈雍关于天津城市结构的分析显示,该城的每个区域至少有三座基本寺庙——一座三官庙,一座关帝庙和一座药王庙——是城区的中心。关于庙宇的数目和地点,参见陈雍:《明清天津城市结构的初步考察》,《城市史研究》)10(1995):25-63页。

　　② 天津皇会三教九流的参与情况是当代天津作家冯骥才作品中一个经常出现的主题,尤其是他的获奖小说《神鞭》(北京:中国民间出版社,1988)。

　　③ 关于天津的园林,参见张春泽:《城市园林概貌》,《天津——一个城市的崛起》,天津:天津人民出版社,1990,52—63页;也可参见盐商查日乾的水西庄园林图,见天津历史博物馆等合编:《近代天津图志》,天津:天津古籍出版社,1992,9页。

为北方中国防御日军的要塞。但是当时，在外国人还没到来之前，海光寺孤独地被包围在由摇曳的水草和狭窄的、缓缓流淌的运河所编织的一片静谧之中。

这就是 19 世纪中期的天津：它的经济活动已经越出城墙，沿运河形成一片熙攘的地带，而官府的权力和特权中心仍然集中于城内。沿着其拥挤的街道，看不到任何雄伟的有纪念意义的建筑物。或许，位于城中央的钟楼或在三岔口为乾隆皇帝修建的行宫可被视为天津较有特色的建筑，但从根本上说，天津并没有雄伟的标志性建筑物，能使得它同其他中国城市区别开来。城内的清朝官员主要端坐于官衙深院，处理民政事务，政府的存在给人的印象并不深刻。天津的身份是由商人决定的，他们掌管货物的流入流出，雇佣聚集在街头的劳力，并经营着家庭和店铺，后者构成了这座城市灰白砖木的风景。

天津的疾病

19 世纪天津出现了哪些疾病？这个时期天津的政府公报和政府官员的来往函件中，都没有记载疾病和传染病问题。缺乏对疾病暴发的全面观察，甚至使我们很难重建天津重大传染病的基本年表，甚至更难讨论哪些年里主要由非传染性疾病导致的死亡。根据从西方城市获取的历史上的流行病学资料，以及天津大致的疾病环境，我们有可能进行相关的推论，但这还不完全充分，原因有两个：首先，这种推断要求疾病媒介物的毒性以及不同环境和人群中对疾病的抵抗力都不允许有变化。其次，这一方法的最大问题在于，从生物医学角度进行疾病分类会使我们偏离理解 19 世纪中国疾病的文化建构这一目标。

我并不试图根据现代的生物医学来确定天津人到底遭受了什么样的病痛,相反,最有效的方法是考察那些天津人自己是如何解释疾病和虚弱的原因。诸如诗歌、文集、野史和医学文献之类的资料,可以帮助描绘天津人所遭受的那些疾病的令人印象深刻的图景。① 通过了解环境、体内和人类活动中被认做有危险性的那些东西,我们能更好地理解用于对抗疾病保卫生命的方法。

查尔斯·罗森伯格提出,对疾病的解释围绕这两极展开:形态和感染(*configuration and contamination*)。形态观认为,疾病是人类和自然环境之间其他方面正常的平衡关系中,一种反常的不均衡的结果。感染观则将疾病产生过程中的"特殊的失调因素置于显著地位",它不像形态观那样致力于追查多种原因,包括体内自身的不均衡,而是将疾病归咎于某个外部媒介的攻击。② 形态和感染这两种模式都认为有易患病的体质,可以解释为什么某些人在特定时间容易患病,而另外一些人则有免疫力。在卫生传统中,用于解释疾病的主要是形态。当正常的、可预见的大环境中出现了反常现象时,疾病就产生了,并且个人的饮食和自我调节习惯决定了易受这种不均衡影响的是哪些人。

天津地区晚清的医学文献采用了感染观派的意见。他们强调,疾病,尤其是伴有发热的传染病,是由不可预见的外部病原体媒介 —— 疠气,即致命的气 —— 引起的。对这种观点的强调表

① 关于医学来源要注意:天津确实没有产生许多著名的医生和医籍。关于这部分我的推断得自于 18 世纪的天津医生洪天锡对于吴有性《瘟疫论》的评论《补注瘟疫论》(公元 1750;重印,北京:中国书店),以及天津人徐士銮所编的药方巨著《医方丛活》(天津:天津徐代蝶圆雕版,1889)。进一步的病因学和治疗我参考刘奎《松峰说疫》(北京:人民卫生出版社,1987)。尽管它不是专门关于天津的,但是里面描述了 19 世纪早期刘在中国北方的山东和河北一带行医的经历。

② Charles E. Rosenberg, "Explaining Epidemics", in *Explaining Epidemics and Other Studies in the History of Medicine*,剑桥:剑桥大学出版社,1992,295-296.

明这些文献继承了晚明医师吴有性（1582？—1652）的思想。在现代中国的历史编纂学中，吴被认为是温病派的创始人。通常人们认为，温病派医师将疠气或杂气而不是时气，视作大部分传染性热病失调的原因——通过这一主张，他们将自身同伤寒派加以区分。[①]

在吴有性看来，疠气的出现无法预料，在某一地区几乎会使每个人患病。人们无法通过推演来预测疠气的产生。它进入嘴和鼻后在人体内发作，而不是像时气那样深入体内而发作。疠气不像时气那样是寒性的，而是通过其反常的温性造成危害。一旦进入体内，疠气并不沿着体内时气的常规渠道运行，因而基于古代理论的诊断技巧就无法治愈这类疾病。

吴的颠覆性著述从源头上冲击了成规的传统。韩嵩（Marta Han-son）在其对温病派医师的开创性研究中指出，吴的医学怀疑论与晚明时期宇宙哲学怀疑论的发展是一致的。[②] 吴有性的著述，就像同时期带有怀疑色彩的其他著述一样，表现了自然世界的无常、不可预见和深不可测。他的论著也启发人们思考体质和病因这两方面的地域差异。行医者不能只依靠过去的医学经典，而是要仰仗自己的经验和成功治愈疾病的敏锐性。由于身体随环境而变，疠气又会造成"各种难以计数的"[③] 疾病，因此，这一点就尤为重要。

---

① 我的观点与韩嵩一致，见他的"Inventing a Tradition in Chinese Medicine"，Ph. D. diss.，宾夕法尼亚大学，1997.

② 韩嵩，"Inventing a Tradition in Chinese Medicine"，Ph. D. diss.，宾夕法尼亚大学，1997，144.

③ 关于不确定性，参见同上，146-149 页。关于宇宙观思想的衰落，参见 John Henderson，*The Development and Decline of Chinese Cosmology*，纽约：哥伦比亚大学出版社，1984.关于结构和疾病的地区性变动，参见韩嵩，"Robust Northerners and Delicate Southerners : The Nineteenth. Century Invention of a Southern Medical Tradition"，*Positions* 6, no. 3（1998）: 515-550.

在天津地区,洪天锡(18世纪中叶)和刘奎(1735—1850)继承了吴有性的观点以理解身体、疾病和治疗的地区差异。天津人洪天锡试图填补吴有性著述的空白,其《补注瘟疫论》一书更适用于北方人的体质。该书初版于18世纪末,后又于1821年和1854年由乐善好施的天津士绅再版,这些士绅希望褒扬这位本地医师,并普及其保生的知识。①② 在《松峰说疫》一书中,刘奎观察在中国北方平原出现的疫病时,思考了产生疾病的温病论和伤寒论之间的交叉。在此过程中,他列出了72种不同的"杂疫"的类型,它们的名称取自河北的医者和百姓之口,这些人对疾病的看法显然不同于博学的医生。总的来说,这些著述使我们深入了解,天津及其周围地区的人是如何体验病痛并为其命名的。

　　刘奎认为,中国北方民间对疾病的命名生动体现了侵入体内的疠气所造成的疼痛和症状。患捻颈瘟时,颈部和腹部会肿得像胀大的蟾蜍喉咙一样。患蛤蟆瘟时,腹部并不肿胀,但是喉咙会肿胀和疼痛,全身疼痛,而且眼中会流出脓水。患蟹子瘟时,喉咙内长出小肿块,上面还会有红色的血丝,就像蟹爪一样。小孩子患葡萄疫时,像黑紫色葡萄一样大小的脓包长满全身,并且齿龈还会流血。"翻"会突然使患者翻来倒去,使他们无法说话、吃饭甚至是呼吸。痧症有时造成腹泻、剧烈呕吐并使肢体麻痹,有时却又表现为全身长满水泡,或像患刺螫瘟痧产生的疼痛。另一些患者患的病症则以不同的动物命名。这些病症将多种症状结合在一起,如头痛、肿胀、皮疹、失明和发汗,不时还伴有奇怪的动作,如像鸟一样叫、像兔子一样在地上跑或者像猪一样在泥地里打滚。

　　在这张列出了七十二种病症的单子上,现代的读者们或许能

60

---

① 关于洪天锡的自传,参见《天津新县志》卷21：12a-b。
② 洪天锡:《补注瘟疫论》。

够辨认出与临床医学定义下的病症相近之处：天花、麻疹、猩红热、脑膜炎、脑炎、结膜炎、白喉、痢疾、中风等。但是在刘奎的民间分类法中，任何一种疾病都没有一个与生物医学意义上的疾病理想的对应关系。没有分离的感染媒介，只有（从医师角度的）大而化之的疠气或时气。病乱是通过综合症状来辨别的，或者它们几乎是完全一样的症状，主要通过不同的治疗方法来辨认。按照近代生物医学的标准来划分的心理失调并没有被单独分类：许多症候表现为举止怪异，但也有许多并无这些症状。

刘奎的单子上没有列出与痨相关的病症，现代学者认为，这是一种消耗性的疾病，与肺结核有关。这或许是因为该病不是传染病，不是某种同一时间内许多地区都会遭遇的突发疾病。洪天锡对这一空白做了进一步研究。他认为，痨在天津的确存在，但必须将之与瘟病仔细区分开来。这两种病经常被混淆，但误诊可能会导致使用错误的治疗方法。天津的医师依靠温病派的思想，对于同痨相似的病例，使用滋阴去阳的药物来治疗，但是洪通过高超的诊断技巧，断定它其实是一种热性传染病。洪有时反对天津大家豪族的家长专制，他们认为家里十几岁小孩子的体重下降和咳痰必然是痨病的征兆。

刘和洪都认为，传染病主要是因秽气产生的。刘阐释道，人们能够发现，秽气和传染病是一致的，因为疾病肆虐的村庄总会出现成百上千的黑蝇。刘指出，苍蝇喜脏，并且能闻到人无法闻到的秽气。正如苍蝇会萦绕在新鲜的人体排泄物周围，苍蝇的聚集表明有疫、邪或秽气。医师们并不认为秽气是致病的唯一原因，也不认为传染病是病痛的唯一表现形式。在诊断的时候需要仔细辨别包括时气反常在内的潜在病因，以及因举止不当而造成的不均衡这二者之间的区别。但是瘟病热总在短缺的时候肆虐，并且，正如刘奎特别观察的,北方省份都会有饥荒、过度拥挤和贫困。

在天津近郊,人们会遭受眼疾、皮肤病、胃肠紊乱以及许多影响到喉咙和肺的疾病,孩子会患极为可怕的天花或麻疹。年轻人一生的大部分时间会因肺结核病而逐渐消瘦衰弱,这种病甚至会在富人和受过良好教育的人身上发作。无论老少,他们的眼睛都会肿胀、变红、流出脓水,甚或完全变白;有时候嗓子全肿,呼吸变得困难,并出现爪状条痕;突然的发热可能会伴有无法控制的腹泻和呕吐。对最新理论有所了解的医师可能会将这些症状归结于疠气,但也不能完全适用,季节变换可能会使疾病通过无意中张开的孔道潜入人体,并且只有季节变换的时候才会显现。饮食不当可能会打乱体内器官的平衡,甚至连恶劣的情绪也会危害健康。在19世纪的天津,类似的医者和患者都在苦苦思索传染、形态和易患病的体质在"百病"之因中扮演的角色。

卫生和城市景观

想象一下,一个19世纪中期天津的中年人会如何保持健康应对疾病威胁呢? 在中国,疾病的预防和治疗主要是在日常生活中进行的,几乎每顿饭人们都会吃一些有药效的食物。殷实的家庭可以准备并食用与季节对应的食物,并能够平衡饮食,促进身体健康。不过,天津当地的烹饪方法在很多时候也使人们饮食无度,违反卫生规则。

与大部分更贫穷的天津贫民不同,相对富裕的城里人家里贮藏着大米——一种定期从南方运往天津的商品,而贫民能吃上当地出产的大麦或玉米就已经很满足了。仆人们每天购买不同种类的大白菜、菠菜、花椰菜和胡萝卜,这些蔬菜来自天津近郊,数量丰

62

富。回民可能会食用凉性（寒阴）的蔬菜，来平衡因经常吃羊肉而带来的热阳，羊肉是从城市西北处的本地屠夫那里购得，这些屠夫根据伊斯兰教的法规屠宰动物。在西北角，回民和汉人也会驻足于回民经营的路边小吃摊，对着煎饼、煎包这种工人阶级的食物大快朵颐。从 17 世纪以来，煎饼就是一种深受喜爱的街边小吃，现在仍是天津的一种特色食物。在帝国晚期，天津就因其"油腔滑调"的商人而闻名全国。尽管这一戏谑指的是天津商人善用三寸不烂之舌熟练地讨价还价，不过，天津当地食品中丰富的油脂也让他们的口舌好好滋润了一把。

到了晚上，为了中和煎饼中的热性，天津人会喝上一碗无油的清汤，里面放些绿色蔬菜，作为晚饭。他可能还会品上几杯从江苏或福建运来的去油的绿茶。或者，作为一种专门的预防措施，他会让仆人煎一些汤药以消食。每种干根和焙叶都要被分别称量，并在和水煮之前准备好。煎药时通常要将大部分的水煮掉，煮成一碗气味浓郁、具有强效的汤剂。添加一些甜甜的（虽然也是有药效的）甘草根可以中和一下这种夜间饮品的苦味儿，使其成为更适合晚上放松之用的饮品。

家里的仆人必须确保泡茶和烹饪用的水在使用之前已经净化了。这可能会有些费事，因为整个城里家用的水缸都盛满了当地的河水，通常是大运河北部支流的水。只要花一些钱，水夫就会把从河里打来的水直接送到家里。[1] 水一旦被倒进巨大的有盖水缸里，人们就得花相当的工夫把水过滤干净。尽管不知此风起于何时，但到了 19 世纪中期，天津的家家户户通过往水里加入铝钾硫酸盐（就是明矾或矾）来净化饮用水。人们将少量药粉放入一

---

① 古道绅：《天津城区买水和卖水旧俗》，《天津史志》2（1990）：49—50 页。

个竹管中,竹管上刺有小洞。随着管子在水缸里搅动,明矾会和水混合在一起,并将泥沙小颗粒过滤出来。越是富足的家庭,水缸就越多。富裕一些的家庭甚至有三个水缸。水先在第一个缸中过滤,然后转入第二个缸进一步过滤,接着放在第三个缸里备用。其他处理水的方法包括每两个月往水缸里加入红豆和芝麻,或者将黑豆放入缸中浸泡一整夜。[①] 无论采取怎样的预备措施来处理水,人们都会将水煮沸后饮用,并且热饮,因为凉水会严重损害胃和其他内脏器官。

在宁静的夜晚,天津的居民喝完药后会早早就寝,准备第二天日出前开始工作。不过,如果有客人来访,这个夜晚或许就别有一番景象了。如果正当季的话,他可能会参加以天津当地海鲜为特色的宴会。有一道菜肯定是以酒、姜和葱爆炒的新鲜螃蟹。其他菜有虾、海蜇或海鱼,这些海产在春夏时节丰富而且便宜。甚至来自富裕的南方地区的客人,都会被天津海鲜的丰富和美味打动。有一次,一个叫蒋诗的杭州人,称天津的鱼"胜江南"[②]。他深感于天津水产品的丰富,写了十多首诗表示称赞。蒋有一次在饭馆里吃可能有毒的河豚时,甚至体验了一种奇异的(并且有些色情的)感官奇遇。他用诗句记述了这一经历:"磨刀霍霍切河豚,中有西施乳可存。此味更无他处比,春鱼只合数津门。"[③]

繁杂的生意应酬和纯粹的追欢逐乐使得人们经常光顾当地的娱乐场所。这些地方提供音乐、美酒、鸦片,并有打扮得简约典雅的迷人女子相陪。尽管天津的声色场所并不像南京或苏州那样的

---

① 豆的滤水法在徐士銮的《医方丛话》里提到。
② 下面的烹饪描述基于蒋室的诗集,蒋为江南人,在参加完科考返乡途中游经天津。参见蒋诗:《沽河杂咏》,《梓里联珠集》,华鼎元编,1879;重印,天津:天津古籍出版社,1986,94页。
③ 华鼎元编:《梓里联珠集》,1879;重印,天津:天津古籍出版社,1986。

南方城市那么有名,但当地文人在诗歌里对其魅力仍是赞不绝口。在诗人的想象中,天津的夏夜里,雨后的蛙鸣与精巧的弦乐器所弹奏的时调交织在一起。身着绮罗,头戴珠花,三寸金莲穿着精美绣鞋,这些散发着香气的女子与英俊风流的少年,有时是富商或功成名就的文士眉目传情。整个夜晚,妓院的烟馆里都萦绕着鸦片的烟雾。甚至连天津的烟管都是巧夺天工之物,上面精细地雕刻着笑眯眯的道家神仙以及慵懒地放着风筝的美女。①

中年的士绅可能会担心精力的衰退及其对疾病抵抗力的影响。我们很难了解天津人是否出于健康考虑而有意节制性生活,或在性生活不可免的情况下,实践房中秘要(还精入脑)。没有直接的证据表明这些技巧曾在 19 世纪的天津流传,也没有城市的人口统计能够反映出伴随这些技巧而来的人口增长的缓和。

不论这个士绅的精的命运如何,通过冥思和运动促进元气运行,这在 19 世纪的天津相当普遍。从任何一种流行的指南书中,如潘霨的《卫生要术》,天津居民都能够学到各种体操、练习和呼吸技巧,来促进健康之气的循环并增强体力。他所需要的只是家中一处清幽之地和每天一小段清静的时间,最好是在上午,来做这些练习。作为练习的指南,他要将潘霨的"十二段锦总诀"牢记于心,这个口诀描述了为促进元气运行而设计的冥思技巧的十二个步骤。"总诀"使用非常隐喻的语言想象出一幅充满着高山、流水和天柱的神奇的内部图景。它指导了练习者控制呼吸、反复吞咽津液、摇晃躯体和按摩头、脚及腰。练习者按照宇宙哲学意义上重要的数字来操练这些动作:叩齿三十六次,敲打头部二十四次,一口津液分三次吞咽。被想象成飞虎游龙的元气,开始在体内运

---

① 这一对天津时令欢乐的刻画来自樊彬:《津门小令》,126 –128 页。

行。最终,随着元气汇合并同养生之力一起燃烧,腹内会产生炽热的火。诗篇最后称赞了这一技巧的功效:"勤行无间断,万病化为尘。"①

天津的医药市场

尽管城市居民对健康极为关注,但是体内的失调还是可能与外部的疠气结合起来,造成身体不适。对天津人而言,他们可以利用的治疗方法有哪些呢?

65

> 津门好,
> 河岸布棚开。
> 红纸摊膏人卖药,
> 青钱占卦客求财,
> 衣食此中来。②

如果有人生了病但还能走动的话,他或许会到城市西北处的熙攘的医药市场找个药方,该地位于大运河畔靠近西北角的药王庙。在那里,卖草药的小贩将小店开在精通卜卦的人的旁边,后者能够参考天干地支,观察面相,或者参考《易经》来找到预示病症的线索。③④一些精通医术的人可能在开药之前更喜欢把脉以及做些基本检查,另一些人则会对症开些草药。

---

① 潘霨:《颐身集》,45 页。

② 樊彬:《津门小令》,111 页。

③ 冯珠娣,"'Medicine and the Changes Are One':An Essay on Divination Healing with Commentary",*Chinese Science*13(1996):107-134.

④ 刘华圃和卜学钺:《国药老店——隆顺榕》,《津门老字号》,天津市政协文史资料研究委员会编,天津:百花文艺出版社,1992,64-69 页。

一般而言，中药里所用的药草、根茎、动物肢体或矿物在天津储备充足，因为它是中国北方药材市场的中心。来自东北和蒙古的人参、鹿茸、虎骨、熊脂和草药向南被运往直隶省中心祁县的大批发市场。该市场位于祁阜（今天的安国城），距天津西南处约150公里，吸引了来自北京、山东、河南，甚至远自江南地区而来的买主。19世纪末蒸汽轮船引进之后，天津成为向南至上海和广东大市场运送北方药材的主要枢纽。

如果一个天津人不想去人挤人，也信不过药王庙的小贩们的药品的话，他可以选择质量较好的未加工药材并在天津较大的药店里加工为成药。其中最负盛名的就是隆顺榕，位于北门外离针市街不远的地方。隆顺榕于1850年由卞氏创立，经营得非常成功，其收益甚至超过了最初纺织品贸易的收益。[1]19世纪中期，药店创始人卞楚芳身兼经理和驻店医师的双重责任。在隆顺榕，天津民众可以在一种舒适的环境里向中医师寻医问药，同时在店里买药。

在天津有一大批人自命为药剂师，有的声称自己原来是太医，有的则是来自乡下声称自己有丰富经验和祖传秘方的游民。在19世纪，尽管医生中存在可辨识的等级，但是对医生的资格却没有正式的界定，没有医学校，医药活动也缺乏政府监管。结果，从事医学服务的人对医学等级不断进行争论和重构。持有低级的功名至少能表明一个人的博学和对儒家典籍的掌握，并作为"儒医"来执业。[2]最有名的医生通常是来自数代行医的家庭。[3]由于医学教

---

① 天津政协文史资料研究委员会编，《天津近代人物录》（天津：天津史地方史志编修委员会总编辑室，1987），46—49页。

② Robert Hymes，"Not Quite Gentlemen？ Doctors in Song and Yuan"，*Chinese Science* 8（jan. 1987）：9—76.

③ 这种家族的例子，参见韩嵩，"Inventing a Tradition"；和 Wu Yi-Li，"Transmitted Secrets：The Doctors of the Lower Yangzi Region and Popular Gynecology in Late Imperial China"，Ph. D. diss.，耶鲁大学，1998.

育完全由个人掌握,祖传的谱系能说明该医生医术的有效传承、经验的丰富以及掌握了极为有效的祖传秘方。

　　有名气和学问的医生开价较高,而且对病人也很挑剔。其社交圈之外的人想要求诊,就必须持有名流的推荐信。除非这个医生出于同情心或社会责任感,愿意花时间替有需要的人服务,否则,只有富人才能受益于他的技能。正如19世纪天津的一句谚语所言:"医生坐轿,穷家不到。"[1]

　　尽管这段时间早期关于天津医生及其开业的信息甚少,有证据表明,到19世纪末,天津医学界中,医生们的主要争论集中在热症和传染病的性质问题上。中国在清代也经历了其特有的"治疗学不确定性"。日益增多的争论是关于季节性传染病发作的性质,医生之间的观点大相径庭,民众对于适合的治疗方法也有各有主张。[2] 诊断的主要问题在于热症是属于伤寒性质还是温病性质。有关区分伤寒和瘟病症状技巧的书被天津当地的精英和后来直隶省府一版再版。人们认为,诊断时无法区分这两种类别会导致用药不当,最后加速死亡。

67

　　如果一个天津人患了严重的"时病",如早春发热或夏末严重的腹泻,那么,他由于极为担心而去求诊就并不奇怪了。一句流行的谚语表现了错诊的后果:"学医不明,暗刀杀人。"精确的诊断是至关重要的,因为它决定了药方,而错误地用药在医生和病者看来,能够加重病症甚至导致死亡。仅仅是为了放心,患者会请来好几个医生,将他们的诊断做比较,希望找到最好的一个。对于那些

----

[1] Arthur Smith, *Proverbs and Common Sayings from the Chinese*,上海:美国长老会出版社,1902, 272.

[2] 尽管人们可能认为温病派和伤寒派在诊疗上并不互相敌对,但是19世纪晚期天津的迹象却显示,两大群体之间确实存在分歧,而且各自派别的医生也都非常明显地坚守着自己的阵营。

花得起钱的人,一句流行的谚语说道:"有急病请三士。"

寺庙和巫医

对于许多天津人来说,保护健康拥有强大的公共基础,体现在对城里许多供奉医神的寺庙的膜拜上。17世纪被神化的医师中,药王孙思邈的寺庙是最明显用于医治的,而且是天津最常见的寺庙之一。城里的每个小区都有自己的药王庙。实际上,一些学者提出,只有当一个地方有自己的药王庙时,才能成为一个街区。[①]天津地区最大的药王庙是峰山庙,一般被称为"峰窝"。该庙距城墙南边约一天的行程,据说是整个天津地区最灵验的药王庙。每年阴历四月二十八号的孙思邈诞辰,都会在"峰窝"举办长达一周的集会表示庆祝。每年春天集会都异常热闹,病人及其亲属,卖药和吃食的小贩以及乡村娱乐的承办者都会群集庙会。目睹这一节日盛况的人记录道,庙里的空气中有着浓烈香火气息,回荡着从轿子上下来的病人向神仙们祈祷的声音。[②]

68 药王庙并不是天津人生病的时候唯一可寻求帮助的地方,与治病有关的膜拜活动可能主要集中在天后宫。天后是中国水手的保护神,她有很多随从的下属神仙掌管着专门的治疗和预防疾病的任务。想求子的天津已婚女性会从天后宫带回肢体健全的男性小泥娃娃,放在家里,希望"子孙娘娘"能满足自己的愿望。婴儿出

---

① 关于药王孙思邈,参见席文, Chinese Alchemy : Preliminary Studies,剑桥, Mass. : 哈佛大学出版社,1968,81–144. 也可参见 Paul Unschuld, *Medicine in China : Historical Artifacts and Images*,慕尼黑和纽约: Prestel, 2000.

② 关于峰窝,参见张涛:《津门杂记》,81页;刘炎臣:《津门杂谈》,天津:三友美术社,1943. 关于水行,参见 Chen Ke, "Non-government Organizations and the Urban Control and Management System in Tianjin at the End of the Nineteenth Century", *Social Science in China* 11, no.4(1990): 61;关于北京的药王庙,参见韩, *Peking: Temples*.

生后,会被带到"斑疹娘娘"跟前,以保佑他不患麻疹和其他痘疹。天后宫还供奉着治愈小孩子疾病的"傻弟神"和保护孩子不受惊吓的张仙。王三奶奶能治疗女性的失调,而眼光娘娘则掌管肆虐天津的眼疾。[①] 即使天津的士绅并不造访天后宫,但他们家中的女性却常常去参拜。

遇到重病求医无告时,人们就会请道士来家里驱邪。道士会在病人家里设一个祭坛,并围绕着祭坛做法事。不甚富裕的病人常常会花一点钱问道士要些具有特殊疗效或保护性的符咒,挂在病房的门上。道士也会在纸上画一些符咒给病人带在身上,或者让病人将符咒焚毁后服下灰烬。道士在画这些符咒时可能有特殊技巧,但是人们也可以参照医书或地方上出版的历书中的指导,自己在家里制作符咒。

一些天津人不仅请教庙里的道士 —— 他们也直接请天津的巫婆帮忙驱邪。这些一般被称为"姑姑"或"姑娘子"的女性在病人家中举行半公开的仪式,包括念经、焚香以及念咒语来请求大仙显灵替病人赶走病邪。被这些女性们请求显灵的大仙来自当地的民间信仰,在官方认可的道家众神范围之外。姑姑召唤一位或五位之多的女仙,总称为"五大家",包括白老太太、黄奶奶、胡大姑以及姓柳和姓灰的另两个女仙。显然,姑姑在天津较穷的地区非常活跃。天津一位心怀不满的退休县官轻蔑地说,大部分姑姑的顾客都是易受蛊惑的"妇女",她们就像"磁石引铁"一样被吸引过来。[②]

尽管没有政府的公共卫生机构,天津并不缺少负责社会健康

---

① 刘炎臣:《津门杂谈》,19—21 页;张涛:《津门杂记》,76—81 页;Frederick Brown, Religion in Tientsin,上海:Methodist Publishing House, 1908, 15, 33—34.

② 张涛:《津门杂记》,86 页。关于北京的这种医士,参见韩,*Peking: Temples*,527, 545.

的责任感这一观念。民间组织出钱维护像天后宫或药王庙这样的寺庙，保持庙内塑像光鲜，香火不灭，并保证寺庙向祷告者开放。行会和其他组织收取会费，促使其成员在节日或生病时朝拜灵验的药王庙。或许，对前现代的中国而言，"公共卫生"一词的含义应有所扩展，将许多寺庙组织纳入其中，这些组织为城市中的集体活动和社会整合提供了基础。[1]

盐商的善举和城市卫生

能够在 19 世纪的天津找到"公共卫生"踪迹的另一个地方就是城里最富裕的地方精英 —— 盐商 —— 的善堂。天津的政府公报颇为自豪地指出，该地自清代早期以来就有慈善和公共福利机构，当时的天津还只是一个军事要塞。到 19 世纪，盐商设立了孤儿院、公墓、医院，并负责收敛城里的死尸。[2]尽管许多盐商家族最初于 18 世纪来自南方的浙江和江苏，但到了 19 世纪，他们已被认为是天津社会的一部分。他们造福于该城的努力被当地人视为一种善举，当然这些善举是同政府官员联合完成的，后者也总是来自外地。

当地商人日渐增多的善举反映了整个清代商人介入地方统治的增多。[3]清代学者已注意到，随着城市社会日渐富裕、独立以及同中央政府权力渐难协调，各地对于地方事务的权力领域扩大了。19 世纪，太平天国起义后百废待兴，天津的盐商加强了对地方事务

---

① 同上，214，622-678。

② Kwan, "The Merchant World of Tianjin"，附录 1b。

③ 参 见 Ho Ping-ti, "The Salt Merchants of Yangzhou: A Study of Commercial Capitalism in Eighteenth-Century China", *Harvard Journal of Asiatic Studies* 17, nos. 1-2（1954）: 130-68；罗威廉：《汉口：一个中国城市的商业和社会（1796—1889）》，斯坦福：斯坦福大学出版社，1984，90-121。

的介入。该城也成为来自江苏和广东的商人们所建立的会馆的中心。[①] 这些会馆在帝国政府的监督、帮助和支持下发挥作用；它们既不是私人活动的独立领域，也不是"公共的"政府机关；相反，它们结合了二者的特色。

70

考察天津精英的善举可以发现，许多人有意识地或间接受益于城市的卫生。除了修桥修路之类的公共事业，我们发现，公墓和掩骨会是官员和商人们最喜欢的事业。这些事业从简单的个人捐地作为墓地到寻找和埋葬弃尸不等。[②] 整个 18 世纪和 19 世纪的大部分时间，公墓和掩骨会的建立在数量上超过了其他形式的公共福利事业，是什么原因导致了这一优势呢？

因为城市里有限的可用空间，处理死尸对于任何一个城市社会来说，都是个重要问题。尽管在公共卫生史的研究中常被忽略，它却是城市公共卫生管理的根本问题。在帝国时期，正确埋葬尸体是儒家礼仪和信仰的基石。葬礼是礼的最高表现，礼仪和德行的网络确保了社会的稳定和凝聚力，使得混乱或无序无所遁形。为穷人举行最基本的葬礼是捐助者及其所代表社区仁厚之心的体现。[③]

这种服务的另一个动机是害怕未料理好的尸体会直接危害社区健康。对这种恐惧有两种相关的看法。一种认为，如果不举行葬礼或举行不当，死者的灵魂就会离开身体，使活人生病。和人们在当代香港的葬礼上所看到的一样，19 世纪中国北方的葬礼上，仪

[①] 罗芙芸，"Beyond Benevolence：A Confucian Women's Shelter in Treaty-Port China". *Journal of Women's History* 8, no. 4（1997）：54~90.

[②] 沈家本等编：《重修天津府志》，1899，7：25b。关于沿革会的葬礼规定，参见 Susan Naquin, "Funerals in North China"; in *Death Ritual in Late Imperial and Modern China*, James Waston 和 Evelyn Rawski 编，伯克利和洛杉矶：加利福尼亚大学出版社，1988，47.

[③] 关于礼在葬礼中的重要性，参见 Evelyn Rawski, "A Historian's Approach to Death Ritual", in Waston 和 Rawski, *Death Ritual*, 27。

式的各阶段都要小心翼翼，确保潜在有害的灵魂留在棺内的尸体中。[①] 没有被埋葬的尸体的灵魂可能会变成恶鬼，汇聚一处并带来传染病。[②] 因而，具有儒家观念的官员及绅商们庄严地捐赠掩骨会，保护了天津的公共卫生。

除了这些丧葬事宜，天津的官员和士绅业也合作建立了为活人造福的两个主要机构。1687 年成立的育黎堂是为了造福来到天津后生病受伤而无家可归的寄居者。这个综合建筑位于西门外接近三官庙的地方，该地除了"层层叠叠"的坟墓之外别无他物。育黎堂收容的是一些病弱的天津人，为他们提供衣食和药物，最后死时给他们一具棺材。到 19 世纪中期，育黎堂成为众所周知的"养病堂"，暗示其医学功能最终超越了其他的慈善功能。[③] 不过，它收容的老人、残疾人和得了慢性病的穷人是最难治愈的，这使得养病堂更像是一个看护所而不是致力于为病人治病的医学机构。从这方面来说，它类似于当代欧洲和美国的救济医院，收容那些无药可医的人，从而在本质上成为贫病之人的救济院、济贫所。[④]

尽管天津的"医院"更接近济贫所而不是医疗创新的中心，不过，新的医学技术仍然通过当地盐商的活动在城里传播开来。1852 年，天津的著名盐商华光炜读到一本关于外国人利用牛痘接种来预防天花的书，这项于 1796 年由爱德华·真纳（Edward

---

① 关于作为控制死者魂魄的葬礼，参见 James Waston, "Funeral Specialists in Cantonese Society：Pollution, Performance, and Social Hierarchy", in Waston 和 Rawski, *Death Ritual*, 122–124。

② Paul Bohr, Famine in China and the Missionary, 剑桥, Mass.：哈佛大学出版社，1972, 22–23；Angela Ki Che Leung, "Organized Medicine in Ming-Qing China：State and Private Medical Institutions in the Lower Yangzi Region", *Late Imperial China* 9, no.1（1987）：163–166；及 Pierre-Etienne Will, *Bureaucracy and Famine in Eighteenth-Century China*, 斯坦福：斯坦福大学出版社, 1990, 36–37.

③ 张涛：《津门杂记》, 49 页。

④ 关于美国 19 世纪的慈善医院，参见 Charles E. Rosenberg, *The Care of Strangers: The Rise of America's Hospital System*, 纽约：Basic Books, 1987, 15–46。

Jenner）发明的技术,在 19 世纪早期已经运用于广州和其他城市。华决定在天津尝试这项技术,并在城中心为穷人设立了牛痘局。华的诊所成为众所周知的"保赤堂"。分所随后在城周围的其他地方建立起来,使其成为一直服务于整个天津所有居民的最早的"公共卫生"机构之一。[①]

中国的种痘者改变了真纳的技术,使之适应于对天花病理学的本土理解。诊所一年两次提供免费的接种,分别为春秋两季,与中医宇宙观的规则一致。牛痘物质被刮开植入上臂少阳经处的皮肤上。少阳经是与肾脏系统相关联的,也关系到命门,而命门则被认为是引起天花的胎毒的所在之处。少阳经将疫苗导入肾脏系统,并有助于将隐匿的毒素导出体表。[②]

据目击者观察,"接种季节"的每一天,都有许多孩子在诊所接受免费接种。诊所记录下孩子的姓名,要求他们在第一次接种后的第三天再来诊所检查接种是否成功。统计数据被保留下来,这样诊所的成功率就受到监督,很少有孩子因为接种不成功而死亡。[③]这些统计数据已不复存在,我们也不知道诊所利用什么样的技术来保证疫苗的新鲜,这是 19 世纪运用真纳接种法时一再出现的问题。[④]不过,保赤堂被证明是成功的,它的长期存在(一直到1949 年)表明大众对其服务的持续需求。它极大地提高了天津婴儿成活的机会,并有助于天津居民平均寿命的提高。尽管它一开始服务于城市贫民 —— 甚至最初用穷人们作接种试验来确定其

72

---

① 王守恂:《天津政俗沿革记》,12：3b-4a。关于中国 19 世纪以前的天花接种,参见 Joseph Needham, *China and the Origins of Immunology*,香港:亚洲研究中心,香港大学,1980.

② 朱纯嘏:《痘疹定论》,1713；重印,天津:王细论,1898,78a-b。

③ 严仁曾:《严修先生年谱》,济南:齐鲁书社,1990,17 页。

④ Angela Leung, "Variolisation et vaccination dans la Chine prémoderne, 1570-1911" in *L'Aventure de la vaccination*, Anne-Marie Moulin 编,巴黎:Fayard,1996.

安全性——但该堂成为第一个全市性的机构,致力于促进整个城市的健康,这在天津的公共卫生史上是具有深远意义的事件。

天津牛痘局是中国社会和医学体系迅速吸收欧洲医学发明的一个实例。在二十年间,这项技术从拥有欧洲人定居点的广州,传播至天津这样一个到 19 世纪只有一两次被外国人经过的城市。这一方法被调整以符合中国的医学理论,并被根植于城市结构中的各种团体加以推广。与印度殖民统治下强制推行天花接种不同,在天津人们几乎感觉不到牛痘局推行的接种是外来的欧洲医学。由于没有外来力量的介入,中国的代理人吸收其优点并使之适应中国社会。① 在 19 世纪,天津的精英站在一个相对于欧洲的平等而自主的立场上,没有欧洲人事的复杂因素和欧洲军队的入侵,他们能够从西方事物中挑选出他们认为最适用的东西。

总　结

天津的医学图景并非独一无二的。整个清代,天津和其他许多城市有同样的顾虑和对策。从台北到太原都有医药市场,帝国境内成千上万人面临着罹患白喉、猩红热、肺结核、眼疾和天花的危险。帝国晚期很少有人对疾病的一般概念和术语学加以整理,但其他许多地方也都有"挠病"（grabbing disease）和"骆驼痧"（the camel runs）的说法。全中国认同温病派或伤寒派的医师都对疾病的病因和治疗方法争论不休。

天津的历史或许更多是一种可辨识的北方中国的历史。温病

---

① 与 David Arnold 著作比较, *Colonizing the Body : State Medicine and Epidemic Disease in Nineteenth -Century India*,伯克利与洛杉矶:加利福尼亚大学出版社 ,1993,117.

派医师会向"健壮的"北方病人推荐一些强效的疗法,比如放血或泻药这样"虎狼之法",而对"柔弱的"南方人则不会这么做。① 北方医师更为保守,坚持伤寒派观点,导致了医师间尤为激烈的争论。在社会实践方面,北京和天津具有惊人的相似性。北京的寺庙供奉着相同的掌管不育和儿童疾病的神祇。召唤娘娘和动物神灵的萨满教巫医也在北京活动。天津香客会到北京的药王庙祈求健康,而北京人或许也会去天津的"峰窝"朝拜。我们还需要做很多工作来发现中国医疗文化中的地区差异和相似性,毕竟,中国是一个广袤的帝国,比欧洲包含了更广泛的多样性。行商或身在官僚体系的旅居者,如苏州的潘霨,或许有助于协调帝国的南北差异:这个南方士绅书写的卫生著述在 19 世纪晚期成为北方中国最畅销的书籍。不过,无论地区差异或整合的图景是否出现,有一点是清楚的:19 世纪中期的天津是一个充满活力的社会,当地人民按照自己的观点为保持健康预防疾病而努力。

天津在 1858 年第一次接触到"西医",也就是潘霨出版其卫生指南书的同一年,西医随着第二次鸦片战争中入侵的西方军队传入天津。1858 年春天,英法军队在大沽进攻清朝的海防,大沽在天津以东十英里处,海河在这里流入渤海湾。外国军舰小心地驶过漩涡和浅滩,于六月初到达天津。天津"之战"包括与地方武装的小规模战役,欧洲人轻松获胜。而后他们停泊在三岔口并在望海楼安营扎寨,望海楼是乾隆皇帝南巡时为其修建的一处行宫。在海光寺的一个大殿里,清政府和英国签署了冠以该城城名的条约。天津条约要求在北京设立常驻大使,订立特殊的鸦片税则,并新

74

---

① 韩嵩, "Robust Northerners and Delicate Southerners".

增六个通商口岸。奇怪的是，条约并未要求将天津设为通商口岸之一。

从一些当地的中国观察者的角度看，欧洲军队在天津城的存在是因清军无能而导致的一次屈辱事件。[①] 由于指挥不力，清军迅速败退，而由当地商人领导的乡勇也无力对抗外国军队。当人们意识到抵抗坚持不了多久的时候，大部分能够负担得起的天津家庭都迅速逃离该城，只留下了美国观察者所说的"赤贫人口"[②]。天津的穷人利用富人出逃之便，乘机抢劫。留下来试图维持地方秩序的精英，看到贫困的中国人跳下海河游向外国船只，乞讨食物和其他施舍物时深感耻辱。天津精英将"干鲜蜜饯果品，各色点心新奇"送给外国人以示和平 —— 避免士兵涌入城内劫掠而造成骚乱。结果外国人却将这些礼物扔入海河，看中国人互相争抢变质食品以取乐。[③]

对 1858 年事件加以记载的中国编年史家对自己国人有很多这样的批评，只有少数对入侵的英法军队的新奇记载。一个观察者注意到，英国人刚在望海楼安营扎寨就宰杀了几百只羊，"夷人…… 多以牛羊为食，腥臭难闻"[④][⑤]。另一些观察者就批评清政府缺乏组织，而赞扬欧洲人的和善和效率。大大出乎城里人意料的是，他们本以为会遭遇无情劫掠的敌军，谁知这些野蛮人不但彬彬有礼，而且还将受伤的清军士兵带回去医治，然后放他们回家。

我们已经找不到中文资料来了解这些人受到了怎样的治疗。

[①]《天津夷务实记》，《第二次鸦片战争》，齐思和编，上海：上海人民出版社，1978，2，473 页。

[②] Samuel Wells Williams, *The Journal of S. Wells Williams*，上海：Kelly and Walsh，1911. 一位仍留在那里的中国精英告诉 Wells，"好人家已十室九空"。

[③]《第二次鸦片战争》，2，474 页。这一章的内容也许是质疑天津人忠诚的记录。

[④] 郝缙荣：《津门实纪确对》，《第二次鸦片战争》，2，577 页。

[⑤] 同上，2，571 页。

或许,让人惊讶的不是医学技术本身,而是这些技术被给予的方式。随着 19 世纪欧洲人在天津的增多,这一模式将会持续。19 世纪中期至末期的西医处于一种巨大的变动之中,一些病因理论和治疗行为在中国医生看来似乎并不陌生。19 世纪下半叶,中国和欧洲的健康和疾病观念的天堑之别在于其社会和政治背景的不同。在欧洲人同清朝冲突的那几十年里,北欧国家奠定了一种前所未有的价值体系,将人口的健康直接同民族国家的经济发展和军事胜利联系在一起。国家和城市的卫生政策,迅速进入到新兴的欧洲进步和文明话语的核心层面。到 19 世纪末,政府对疾病预防事务介入意识的缺失,成为中华文明衰弱的有力象征。在一个全球帝国主义的新世界里,"保卫生命"——**卫生**不再是留给个人或地方社会的责任,而是将国家、民族和种族也纳入其中。

第三章 医学的交汇与分流

> 不断向前发展的整个文明进程在他们的意识中只留下了一个模糊的印象。他们用文明的成果来炫耀自己,以示自己的天赋高于他人 …… 从这时候起,那些推行殖民政策,并因此而成了欧洲以外广大地区上等阶级的那些民族,便将自身的优越感和"文明"的意识作为了为殖民统治辩护的工具。
>
> ——诺贝特·埃利亚斯(Norbert Elias),《文明的进程》
> (*The Civilizing Process*)

1842 年是英国史上重要的一年。这一年鸦片战争结束,南京条约签订,开设香港、上海和其他中国港口为英国租界,并揭开了大英帝国对亚洲最大的帝国大清的军事征服序幕。同样在这一年,埃德温·查德威克(Edwin Chadwick)出版了具有重要意义的《大不列颠劳动人口的卫生状况报告》(*Report on an Inquiry into the Sanitary Conditions of the Labouring Population of Great Britain*)。在这篇报告中,记者、改革家和无产阶级试图揭示环境因素在疾病中的重要性。通过翔实的数据和犀利的文笔,查德威克宣称,大英帝国穷人中可耻的高死亡率首先并且最主要是由污秽、污水和有害的空气所造成,对于这些状况,国家的政府部门有责任加以检测和清除。在随后的数十年里,城市卫生成为欧洲人界定其文明"先进性"的主要特征。对许多欧洲人而言,医学理论和疾病控制上的优越性成为"西方"区别于"东方"的主要特征。

　　欧洲人对这种医学"大分流"的自信是被误导的,而且言之过早。我引用了彭慕兰(Kenneth Pomeranz)同名著作《大分流:欧洲、中国及现代世界经济的发展》(*The Great Divergence: Europe, China, and the Making of the Modern World Economy*)中的"大分流"一词。[①] 彭慕兰指出,中国和欧洲的经济差异直到 19 世纪前都是极小的,19 世纪时,欧洲的部分国家开始从可用的煤矿资源和军事帝国主义中获取丰富利益。在分流以前,欧亚大陆两边的人口都处于相同的人口和环境压力之下,并且同样成功的策略来缓解那些压力。尽管彭慕兰的理论引发了诸多争论,但是有关相似性和分流这样的问题,却被有意识地用于欧洲声称其具有优越性的其他领域。尽管由于欧洲人建立了对清帝国的军事优势,中国和欧洲的致病与疾病预防理论在 19 世纪的大部分时间并没有出现大的分流。真正的差异在于疾病预防的政治和社会结构,并且正是这种新的分流在世纪中叶推动了中国人和欧洲人之间最具争议的医学交汇。

　　一场卫生变革席卷了英国城市,新兴起一种对由政府组织的疾病预防方法的潮流,但这并不是医学改革的结果。相反,它是 19 世纪中期英国的经济、社会和价值体系的一套特有趋势的产物。卫生和医学的政治结构的变革,是在国内与传染病作斗争和国外战争的过程中,对暴露出的惊人缺陷的所作出的反应。大英帝国之所以能够成功地同时进行工业生产和帝国扩张,依靠的是其两

77

---

　　① 彭慕兰, *The Great Divergence: Europe, China, and the Making of the Modern World Economy*,普林斯顿,纽约:普林斯顿大学出版社,2000.

大国家力量的健康：工人和军队。在城市和帝国的实验室中进行的反复试验，致使 19 世纪末的欧洲和中国出现了有意义的分流，这种分流推动了以卫生为中心的中国积弱话语的产生。①

在查德威克的报告出版以及大英帝国全国性公共卫生争论开展的仅仅几年后，1858 年的英国士兵和平民，却已经带着良好的医学和卫生优越感，踏上了天津的土地。他们甫一到达，似乎就已经忘了，在他们自己的国家还有着很高的婴儿死亡率，肺结核和痢疾的高发病率，以及霍乱和斑疹伤寒这样的破坏性传染病。工业革命也许产生了打败清朝和其他外国力量的军队，但也给国内日益贫困的人口带来了疾病。曾经一度，英国的医学专业人士对他们的治疗方法是否有效性不敢确信，而英国的医学从业者对致病原因的看法也莫衷一是。

来到天津的英国医生对疾病和治疗方法理解的多样性（英国和中国医生的观点有时则具有惊人相似性）表明，在这一点上，并不存在一个独特的"西医"，可以区别并统治"中医"，也没有刻板地将中国人视为不卫生和不健康的。当英国人第一次来到天津的时候，他们改变了城市的景观，并以卫生为名建立起医院，但是要到四十年后，在区分现代和非现代的卫生的霸权结构下，科学转变和帝国主义的深化才加入这些活动中，这种区别体现在 20 世纪卫生的含义中。这种霸权的缺失部分原因是英国人行为的错误百出。尽管他们具有文明和卫生上的优越感，在天津的英国人却不能免于卫生上的失误或医学理论的失当。就像周围的中国人一样，他们很容易感染传染性的霍乱。而且在天津，大英帝国甚至屡屡受

---

① 关于实验室的现代性，参见 Ann Laura Stoler, *Race and the Education of Desire: Foucault's History of Sexuality and the Colonial Order of Things*，达勒姆，N.C.：杜克大学出版社，1995，13—26.

挫于对大清帝国的军事行动。

这种医学交汇和分流的话语开始于第二次鸦片战争中，随着西方医学乘着皇家舰队的乌木号（HMS *Coromandel*）舰船，进入海河并向天津进发。

大沽之战的血与水

1859 年 6 月中旬，新上任的英国驻清廷公使布鲁斯（Sir Frederick Bruce），到达距中国北方海岸靠近清军要塞大沽的地方。由一支英法舰队护送，布鲁斯计划从大沽沿海河航行至天津城。从天津，布鲁斯将走陆路达到清朝首都北京。在那里，他的任务是把修订过的天津条约呈送给清廷，该条约是他的哥哥詹姆斯，额尔金伯爵八世（James, the Eighth Earl of Elgin），在一年前于天津签署的。

由于英国舰队准备取道大沽炮台，海军上将何伯（Admiral James Hope）的旗舰切萨皮克号（HMS *Chesapeake*）的军医，也是舰队的最高医官（head medical officer）沃尔特·迪克森医生（Dr. Walter Dick-son），在乌木号船上建立了一个小型医院。① 迪克森医生的准备是全面而冷静的。英国人并未料到会出现伤亡，考虑到一年前额尔金爵士只带领一支小舰队就在大沽轻松战胜清军，舰队指挥官何伯上将自信地认为，这一年的行动决不会遭到什么军事抵抗。迪克森医生注意到，尽管英军预计在大沽的军事行动能够轻松完成，它的舰队仍然储备了充足的医用物资，从绷

---

① Dr. Dickson 的做法和观点出自他的医学航海日志，"Journal of HM Ship *Chesapeake*, Dr. Walter Dickson, Surgeon, from July1, 1858, to June 30, 1859, Containing the Cases of the Killed and Wounded in the Attack on the Peiho forts", PRO, Adm., 101/169.

带和奎宁到牛肉干和白兰地。而一年前,额尔金爵士也谈到在中国舰队的丰富医用物资,他描述了丰富的医用储备和"为军用医院准备的大量黑啤、苏打水、各种酒和精美食品",并总结道,这一舒适环境是"对克里米亚可怕记忆的结果,这一记忆对任何人来说都太近在咫尺,触目惊心,其损失简直无法计算"。①

额尔金爵士指的是 1854—1856 年的克里米亚战争,这一事件向英帝国揭示了卫生服务对军队的重要性。英军 97 000 多人只有 2 255 人死于敌手,但却有 17 225 人因疾病而伤亡。法军的损失甚至更可怕:战争中共有 68 065 人伤亡,其中 59 815 人或 88% 的伤亡是因为疾病所致。② 霍乱、痢疾和发烧席卷了整个军队,在某些情况下,每 100 人中就有 75 人患病。③

当时的观察者将这些可悲的疾病率归咎于陆军军医部(*Army Medical Department*)的无能。伦敦报纸的报道揭露了战地医院的人员编制、供给和管理的诸多问题。南丁格尔(Florence Nightingale)的批评是医务处中最直率的,她是一位英国护士,因为对伤者的无私服务和对舆论的动员能力而闻名。南丁格尔和其他人的报道使军队医疗的状况成为国家蒙耻的原因所在。1855 年 1 月,伦敦时报的一篇文章悲痛地写道,克里米亚战争中医院和医疗护理的恶劣条件,为英国人赢得了"'欧洲的中国人'

---

① Douglas Hurd, *The Arrow War*,伦敦: Collins Press,1995,13–26.

② Richard Gabriel 和 Karen Metz, *A History of Military Medicine*,纽约: Greenwood Press,1992,165。数据见 Victor Bonham-Carter, *Surgeon in the Crimea: The Experiences of George Lawson Recorded in the Letters to His Family*,伦敦: Constable,1968,有些许不同,给出的数据是 2 755 人在行动中被杀,16 297 人死于疾病(115 页)。同样还可见皇家海军医学部的官方数据, *Medical and Surgical History of the British Army which Served in Turkey and the Crimea During the War Against Russia in ihe Years 1854-55-56*,伦敦: Harrison,1858.

③ C.E. Vulliamy, *Crimea, The Campaign of 1854-1856*,伦敦: Jonathan Cape,1939,216.

这一头衔",即使面对最常见的急诊也束手无策。① 正是经过南丁格尔和其他批评者的努力,1857 年成立了皇家陆军卫生委员会(*Royal Commission on the Health of the Army*)。如此一来,克里米亚的医务失败促进了在中国舰队的舰队上医务人事部门的改进。②

迪克森医生第一本航海日记已经遗失了。像许多皇家海军的医官同僚一样,他或许在航海日记里详细记录了中国沿海各港口的空气和环境。医官有很正当的理由对中国的环境保持警惕,因为当时的医学理论认为,许多疾病都是空气作用于人体而造成的。他们相信,欧洲人的体质尤其容易受到"异国的"或"热带的"气候的影响。到 19 世纪中期,英国医生已经失去了早先认为欧洲人能够适应亚洲气候的自信,转而欧洲人体质似乎不可能具有对异国环境的"适应性"。对于白人而言,在殖民地感染的疾病要比本国相同的疾病更猛烈,而热带地区似乎会引起一套独特的毁灭性疾病。③ 每处殖民地都有其自身独特的风土医学形态,而医学观察者就必须小心规避有毒地带。对于在海军军舰上的医官而言,这是个困难的挑战,因为他们的船只在任何一次行程中,都要经过许多热带地区。对中国舰队的军舰来说,从香港至天津的航行任务,就气候而言,就像从孟买穿越海洋到普斯茅斯一样。南中国

80

---

① C. E. Vulliamy, *Crimea, The Campaign of 1854–1856*, 伦敦: Jonathan Cape, 1939, 219.

② 对这些改革做回顾,参见 Redmond McLaughlin, *The Royal Army Medical Corps*, 伦敦: Leo Cooper Ltd., 1972.

③ Wardwick Anderson, "Disease, Race, and Empire", *Bulletin of the History of Medicine* 70, no.1(1996): 62–67; Mark Harrison, "'The Tender Frame of Man': Disease, Climate, and Racial Difference in India and the West Indies, 1760–1860", *Bulletin of the History of Medicine* 70, no. 1(1996): 68–93; Mark Harrison, *Climates and Constitutions: Health, Race, Environment and British Imperialism in India, 1600–1850*,牛津与纽约:牛津大学出版社,1999.

的海域有热带蒸气的危险,但北中国冰冷的海水虽然不在热带,但也有热带病的危险。①

1859年6月中旬,随着船只到达大沽附近的海域,迪克森开始写第二卷航海日记。逗留几天加以修整后,6月25日下午,远征军最高指挥官何伯上将下令舰队向海河的入海口进发,驶向天津。

清廷无意签署额尔金的条约,并下令在入侵军队到达首都之前击退他们。英国的炮舰突破了清朝设置于河口的封锁线,并继续溯流直上到河左岸的大沽炮台。出乎英国人意料的是,清军炮台的火力如此精准,迅速击中了领航舰。英军无法通过,于是试图在退潮时袭击炮台,但他们必须通过有五百码泥地的开阔平原,没有任何防护能阻挡清军的炮火。当不幸的英国士兵们蹒跚于泥泞中时,清军的步枪和大炮以致命的精确度向他们开火。

离海河上战斗不远处,美国海军战舰杜尔温号(Toeywan)注视着英军败在清军炮火下。美国在第二次鸦片战争中宣布中立,但是,眼见盎格鲁-撒克逊水兵死于"亚洲人的"军队之手,这一幕让杜尔温号的船长琼斯·达底拿(Josiah Tattnall)深感不安。达底拿违背官方宣布的中立,下令他的汽船将英军小艇拖回他们的军舰。据说,发布命令时,达底拿按响汽笛,表达其与受伤英军的种族亲密性。"让中立见鬼去吧!"达底拿大喊了一句现在常被引用的话:"血浓于水。"②

随着夜幕降临,停泊在交火地不远处的迪克森医生等待着战

---

① Ann Marie Moulin, "'Tropical Without the Tropics': The Turning Point of Pastrorian Medicine in North Afica", in *Warm Climates and Western Medicine : The Emergence of Tropical Medicine, 1500–1900*, David Arnold 编, Amsterdam and Atlanta, Ga. : Rodopi, 1996,160–180.

② 这句话"回响在整个世界,震撼人们的心灵,没有哪句话能做到",按照天津编年史家 O. D. Rasmussen 的说法。参见 Rasmussen, *Tientsin : An Illustrated Outline History*,天津:天津出版社,1925,21.

斗结果。他在日记中描述了数百个伤兵最后到达时,乌木号上装备良好的医院所遇到的伤亡和混乱。迪克森估计,截至午夜,伤兵的数量已超过 360 人。手术用品用完了,迪克森记述道,他的助手在没有麻醉剂的情况下,完成了许多例截肢手术。医生工作到深夜,给伤兵使用大量的鸦片剂和酒精,试图"减轻他们的巨大痛苦"[①]。

大沽口一战受到重挫后,迪克森和他的助手尽一切可能处理高烧和伤口感染。伤口的处理体现了指导西方治疗学的基本观念:必须将发热的身体中导致疾病的毒素清除。冷敷和导管有助于清除脓汁。这样的疗法可能会造成感染和坏疽,但是直到 19 世纪晚期,麻醉术被运用后的很长时间里,消毒原理仍然不为人广知。[②] 化学药物和草药也被用于帮助身体排毒。许多疾病,尤其是发炎和发烧,被认为是因身体系统受到过度刺激造成。其引起的排泄和出汗会将热量带走并使过度兴奋的器官冷静下来。[③] 像酒石酸制剂和吐根制剂之类的催吐剂帮助病人呕吐,而通常以甘汞(Hg_2Cl_2)形式出现的水银,则有助于增加唾液分泌和腹部的排泄。[④] 在乌木号上,医生们用口服的氧化汞来治疗伤兵手术后的高烧和脉搏过快,这种疗法可能只会导致病人频繁地衰竭

[①] 参见 Rasmussen, *Tientsin: An Illustrated Outline History*, 天津:天津出版社, 1925, 8.

[②] Joseph Lister 于 1867 年发表了他有关外科手术中消毒的发现。直到 1882 年, 美国外科联盟才肯定了他的发现。Gabriel 和 Mezt, *History of Military Medicine*, 164.

[③] 关于 19 世纪美国的药物,医学理论和行医情况的讨论,参见 John Harley Warner, *The Therapeutic Perspective Medical Practice Knowledge, and Identity in America, 1820−1885*, 剑桥, Mass. :哈佛大学出版社, 1986, esp.83−161 ; Morris J. Vogel 和 Charles E. Rosenberg 编, *The Therapeutic Revolution: Essays in the Social History of American Medicine*, 费城:宾夕法尼亚大学出版社, 1979.

[④] 供应给海军外科的药品单上包括至少一打泻药、催吐剂和兴奋剂。参见 Christopher Lloyd 和 Jack Coulter, *Medicine and the Navy, 1200−1900*, vol. 4, 爱丁堡:E S. Livingstone, 1963),附录。

致死。

如果一个水兵在大沽经过创伤、截肢和术后感染能够存活下来，那么，很大一部分原因在于他的强健体质。不过，我们也不能低估医生的技术所作出的贡献。到 1860 年代，英国医学技术最有益的进步是在外科领域。处理伤口、接骨和止血的新方法使得重伤时必须截肢的概率减少。① 迪克森医生的技术和身体固有的恢复力，帮助许多英国水兵在大沽的严酷考验中幸存下来。

英国医学相对成功的最后一个不能忽略的因素，在于组织的作用。克里米亚战争后的改革保证了病人有充足的营养，以及舒适的绷带和铺盖。药物以军事命令通过固定渠道征调。尽管中国舰队的船上没有英国护士服务，伤兵回国后就受到了正规且越来越专业化的医疗人员的医治。在大沽受伤的水兵，被送回位于朴次茅斯或格林威治的英国皇家海军医院养伤。在那里，陪伴他们的还有许多同样是从遥远的异国土地回来的被截肢的英国人。②

迪克森日记生动地描绘了西医和西方医学观念第一次传入天津时的情景。和中国其他城市的经历不同，将西医带入天津的不是仁慈的医学传教士，而是伴随第二次鸦片战争中交战的英国军队而来的军医。医学增强了军队的效能，并有助于实现大英帝国的扩张目标，尤其是在克里米亚战争战败之后。尽管他的医学日记讲述了伴随军事失败而来的人类的苦难，但迪克森及其熟练助手在大沽的存在，显然说明了英国政府成功地利用医学获得了好

---

① Christopher Lloyd 和 Jack Coulter, *Medicine and the Navy*, 273. 与 19 世纪早期的军事医学相比，这尤其真切。滑铁卢的外科医生，按照一位作者的说法，"被整体切除的理念困扰"。McLaughlin, *Royal Army Medical Corps*, 8.
② 其相似性，参见 John Bold, *Greenwich: An Architectural History of the Royal Hospital for Seaman and the Queen's House*, 纽黑文：耶鲁大学出版社，2000.

处,为其目标的实现提供了保障。

正是 19 世纪中期西医的这一政治利好使之有别于清朝的医疗思想。英国医生运用的疾病与治疗学理论并不比 19 世纪中期中国的医疗方法更优越、更复杂或更科学。天津的英国医生和中国医生的医学思想确实有许多相似之处,尤其是在病源学的观念上。西方外科的专长已得到很好证明,但在内科方面,尤其是对发热传染病的治疗,西医的优越性尚未显现。大多数英国医生和中国温病派医师一样,将疾病归咎于毒气或毒气与某一地区的土壤或气候结合所产生的隐形的致病媒介。在历史的这一时刻,思维行动上的分流将英国和中国医学区分开来。譬如,英国和中国的观察者都害怕毒气,但是和中国人不同,英国人致力于分辨出这是何种气体。一旦确定了毒气对健康的影响,清朝的医学理论家就准备采取个人预防措施,而英国人则通过卫生工程来消除毒气。组织和行动,而不是现有的传统,成为清帝国和西欧的主要分流。

英国鼻子来到天津

1860 年夏,英国为 1859 年的大沽战败对清朝展开复仇。英国指挥官从一年前的重大错误中吸取教训,从后方攻下炮台而不是在海上从正面发起进攻。两千多士兵占领了天津,剩下的英法联军继续北上至北京,并焚毁了圆明园。清朝被迫签订了《北京条约》,该条约宣布《天津条约》的条款有效。几乎作为一种后见之明,或许是鉴于 1859 年在天津遭到的猛烈抵挡,《北京条约》也要求天津对外国租界开放。

留在天津的驻军包括爱尔兰骑兵、几百个从香港来的广东劳工、英国工程师和一些医生组成的医务人员。[①] 部分占领军在海光寺安营扎寨，这个大的佛教寺庙是两年前《天津条约》的签署地。另一部分人驻扎在望海楼，这个宫殿是为乾隆皇帝巡游天津而建造的。从南北这两处总部，英军小分队每天劫掠城墙周围并进入城内。一些小分队搜寻食物和补给，而另一些则绘制周围形势图，记录寺庙、政府建筑和民居的外貌和位置。[②] 稍后，英军和平民将测量仪器带到城东南面的一处地方，并开始划分边界，这就是后来天津的英租界。

英军军需官沃尔斯利（G. J. Wolseley）上校在日记中记录了他对天津及周边地区的印象。他对土地和人口的视觉观察经常伴随着这片异国土地上散发并弥漫于空气中的不知名的气味而增强。沃尔斯利对腐烂物也深感忧虑，这种腐烂物产生的"恶臭和芳香"困扰了近代早期的欧洲人。[③] 尽管沃尔斯利对克里米亚战后英国军队中盛行的有关疾病的"怪异理论"和"卫生管理的胡说八道"深表怀疑，但是他还是很担心那些让他鼻子深感不适的臭气。[④] 中国的气味问题似乎贬抑了其视觉上的乐趣。在另一个风景如画的寺庙里，看到一堆等待吉时和地点安葬的棺材，他非常反感甚至有些害怕。在沃尔斯利看来，"那里到处弥漫的陈腐气味让人无心观赏风景，让人必须时时将手帕捂在鼻子上"[⑤]。后来经过一个乡村地区时，他写道："世界上没有一处地方像中国这样，需要

84

---

① G. J. Wolseley, *Narrative of the War with China in 1860.* 伦敦：Longman, Green, Long-man and Roberts, 1862, 231.
② 郝福森:《津门闻见录》,《第二次鸦片战争》,齐思和等编,上海:人民出版社, 1978, 2：590-594。
③ Alain Corbin, *The Foul and the Fragrant: Odor and the French Social Imagination*, 剑桥, Mass.：哈佛大学出版社, 1986.
④ Wolseley, journal WO147, Filed Marshall Viscount Garnet Joseph Wolseley Papers, 1860-1889, 64 vols., 1：117.
⑤ Wolseley, *Narrative of the War with China, in 1860*, 29.

退一步,才能感觉得到风景的美。身处帝国那片作物成熟的土地上时,各种各样的臭味粗暴地攻击我们的嗅觉器官 …… 以至于没人愿意走第二遭。"[①] 沃尔斯利无意间发现了中国农业的一个秘密:用人的粪便作肥料,至少在沃尔斯利看来,这一行为比国内英国人用鸟粪或碎骨粉施肥更让人恶心。

不过,在中英遭遇中,并不只有欧洲人注意到了新的气味:气味似乎是沃尔斯利和中国人最先关心的共同话题。从他的日记和中国人的零散记录中,我们会发现两个民族在互相观察时既互有偏见,又有一种善意的好奇,这种好奇包括对"他者"气味的兴趣。在看似相当愉快的交谈中,不知何故,沃尔斯利总是告诉其中国听众他觉得他们的国家气味难闻。中国人则报以友善的回答,告诉沃尔斯利他们发现英国人是个尤其难闻的种族。沃尔斯利承认英国人身上的"种族气味"很容易使之区别于中国人,但他强调,他的汉族向导认为,比起满族人或蒙古人身上的羊肉味儿,英国人的气味就得甘拜下风了。[②]

沃尔斯利及其同事确信,中国土地上产生的气味并没有危害,但却有引发严重疾病的可能,尤其是从地下水源散发出来的气味。英军在天津进行的首批工程之一就是清除营地周围的污水。最烦人的地方是环绕全城的护城河,考虑到护城河里的水汽会使军队患病,英国人(或者更确切地说,由英国人雇用的广东劳工)从高地挖出数吨泥土,填入城墙与英军在乾隆的望海楼设立的指挥部之间的护城河段。[③]

不幸的是,英国人没有意识到,护城河是城里排水系统的主

---

① Wolseley, *Narrative of the War with China in 1860*, 65.

② 同上,53。

③ Wolseley, journal WO147, Filed Marshall Viscount Garnet Joseph Wolseley Papers, 1860—1889, 64 vols. , 54.

要部分。通常，从城中积水池流出的水注入护城河，夏天再由雨水冲入海河。工程技术或许暂时改善了英国人的环境，但到了冬季中，城墙两边邻近的中国居民区的积水有一英尺深。英军并没有改变其排水计划，而只是移到城里更高的地带，并占据了天后宫。天后宫里庭院宽敞，建筑众多，很适合军需储备和士兵居住，但英国人发现，大量稀奇古怪的塑像和祭坛把房子弄得乱糟糟。为了给军队和补给腾出空间，英国人将塑像搬出并毁掉。据一位目击者所说，天津人愤怒地看着外国人打碎他们最心爱的神祇及所有追随她的众神，包括泰山娘娘、子孙娘娘、斑疹娘娘和眼光娘娘。现在，天津已经没有那些可以护卫其健康的神祇了。[①]

大分流："公共卫生"

英军填塞护城河并毁坏天后宫，部分原因在于他们将一种不同的社区健康之道带到了天津。这一方法认为致病原因在于环境，而不是个人，并且认为环境是可以控制的。为了预防疾病，它致力于改变环境结构，而不是人体。我们后来所知的"公共卫生"是启蒙运动、工业革命和帝国主义的产物。这一18世纪末至19世纪初西欧社会的产物，代表了大清和大英帝国之间最大的分流之一。

吉恩·艾诺尔·哈勒（Jean Noel Halle），最新改组后的皇家医学院教授，于1790年在巴黎写道，卫生之道的变革自17世纪以来一直在发展。在哈勒看来，卫生的两种分化业已出现："公共卫生和个人卫生，取决于人们是否集体地在社会中受到照顾，还是被视为单独的个体。正是在公共卫生之中，睿智的医生成为立法者的

---

① 郝福森：《津门闻见录》，《第二次鸦片战争》，2,590-594页。

顾问和精神向导。"①

　　新的公共卫生一诞生即具有扩张性（重新考虑政府和人民的含义）和分析性（统计、分类和计算）。在英国、德国和法国，医生、政府顾问和业余科学家统计人口、计算死亡率并诊断群体健康，尤其是穷人的健康。法国大革命将强身健体列为国家对其公民的义务。但是，随着穷人受到研究，他们成为"区隔的种族"，内部的野蛮人。问题变成如何为他们提供保健，使他们的恶劣健康状况不会危及整个国家的健康。

　　对国家和人口之间关系的新看法，以及霍乱的威胁和工业革命相结合的因素，使得英国的国家卫生充分发展起来。1832 年霍乱流行时，在过度拥挤和阴暗的城市里，穷苦劳工的死亡率震惊了功利主义者，使他们思考解决这样一个棘手的问题：如何在不创造一个有依赖性的穷人阶级的情况下，减少贫困并消除疾病。霍乱过后，查德威克，1834 年提出将穷人关在济贫院的《新济贫法》（New Poor Law）的作者，对大英帝国的主要城市进行了大规模调查。调查结果《大不列颠劳动人口的卫生状况报告》将污秽、发热和贫穷联系在一起。查德威克认为这一问题的解决方法在于政府清除污物 —— 及其产生的毒气 —— 通过全面的公共建设计划：下水道、排水设施、供水系统。他说明，通过管理改善城市环境，政府能够减少贫困及其对国家造成的经济损

86

---

① 引自 William Coleman, "Health and Hygiene in the Encyclopédie", *Bulletin of the History of Medicine* 414（Oct. 1974）,402。

失，所有这些都没有提到应消除因个人过失造成的影响。[①] 一些医生提出反对意见，认为穷人的疾病主要不是由污物造成的，而是由诱病因素造成，如营养不良、衣物不足、过度拥挤，以及因失业、低工资和贫穷产生的有害作用。一些人竟然认为，消除疾病的最佳途径是政府保证其所有公民享有一个基本而健康的生活水准。[②] 但在查德威克看来，"疾病就是气味"[③]。通过国家规定的公共建设的卫生途径来消除气味，是根除疾病的最经济且合理的方式。

这种新的在政治上对毒气致病作用的强调，促进了全英国排水工程、下水道建筑和供水系统的发展。随着市政当局与自来水公司的交涉、就下水道系统讨价还价以及争取雇用高质量的工程师——他们能够用泥土、铲子和科学清除覆盖在英国土地上的沼泽和污水坑——对于有害空气、腐烂物质和"下水道气体"的新意识和忧虑增加了。[④] 市政卫生局负责监督这些工程，任职的不仅有医生，还有律师、牧师及其他政治精英。到1860年代，沼泽地的清除成为先进文明的标志。基于查德威克以及19世纪英国卫生主义的兴起，在中国新开放的通商口岸及其周围发现的"大片沼泽地"不再被他们的新主人所容忍。[⑤]

---

① 关于前者，参见 Samuel E. Finer, *The Life and Times of Sir Edwin Chadwick*, 伦敦：Methuen, 1952；关于后者，参见 Christopher Hamlin, "Edwin Chadwick, 'Mutton Medicine,' and the Fever Question," *Bulletin of the History of Medicine* 70（1996）：233-265；及 Hamlin, *Public Health and Social Justice in the Age of Chadwick*, 剑桥：剑桥大学出版社, 1998. Margaret Pelling 表达了这两种立场，说道"新的济贫法令里的严厉道德训诫与穷人受困于超出他们控制和责任之外的糟糕物质环境这一观点相反"。参见 Margaret Pelling, *Cholera, Fever, and English Medicine, 1825-1865*, 牛津与纽约：牛津大学出版社, 1978, 11.

② Hamlin, "Edwin Chadwick", 233-265；Hamlin, *Public Health and Social Justice*.

③ Dorothy Porter, "Public Health", in *Companion Encyclopedia of History of Medicine*, W. F. Bynum 和 Roy Porter 编，伦敦：Routledge, 1993.

④ Anthony S. Wohl, *Endangered Lives: Public Health in Victorian Britain*, 伦敦：J. M. Dent and Sons, 1983.

⑤ Kerrie Macpherson, *A Wilderness of Marshes: The Origins of Public Health in Shanghai, 1843-1893*, 香港：牛津大学出版社, 1987.

公共卫生制度的发展不完全是国内的经历。欧洲人同步完成了对"内部野蛮人"及殖民地当地人口的发现和管理。殖民管理为统计当地人口提供了许多机会。对殖民地毒气的怀疑源于并同时促进了对大城市的毒气的怀疑。一些学者认为，印度环境和健康状况的报告与查德威克提出英国穷人的毒气致病论之间有着直接联系。[①]欧洲的城市精英发现，从伦敦到拉合尔，有毒气体无处不在，但在大众的想象之中，亚洲的毒气似乎闻起来更糟糕。沃尔斯利上校的抵达天津以及随后填塞护城河的行为，代表了英国卫生主义在大清帝国的前哨，不过，它也体现了英国在这些"前哨"的存在如何转而塑造了在伦敦、曼彻斯特和利物浦的国内管理者的偏见和热望。

天津医院的诞生

欧洲卫生组织的另一个独特因素是医院制度。1861 年 1 月，英国人建立了驻屯军医院，这是天津第一个西医机构。医院的紧急任务是医治英国人北上时从香港带来的数百个广东劳工。沃尔斯利上校的意见指出了给中国人进行医疗护理的动机，他说"一个苦力比三头负重的动物更有价值，他们很容易喂养，并且如果恰当对待，他们大部分是好控制的"[②]。最后，医院的服务扩展到天津的中国社区，尽管我们不知道在医院短暂运作期间，到底有多少人接受过医治。现在唯一可知的是英国人的观点，他们确信，中国精英

① John Pickstone, "Dearth, Dirt, and Fever Epidemics: Rewriting the History of British ' Public Health', 1780–1850", in *Epidemics and Ideas: Essays on the Historical Perception of Pestilence*, Terence Ranger 和 Paul Slack 编，纽约：剑桥大学出版社，1992，125–148.

② Wolseley, *Narrative of the War with China*, 98.

对这一慈善机构既印象深刻，但又觉得不解，因为这是胜利者为了被征服者的利益建立的。[①]

英国报纸将军用医院描述成为中国人谋福利的机构，但是医院也保证为英国人提供特别服务。自 18 世纪以来，医院日益成为医学发展和教育的论坛。各种疗法的有效性被定量分析，为这个以前仅靠单个从业者的积累经验的职业注入了数据的精确性。万一治疗失败，医院的解剖设备使医生能够将尸体内部的变化，与其生前患病的外部征兆联系起来。医院输出到帝国的遥远地区，使得医生们可以在各种异国环境下，并且在各种外国人的身体中（从医生的角度看）进行观察、列表和解剖。殖民前哨及大城市中的医院都成为现代生物医学诞生地。[②]

从另一个角度看，医院也可以作为一扇窗口，用于观察欧洲人和当地群体接触时构成西医的特殊实践。尽管驻屯军医院只存在了一年半，但它却使该城第一次接触到西医、诊断、药物，以及最重要的，医院本身独特的内部环境。对医院简短历史窥豹一斑的一瞥表明，西医并不是一门具有天然优越性的独立学科，它充满着理论冲突和怀疑的治疗方法。在 19 世纪中期，西医和中医都致力于许多相同的现象：热性传染病的原因、治疗天花的可能性以及人体和环境之间关系的性质。

伦尼医生的疗法：冲突前的西方治疗学

英国医院里有个名叫大卫·伦尼（David Rennie）的苏格兰

[①] "Report on a Hospital at Tientsin for the Treatment of Sick Chinese : Established by the British Army of Occupation, January11, 1861", 评论,《北华捷报》1861 年 8 月 19 日。

[②] 关于欧洲医学中的医院，最有影响力的分析仍然是 Michel Foucault, *The Birth of the Clinic*, A. M. Sheridan 译, 纽约: Pantheon Books, 1975.

医生,他长期以来是英帝国全球扩张的一分子。他的第一项任务是担任西澳大利亚一个"罪犯机构"的医生,然后北上到香港为英国军队服务。到1860年,伦尼作为外科医生服务于英军第31团,在其他部队移往北京执行更明确任务的时候,这个团留在了天津。这位医生充分利用在天津的这段时间来寻找治疗天花的方法,在他看来,这一功绩"不仅对英国军队,而且对全世界都具有特别重要的意义"①。

1861年冬季,驻扎天津的英国士兵中,天花"极为盛行"。伦尼认为,天花(实际上和其他所有的热病)都是由"血液中的潜伏物质"引起的。这种潜伏物质平时是隐匿的,直到环境影响作用于它时才表现出来,如"大气变化、电力状态或空气流动"。因此,一旦受到刺激,这些物质会立刻激发毒性,引起发热并攻击身体的特殊部位。譬如,它会引起内部化脓并产生脓汁,或侵袭肠壁并导致痢疾和伤寒。病症的不同阶段,如疟疾发冷过后的出汗,或痢疾阶段的"又热又冷",表明有毒物质正从身体某一部位向另一部位转移。这就是为什么在得痢疾时,腹泻一开始热度就减退的原因,因为毒素已经转向肠子,然后"从肠子或别处水泻"排出体外。疾病的不同阶段表明身体会自动寻找一个地方"排泄致病物质"。伦尼提出,所有治疗学的关键,是将这种排泄"引导"至"最无害的地方"。②

怀着对疾病性质的这种理解,伦尼发明了一种治疗天花的新方法。将准备好的一份锑酒石酸盐(*tartrate of antimony*),一份巴豆油和七份猪油的混合物擦在天花患者的胸口上。锑和巴豆

①《北华捷报》1862年6月21日。伦尼的发现在《北华捷报》上以连载的形式刊登,每周一期,从1862年5月到1862年6月21日。
②同上。

油的结合物使皮肤出现伤痕,对此,伦尼已经反复做了多次实验。这样做不仅能够防止脸上长出脓包(治疗的最初目标),而且能够使医院里中国和英国的天花病人彻底康复。伦尼认为,疗效不在于"反刺激",这是当时一种广泛运用于欧洲和美国医学界的治疗方法。伦尼的思想更新更科学。他断定,巴豆油和锑确实能产生电流,他解释道,"通过一个类似于化学分解的过程,受到电流影响的一部分血液中,有毒物质被溶解,从体液中分离出来,并沉积在体表"[①]。因此,利用外部刺激物造成体内化学变化,使天花毒素与血液相分离。伦尼的疗法造成的胸部伤痕表明天花毒素已排出体外。

伦尼指出,这种疗法适用于任何疾病,因为大多数"疾病"有着同样的病根。伦尼认为医学专业近来努力创造明确的疾病类别的行为毫无意义,他称之为"把症状转化为特殊疾病的狂热"。伦尼认为,不仅这种"丰富的疾病分类学"是多余并且令人迷惑的,现代药品和治疗方法的多样性也是多余的。他期待将来某个时候,某种容易操作的电子仪器能够复制锑和巴豆油产生的电气化学效果。伦尼自信地认为,他发现的电解原理很快将被改造为一种几乎通用的治疗所有疾病的方法。[②]

伦尼对现代化学和物理深信不疑,但对近代公共卫生的"进步"却表现出很多怀疑。国家介入英国卫生的新趋势,带来大规模的排水和垃圾掩埋工程以及强制性的天花接种。伦尼确信,这些"进步"会危害国家的安康。他号召停止用牛痘进行天花接种,因为它实际上并不能产生免疫性。在伦尼看来,真纳的天花接

---

① 《北华捷报》1862 年 6 月 21 日。伦尼的发现在《北华捷报》上以连载的形式刊登,每周一期,1862 年 5 月 10 日。

② 同上,1862 年 6 月 7 日。

种技术只是在皮肤上开一个孔,使痘疹来回进出。如果一个人
具有易患病的体质,那么牛痘只能留在体内,甚至使人更容易感
染天花。实际上,伦尼提出,肺结核和痢疾导致的英国人口死亡
的增长是天花接种造成的。治疗天花必须清除血液中的有毒物
质。天花的轻度症状能够将体内毒素通过表面的伤疤释放出去,
并对其他病症产生一定程度的免疫性。儿童天花感染率的下降,
只意味着其他疾病的增多。按照相同的逻辑,伦尼批评了排干
沼泽地这样的公共卫生措施,这种举措使得城市居民"不再间歇
性地发烧"。随着伦尼所谓的"普通疟疾"的减少,更严重的疾
病开始频繁发作。①

　　伦尼关于西医的"发现"对天津造成的影响不得而知。伦尼
声称他的天花理论和治疗方法已被"赋予相当重要性并受到英国
最高军事当局的高度关注"。②不过,可以肯定地说,在天津的时候,
他的治疗方法界定了被他医治的中国人心中的西医概念。

　　伦尼关于血液中有毒物质及必须加以清除的观念,在世纪中
叶的医学界颇为盛行(虽然也存在广泛争议)。他认为有毒物质
已经潜伏于体内,等待大气影响将之"激活",这种观念有些类似于
整个19世纪盛行的发酵理论。该理论认为,当外部的病因进入体
内并在血液中引起发酵时,疾病就产生了,这一理论被用于解释毒
气为何会引发霍乱和斑疹伤寒之类的疾病。③伦尼的看法类似于9
世纪以来人们所持的一种观点,当时波斯医生雷兹(Rhaze)提出,
天花是由隐藏在血液中的内在毒素发酵引起的。雷兹的观点受
到16世纪意大利医生佛朗卡斯特罗(Fracastoro)的质疑,后者

91

---

①《北华捷报》1862年6月21日。
②同上,1862年6月28日。
③ Christopher Hamlin, *A Science of Impurity: Water Analysis in Nineteenth Century
Britain*,伯克利:加利福尼亚大学出版社,1990,129－140.

认为,和其他所有的传染病一样,天花的类似于腐烂,通过人与人之间直接传递的微粒,或通过衣物或空气这样的媒介物传播。17世纪具有影响力的人物托马斯·西登汉姆(Thomas Sydenham)强调,大气变化是天花暴发的"刺激因素"。不过,到了18世纪,日益增多的接种技术和疾病分类学更加细分的趋势,使天花的"内部病因"理论成为医学的边缘。① 伦尼似乎将"现代"病因理论同长期以来对天花的传统解释合理地联系起来。对他而言,这种综合的结果是前沿性的,尽管它们部分是基于中世纪以来的医学理论。

导致疾病的气体散发的性质及其运行机制,是当时医学方面受到最热烈争论的问题之一。19世纪中期的医生试图对公认的知识,即流行性发热是由沼泽和低地中发现的"植物物质"的腐烂所引起的,加上科学的严密性。在努力净化医学知识的过程中,他们采纳了从对印度、非洲、加勒比海以及亚洲其他的自然环境的观察到新近公布的化学和电学实验等一系列广泛的新知识。一些医生提出,腐烂会产生"硫磺的散发"或其他有害气体,如碳酸、氮气、氨气,或各种形式的氢气。另一些人认为,"活着的植物",而不是死的或腐烂的,导致了传染病。有机物腐烂导致热病的这一假设,推动了查德威克的卫生改革运动,不过,医学界没有人声称能够理解这一机理,即毒气为何会产生病理学影响。②

伦尼古怪而过时的医学观点有三方面的特征:对近期卫生改革的失望,对其英国同事支持的"丰富的疾病分类学"的抵制,

---

① 要有一个综观,参见 Donald Hopkins, *Prince and Peasants: Smallpox in History*, 芝加哥:芝加哥大学出版社,1983,9–10.
② 要对19世纪以前欧洲的发热理论有一个总体概念,参见 W. F. Bynum 和 Vivian Nutton 编, *Therories of Fever from Antiquity to the Enlightenment*, *Medicine History*, 附录 no. 1 (1981).

以及对天花接种的怀疑。尽管许多医生——尤其是活跃于《济贫法》医学体制的医生——或许会反对查德威克对导致疾病的贫困的忽视，但很少有人反对查德威克报告中提出的卫生改革，如改善排水系统。尽管技术限制使实现更干净更干爽的街道成为一项困难任务，但这一目标被认为是有益健康的。[①] 伦尼认为排干沼泽地会使人口更易患病的抱怨无疑是少数意见。

伦尼认为，短暂的疟疾有利于身体健康，这种观点同其普遍的疾病理论有关联。由于所有疾病都源于相同的潜在原因，即将有毒物质从血液中清除出去，那么，故意受到些轻微的病痛是避免遭受更严重的"排泄"症状的最好方式。这里，伦尼认为他自己部分赞同且部分反对欧洲医学思想的两大潮流。查德威克和公共卫生学家赞同伦尼的环境致病论：毒气以某种方式引起发热。不过，伦尼的统一疾病理论与新近的潮流并不一致，后者发端于法国的医院并被英国和欧洲大陆的医生采纳。新的理论认为特殊疾病有特殊原因，无论是否被认作特殊化学品、毒素、寄生物或霉菌，许多疾病的"发酵"是由单个的发酵媒介引起的，每一种都会在身体内造成损害。[②] 新一代医生抛弃了"短暂的疟疾"能阻挡痢疾发作这种观点。

伦尼对天花接种的看法使之站到了反对英国公共卫生新潮流的少数派立场上。不过，真纳的接种在英国也不是完全没有问题。它是在 18 世纪的最后几十年被引进的，但英国的婴儿接种于 1854 年才受到法律的强制。接种完全不是一种连贯的行为，在准备接种和技术应用的过程中存在许多变数，这种前后不一有时会导致

93

---

① 对下水道和室内管道确有持非议者，他们认为，"管道气体"进入屋内比废气飘散在大气里的危害要大得多。参见 Wohl, *Endangered Lives*, 102–104.

② 关于病源学，参见 Pelling, *Cholera, Fever, and English Medicine*。关于病害定位的重要性，参见 Foucault, *Birth of the Clinic*.

无效或危险的接种。工人阶级中许多人对接种的专科医生及其技术心存怀疑，纷纷躲避这一程序，并且，直到1860年代早期，它才刚被引进到联合王国更偏远的农村地区。人们不用去印度寻找对天花接种心存怀疑或抵制的人口，眼前就比比皆是。对于苏格兰和爱尔兰的许多人来说，《济贫法》接种者的到来是他们同政府工作人员的第一次接触。不过，尽管传教士、草药医生、女权主义者、自由论者指责天花接种，那些医学专业内对接种的基本功效表示怀疑的人甚少。伦尼对这一技术的反感似乎基于他自己对天花病人（他们没有接受接种）的临床经验，但最终，他却自相矛盾了。[①]

医学交汇 I：张（Chang）医生和兰姆普瑞（Lamprey）医生

如果伦尼医生有机会坐下来并和一位中国同行交谈的话，他或许会发现他们之间对天花病因认识的一些惊人相似之处。他们都假设存在一种内在的易患病体质，中国方面认为是胎毒，伦尼认为是"有毒物质"。他们都确信，疾病是由外部力量引发的，无论是邪气，还是具刺激性的气体。伦尼（和其他许多英国医生）努力通过确定毒素在各种器官系统中的位置，来解释热病的令人困惑的症状表现顺序。从伴有出汗的发冷转为高烧的发热，伴随大量排泄物的痢疾，另一些则没有，或从一种转为另一种类型——19世纪中国和欧洲的医生通过一种疾病的空间定位来解释这些类型。在伦尼看来，有毒物质会首先侵袭大脑和血液循环系统，引起高烧，然后移向肠道，造成频繁的腹泻。中国人对天花的普遍看法认为，胎毒从命门移往各种内脏系统，最后

---

① 关于早期天花接种中的矛盾，参见 Francis Barrymore Smith, *The People's Health*（纽约：Holes and Meier，1979），156–170.

经皮肤表现出来。中国医生（尤其是那些温病派医生）通过确定邪气在内脏系统、隔膜和经脉中的行进，来解释热病症状的发展。

当然，与中国医生相比，疾病的身体定位在以解剖学为基础的欧洲人看来，是个不同的问题，前者掌握了天人感应系统和将身体概念化的灵活理论，也不会剖开身体内部，像欧洲人那样通过内脏病变来标示疾病的位置。最后，可以这样说，疾病在某一处及时精准的定位，对中国医生而言，要比对西方医生具有更多的治疗学含义。由于本草药物学对病灶的特殊功能，中国医师自信能够精确地作用于任一内脏、经络或身体的其他器官。而英国医师尽管可以使用某些药物作用于某些器官，但许多器官仍然处于药物作用所及的范围之外；大部分药物的作用是整体性的，用于使整个身体受到刺激或镇静下来。

19 世纪中期，中国和西方医学都试图解答类似的问题，并且在某些方面似乎获得了相似的答案。但是，用于表述这些答案的语言仍然是"东""西"论争的地带，在这里，医学含义承担了表现文明本质的责任。两者的一次会面发生在驻屯军医院，当时，医院的主任医师，兰姆普瑞医生会见了一位名叫张医生的"本地医师"。张医生希望为医院提供无偿的医疗服务，兰姆普瑞医生接见了他，想看看他有什么价值。

兰姆普瑞或张是否通过翻译来交流两种医学表现模式的知识，我们不得而知，但这一点或许无足轻重。兰姆普瑞毫不犹豫地将张打发走了。兰姆普瑞发现他"将疾病归结于风、呼吸、水或汗的荒唐想法"既可笑又危险。这位英国医生断言这个中国医生"竟是这样一个大骗子，令我片刻都无法容忍"。兰姆普瑞只愿意将风理解为 wind，但实际上它有可能指的是气流或寒气，甚或是毒气。很显然，他对气的概念一无所知，而苍白的词语翻译使这位英国医生惊讶于"呼吸"如何能引发疾病。甚至有可能，这个被译为水的词实际上指的是"邪"。[①]

因此，天津的中国和英国医生之间第一次有记录的合作意图以拙劣翻译的失败和英国人拒绝发现共同点而告终。兰姆普瑞甚至设想，中医和西医之间的竞争已经在天津城拉开了帷幕。兰姆普瑞已经注意到，到医院就诊的病人数量减少了。他没有质疑自己治疗方法的有效性以及医院环境对中国病人的吸引力，而是断定医院病人数量的减少是"嫉妒的当地医生和药商""阴谋破坏"的结果。[②]

到1862年春天，大量英法军队撤退至大沽，同时为天津的中国和欧洲平民服务的医院被解散了。军用医院的迁移使不满五十人的英国移民社区感到惊慌，他们觉得自己被遗弃在一个无常而危险的异国环境里。英国领事馆要求医院的卫生官员把他们能够分发的药物都留给租界的平民医生。令领事尤感焦虑的是，来自英国的医药供给尚未到达，剩下这个弱小的英国人社区无助并孤独地面对即将到来的"危险季节"[③]。

医学交汇Ⅱ：霍乱和天主教徒

1862年，始于1861年印度的霍乱侵袭中国。[④]霍乱沿着英帝

---

① 《北华捷报》1862年6月28日。

② 同上。

③ 驻天津的英国领事馆给驻天津的 H. M. 军队的信，1862年4月8日，PRO，FO，674-675.

④ 它可能于1865年传播到欧洲，接着1866年传播到西半球，参见 Charles E. Rosenberg, *The Cholera Years: The United States in 1832, 1849, and 1866*, 芝加哥：芝加哥大学出版社，1962.

国形成的网络传播。香港到印度的船只使之蔓延开来,它于 1862
春的某一时刻从香港传播至南京附近,当时清朝/欧洲联军与太平
军激战正酣。到 1862 年仲夏,霍乱从上海经大沽传播至天津。没
有多少关于天津情况的详细记述,但似乎拥挤的城内和东郊的死
亡率最高。中国方面对高死亡率的记述并未给出具体数字。欧洲
观察者估计每天的死亡人数有四百人,该过程持续了一个月。[①]

　　在中国的英国海军医生努力思考霍乱的原因,和同时期大多
数的欧洲医生一样,橡树号(HMS *Acorn*)的布雷恩(W. E. O'Brien)
医生确信,将身体暴露于极端的环境里会导致胃肠紊乱,但他苦苦
思考他的病人在中国站遭受的怪症。[②] 在他《以中国舰队为例,关
于周期发热,痢疾和腹泻的纪实》(*Practical Remarks on Periodic
Fevers, Dysentery and Diarrhoea As They Occur on the China
Station*)的文章中,布雷恩试图解释病人身上同时出现的发热和
腹泻症状。他思考为什么一些病人遭受严重的腹痛却少有排
泄,而另一些人则呕吐并有严重的腹泻。他将船员们的急性痢
疾归结为躺在露天甲板上或使腹部表面暴露在冰冷空气中的
缘故,寒冷导致大肠黏膜发炎。18 世纪器官病理学的发展使
医生们了解到组织的病变缘于疾病,因而激励他们在特定器官
而不是整个人体中寻找疾病的位置。但是,这些病变的确切原因,
以及这些局部化的损伤如何引起令人困惑的病征,仍然是许多争
论的一个主题。

　　布雷恩的仔细观察,以及理解不同症状间关系的努力并未带
来任何治疗法的进步,也未脱离英国公认的标准。在中国舰队服

96

────────────

　　① 郝福森:《津门闻见录》,天津社会科学院手抄本,18b。
　　② "Journal of Surgeon W. E. O'Brien of H. M. S. Acorn", Nov. 1858-Dec. 1860. 包
括一个 "条约",题为 "Practical Remarks on Periodic Fevers, Dysentery and Diarrhoea As
They Occur on the China Station". PRO, Adm. ,101/171.

役期间,他最终"痛苦地意识到所有痢疾治疗方法都是无效的"①。在"暴发性霍乱"(*dry cholera*)的病例中,他建议用含盐的泻药治疗病人,以重新润滑肠道。他也建议病人早晚坐浴,在其能承受的范围内水越热越好。不在浴盆中的时候,腹部应裹以浸透松节油或碘酒的法兰绒布,以提高体表温度。他的疗法反映了西方的标准疗法,集中于将温暖再引入被寒冷攻击的人体系统。从纽约到伦敦——以及最可能的天津——的霍乱患者被裹以紧实的法兰绒腰带或频繁地在热水中坐浴。白兰地或其他烈酒被用于进一步温暖并刺激身体系统。最后含有鸦片的清药酒帮助病人平静下来,并缓解疾病末期的剧痛。②

描述天津的医生如何医治霍乱的著述现已不存在了。一些医者可能会对江南医生王士雄颇为熟悉,他的《霍乱论》(1838)指导面临霍乱频发的医师们如何采取治疗措施,也包括其他生物医学上有区别的胃肠疾病。③王的《霍乱论》介绍了他在1830年代治疗过的十种霍乱病例,当时,伴有呕吐和腹泻的热性传染病蔓延到整个江南地区。④王指出,如果不正确区分病症的阶段和性质——无论是热还是寒,由外部力量还是内部失衡引起,仅仅潜伏在皮肤下还是深藏于身体的隐性部位——在选择处方的时候或许会犯致命错误。

<hr />

① "Journal of Surgeon W. E. O'Brien of H. M. S. Acorn", Nov. 1858–Dec. 1860.

② 关于19世纪的欧洲和美国的治疗范例,参见 Rosenberg, *The Cholera Years*; Richard J. Evans, *Death in Hamburg: Society and Politics in the Cholera Years, 1830–1910*,纽约:牛津大学出版社,1987. 要了解19世纪中期英国军医所用的具体的霍乱疗法,参见 HMS *Acorn* 的医学杂志,PRO, Adm.,101. 174 和 HMS *Euryalus*, PRO, Adm.,101/171.

③ 王士雄:《霍乱论》,《王氏千斋医书十种》(1838),重印,台北:长江出版社,1970。

④ 第二次世界大流行于1832年,影响了欧洲和美国的部分地区。参见 Rosenberg, *The Cholera Years*。

在王自己的病例中,他仔细记录了病人的年纪、性别以及有时他们的阶级背景。与张仲景3世纪《伤寒论》中的普遍的诊断技术一致,王记录下患者的身体和四肢是冷是热,他们是否口渴,因为这些能提供有关疾病性质的线索。王超越了简单的对热与冷的考察来查找可能潜在的失衡:

> 钱某患霍乱,自汗肢冷脉无,平日贪凉饮冷,人皆谓寒证,欲用大剂热药。余曰:苔虽白,然厚而边绛,且渴甚,头大痛,不可因寒凉致病,而竟不察其有暑热之伏也。[①]

这一病例是由外部致病因素导致的,王的下一位病例是个年轻男子,他的患病是因没有注意卫生规则而内部失衡造成的:

> 一少年体肥畏热,因酷暑,晨餐酒肉后,以席铺砖地而卧。觉即饱啖西瓜,至晚觉头重恶寒;夜分吐泻大作,四肢拘急,汗冷息微,时时发躁。黎明速余勘之,脉沉弱。[②]

王治疗第一例夏热入侵病例时,用的是凉药五苓散,该药添加了凉性成分如木兰皮、温柏和蚕豆。治疗第二例病人时,他使用了温性药物如肉桂、干姜和乌头。在所有病例中,王显示了同样的诊断疾病性质的能力,展示了在瘟病派和伤寒派之间游刃有余,或将各种治疗方法加以创造性综合的灵巧。

在某些严重的霍乱病例中,王建议使用刮痧,这种疗法类似于伦尼医生在天津的英国医院里使用的方法。王的技术包括用

---

① 王士雄:《霍乱论》,3b（482）。
② 同上。

盐水或酒精摩擦肢体，或用蘸了芝麻油的陶片刮皮肤。中西疗法背后的基本原理是类似的：刮擦能够使潜伏于体内的毒素释放出来。伦尼认定血液是毒素的载体，在胸口上摩擦仅仅是为了防止痘疹延伸到脸部，而王明确对膝盖后部、肘、背部以及足底进行摩擦，这些部位与关系到五脏的沿着经脉分布的针灸穴位重合。伦尼希望从实验室科学中找到新证据来解释其疗法的治疗效果。对王士雄而言，其技术被古代文献收录以及实际运用中的成功率可以证明其有效性。[①]

1862 年的霍乱传染表明，疾病治疗方法的多样性在精英医生那里也有体现。只关注少数医学领袖的观点会错失普罗大众的治疗选择。如同在欧洲和美国一样，19 世纪席卷中国的霍乱传染也引起了宗教界的反应。美国牧师极力主张全体教徒进行祈祷使霍乱停止。欧洲人寻求牧师祷告过的符咒来保护他们免于有害的霍乱气体。同样的，许多天津人并不是从专业的医生那里，而是向日益多样化的灵异专家求医。[②]

天津的许多患者求助于佛家僧侣，后者在城西门附近的三官庙提供救治。僧侣们取污泥，祷告，然后制成药丸，或者将手放在患者身上，用佛的力量医治他们。然而，他们治疗霍乱的最有效方法是一种神奇的灵药，一种被其祝祷过的水。人们蜂拥至庙里，带着水瓶和水罐，这样他们就能将这种神奇的水带回家。周围较远的病人聚集到寺庙并在地上搭起帐篷，等待僧侣们将双手放在他们身上治疗或分发圣水。由于需要如此多的水，以至于数百个天津的送水行会从大运河拖水注入寺庙的水池中。一路上，上千

① 王士雄：《霍乱论》，8b（492）。
② 郝福森：《津门闻见录》，天津社会科学院手抄本，19a。

人站在旁边敲锣并为志愿者的善行欢呼。① 大量病人和垂死之
人聚集在没有设备的帐篷里,从一个公共水缸里饮用未净化的河
水,极有可能使许多信徒立刻丧命。

　　绝望中,许多天津人转而求助于一种新的和外来的防止霍乱
的方法。在时疫达到顶峰前仅几天,十四位圣儿童会的法国和比
利时修女抵达天津。她们在城市东墙外的小围场内居住下来。
由于已经看惯了英国士兵,天津人对修女们的到来感到困惑。她
们的国籍甚至是性别都不甚明确。在天津人眼中,修女们似乎像
是女性,但她们的素色长袍(在中国是男性服装)以及无人陪护地
在城市街道上漫步的习惯,使许多人认为这些修女其实是男性。②

　　这些修女随身带来一些医疗物品供自己使用,并作为她们皈
依活动的慈善施舍。她们并没有料到,在她们1862年夏抵达后一
周,许多天津的穷人蜂拥至她们围场的庭院,指望修女们医治霍
乱。因为修女们刚到的时候,从围场前的路上带回来一个因霍乱
症状而昏倒的劳工,并将他治愈了。修女们的成功很快传开来,数
日之内,病人的亲戚在天主教徒的居所前排队,每只手里都捧了
碗,等待修女们分发一些药物。修女们尽全力分配她们仅有的一
点东西:在一只碗中盛了些营养汤,在另一只碗里放了些樟脑。她
们也分发了简单的芥末膏,作为擦在腹部的反刺激剂使用。和三
官庙的佛家僧侣一样,天主教修女祈祷她们的简单治疗能够收到
奇效。③

　　天津五花八门的治疗方法中的这一新元素很快就将被卷入

---

　　① 同上,19a-20b。
　　② 天津宗教志编修委员会编:《天津宗教资料选》,天津:天津人民出版社,1986,
14。译自 Xavier Ssckebant, *Les Premiers martyrs de l'oeuvre de la Sainte Enfance*,巴黎: n.
p. ,1895.
　　③ 同上,17。

悲惨的天津教案。修女们建立的医院没有以前英军医院所拥有的任何医疗设备和科学进步性。不过,它变成当地天津环境中的另一个交汇点,外国医学,以及外国宗教的一个代表。尤其是现代欧洲对空间的要求 —— 将爱管闲事的家庭隔离在医院之外,或将好奇而无修养的人群挡在教堂之外 —— 与天主教为垂死婴儿施洗的神秘行为相结合,激发了 1870 年暴行中怀疑的源头。中国群众确信,外国人"盗取了前来就医的皈依者的灵魂"并诱拐(然后杀害)中国婴孩,因此,他们屠杀了十六个外国人,包括育婴堂的修女。[①]

总　结

对于大多数欧洲人和美国人而言,天津教案使他们第一次知道了"天津"的存在。作为证据,它证实了许多 19 世纪欧洲和美国观察家所怀疑的:中国是一个迷信、混乱和蒙昧的地方,不愿意接受无论是以宗教还是医学形式出现的西方文明的优点。这一事件被迅速纳入一个更大的话语之中,该话语设想了完全相反的文明之间的冲突。一个贫穷、混乱、政府无力供养其人口的东方,对抗一个富足、有秩序、拥有卫生委员会和卫生部的西方。一个仁慈的、笃信基督的西方努力为一个自私、异教的东方提供医疗,但却遭到了巨大的误解。一个卫生而强健的西方准备帮助一个病弱的东方,遭遇的却是忘恩负义。

[①] 关于天津教案的讨论,参见柯文, *China and Christianity: The Missionary Movement and the Growth of Chinese Antiforeignism*, *1860-1870*, 剑桥, Mass. : 哈佛大学出版社,1963。关于从救治的社会背景的角度来重新解释教案,参见罗芙芸,"From Protecting Life to Defending the Nation : The Emergence of Public Health in Tianjin,1859-1953", Ph. D. diss.,耶鲁大学,1996.

在地方层面上考察世纪中叶"东""西"之间的遭遇消除了这种刻板的二分法。因为克里米亚战争中遭受了医疗灾难,英国海军设法确保中国舰队的伤病士兵有充足的补给。当英国指挥官做出进入天津水域的错误决策时,船上的医生苦苦思索军队中热病和痢疾盛行的原因。历史上的这一时刻,中英医生在与同一种症状和诊断问题作斗争。在天津第一家西医医院,从业的医生精通病因学理论,与中国医生的所持的理论观点有相通之处,甚至在治疗热病病症时运用了相似的疗法。

1860 年,英国人的嗅觉引发了对天津空气的焦虑,但走在伦敦地区的许多街道上也会产生相似的焦虑。由查德威克 1842 年报告所引发的卫生运动在英国刚刚开始。政府管理城市卫生的大趋势并不是受到医学学科成就的推动,甚至不是由于部分医学专家就毒气作为主要致病原因而达成一致的推动,相反,它是英国政治哲学中的一组特殊趋势的产物。杰里米·边沁(Jeremy Bentham)及其功利主义的追随者,为实施广泛的从监狱到济贫法的政府改革四处游说。卫生运动和英国公共卫生的出现是一场政治运动,完善了放任自由的经济政策并过分强调了专业医学将疾病归结于气味的程度,归根结底,它是一个与大量饥荒、经济萧条以及国内城市贫民日益显著的悲惨状况作斗争的扩张帝国的产物。如果世纪中叶清朝和英国之间出现了巨大的分流,那么,实际上,这分流主要是政治的而不是医学的。

尽管存在共同的医学基础,在天津教案后的气氛下,很少有西方观察者会关注两种医疗传统间的相似处,或中国卫生实践中的优点。在中国的欧洲观察者表现出的对其医学优越性的自信,尽管多有误解,却几乎是普遍的。极少有评论者甚至能认识到中国养生或卫生传统的存在,并相信它具有使人保持健康的功效。

杜德贞（John Dudgeon，1837—1901），一位长期居住于北京和天津的传教士，就是这样一个少见之人。杜德贞是一个敏锐的观察者，不仅在穷人中，而且在城市的学者和商人中，观察着中国人的日常生活。他甚至多少是个研究中国冥思疗法运动的学者，他将这种运动称为"中国体操"（Chinese Gymnastics）。杜德贞收集并研究了很多这方面的书籍，甚至仔细推敲了潘霨的《卫生要术》的疑难点。

基于他的研究和观察，杜德贞总结认为，中国人的日常生活充满着有益健康的习惯。他们普遍喝开水，很注意避风，杜德贞认为风是造成肝病的主要原因。他们对沐浴次数加以限制以避免受风，并且穿长袍和夹层的长罩衫。他批评了欧洲男性穿的剪裁很短的夹克和女性穿的暴露的低领衣物，说到"我们一点都没有好好保护我们的胸部和腹部，使之像中国人那样免受伤寒"①。

根据杜德贞的观察，真正使中国人作为一个健康种族而出名的，是他们有节制的生活方式。中国人几乎普遍"节制"而冷静，"作为我们的城镇中常见陋俗的酗酒在中国很少见"。他注意到中国鸦片瘾的增加，但将之归因于欧洲的影响，因为"欧洲文明所到之处，当地民族就随之陷入放纵的泥淖"。最后他暗示，中国人之所以少见心脏病和动脉瘤，是因为他们"冷静而不易激动的天性"。与同时代的其他许多将这种"不易激动的天性"归结于中国人神经内在迟钝的评论者不同，杜德贞提出了文化原因。在对当时盛行的欧洲种族主义观念少见的批判中，杜德贞认为，中国人在不使用麻醉剂的手术中"迟钝的"隐忍"并不是如通常所认为的神经系

① John Dudgeon, *The Diseases of China: Their Causes, Conditions, and Prevalence, Constrasted with Those of Europe*, Glasgow : Dunn and Wright, 1877, 24, 60.

统欠发达,而是道德训练的结果"。①

在杜德贞看来,"道德训练"使中国人过着平静的生活并以一种稳定而适当的步调工作。杜德贞对并不掩饰自己对现代性及随之而来的压力的指控,他注意到"中国人对我们的行为感到诧异——尽管我们有足够的时间和金钱,我们甚至都不能走慢一些"。和中国人相反,"我们已将工业和竞争发展到极致"。在杜德贞眼中,其结果就是,欧洲社会日益富裕,但也日益有害健康。② 他对中国文明"根本性质"的观点为他提供了批判自身文明的一个基础:

> 欧洲民族,尤其是我们自己所迈出的大步,将地球的尽头纳入跨国商业贸易和交流之中;也托赖于我们的发现和发明,多少也增加了人类的幸福与舒适,但这些并没有使我们及那些文明程度较低的民族,出现长寿和疾病减少的趋势,而是相反。③

尽管对中国卫生实践持有独特看法,但与其前后无数的欧洲观察家一样,杜德贞指责中国文明普遍是肮脏的。单独的中国人表现出"个人清洁的缺失,衣衫褴褛,并且数天穿着同样的衣服"。同沃尔斯利上校一样,杜德贞宣称,"总的来说,中国是个有着臭气熏天的国家",并且整个国家"完全缺乏卫生科学"。④⑤ 杜德贞对中国卫生的观察报告使其作为中产阶级欧洲人的观念及其对病

---

① John Dudgeon, *The Diseases of China: Their Causes, Conditions, and Prevalence, Constrasted with Those of Europe*, Glasgow: Dunn and Wright, 1877, 53.

② 同上, 63。

③ 同上, 5。

④ 同上, 60。

⑤ 同上, 8。

因的医学理解陷于混乱，让他深感矛盾：一个民族为何能够如此缺乏清洁卫生而又同时过着健康的生活？令杜德贞感到尤其不解的是，他所观察的中国人中普遍不会得急性发热，但这一病症却困扰着他的祖国英国，他看到大运河边居住的天津人种种"恶心的习惯"，但在这些人的头脑中却"不会将脏污的河水与伤寒热联系起来"。

杜德贞对中国人不得传染病的理解或许源于 19 世纪一种对种族免疫性的普遍相信，这个观点认为，对疾病的抵抗力是一种遗传特性，使得"土著"较少感染摧毁欧洲人"柔弱体质"的疾病。[①] 杜德贞关于中国人不用忍受发热病的观念或许是轶闻趣事，这源于安德森所说的 19 世纪欧洲"对疾病的确在殖民地人口中传播的全然无知"。[②③] 当然，他对天津卫生和疾病的观察必然与其对欧洲社会的自我认知纠缠在一起。想象中的中国人平静而又适当的习惯，与白人狂热而享乐主义的天性形成了对比，为杜德贞在英国提倡节欲提供了一个平台。

不过，杜德贞的观察标示了最后这样一个时刻，即欧洲人批判中国人"缺乏卫生科学"但同时又赞扬他们健康的生活方式。他认为疾病是由许多不同的事物引起的：冷空气、无节制、毒气、现代性，或许还有细菌。这种病源的多样性使得他能够深入思考保持健康的多种途径。"卫生科学"，主要被定义为消除气味和环境整顿，并不是衡量医学进步的唯一标准。他证实了中国的卫生技术，

[①] Mark Harrison, "The Tender Frame of Man", 68-93.

[②] Warwick Anderson, "Immunities of Empire: Race, Disease, and the New Tropical Medi-cine, 1900-1920", *Bulletin of the History of Medicine* no. 1（1996）: 101.

[③] 关于英国对于印度医学传统的相似评价，参见 Mark Harrison, "Medicine and Oriental-ism: Perspectives on Europe's Encounter with Indian Medical Systems", in *Health, Medicine, and Empire*, Biswamoy Pati 与 Mark Harrison 编，海得拉巴，印度：Orient Longman, 2001.

且并未仅仅将卫生视为中国缺陷的一个标志。

在杜德贞思考中国"个人卫生"与"公共卫生"之间表面上的矛盾的时候,没有中文著述对后者加以描述,并且也没有将二者联系起来的概念。在19世纪的最后二十五年中,中国的翻译家开始在**卫生**的标题下,翻译欧美关于保持健康的文献。医学的多样性,同晚清通商口岸的政治环境相结合,允许中国人采纳、改变或拒绝这一翻译过来的**卫生**。西欧医学、卫生行政和军事组织的变化,迅速侵蚀了这一多样性,并为20世纪更具决定性的分流创造了条件。

第四章　中国通商口岸的卫生翻译

从 1880 年开始,中国的通商口岸开始出现了关于**卫生**的新论述。在天津,好奇的读者们兴许会注意到这股言论潮。这些论著的基本内容是相似的:它们都在告诉读者,化学是健康之道。封面上的**卫生**一词表明其中包含了强身健体和预防疾病的知识。但是越过扉页,读者们接触到一个全新的世界,与现有的阴阳、冷热的宇宙观完全不同。在这里,空气、土壤、水和食物是由各种离散的化学元素构成。理解人体如何通过转化这些化学元素而生生不息,是保卫生命的关键。

这些文章来自英国和美国流行的科学手册,由一个英国人及其中国同事翻译成中文,开启了卫生意义在中国的转变。**卫生**仍然意味着"保卫生命",它仍然表示个人应做什么以保护健康,与社会政治环境无关。这个**卫生**不是一个民族或个人足以健康到适合现代性的标志,它也不把中国人排除在那些以卫生习惯来定义的"文明"成员之外。然而,随着这些翻译,与卫生相关的基本概念开始偏离整个的中国大环境,转而拥抱由欧洲的实验室产生的定义。**卫生之道**仍然与道家传说和《黄帝内经》的箴言有关,但是现在它被用来表达蛋白质的适当摄取和运用化学药品来祛除气味。通过为吃、喝、排泄,甚至呼吸提供了一套新的解释,翻译的**卫生**也带有了这样一种可能性,成为日常存在的另一种逻辑。

早期**卫生**的翻译文本揭示了这个词在早期的过渡时期意义的
变化情况。西方科学的翻译在上海生产,在天津等通商口岸流通。
最后,**卫生**作为"卫生的现代性"具有了巨大的力量,可以塑造中
国的政治和社会本真。但是它充满这种力量是在世纪之交后,当
新的习惯名称开始被占领军队所推行。要理解这种生产,通过翻
译,产生的**卫生**文化传统的替代,重点在于剖析出两个环境:19世
纪欧美的卫生"科学"对这些原文的影响,以及统治、联合、隔离的
条件和在早期天津、上海等口岸世界的影响。

学者们长期以来不大思考科学的翻译在文化与文化之间所发
生观念的转变。权力关系的问题和帝国主义的影响已经摆在了欧
洲和世界其他地方之间翻译研究的前面。一些关于殖民地的科学
翻译的研究已经指出了本地翻译者的矛盾角色:他必须要传播那
些他热情信奉的知识,即使这些知识常常表明了他所处的不平等
状况。就如格扬·普拉喀什对印度的科学翻译所看到的:西方科学
的霸权"不可能通过强迫接受的方式建立",只有通过印度翻译者
的生产性参与,将科学用他们自己的名称塑造出来,才有可能。通
过创造一个质疑殖民主义逻辑本身的精英形象,翻译产生的转变、
挑战和杂糅"通过建立统治而消解了统治"[1]。

刘禾可能会质疑这些统治是否完全是在中国本地建立的。在
中华帝国条件下的翻译进程中,中文成为一种"主语",一种具有相
当力量的媒介,可以在其自身的环境中发明自身的意义,并最终创
造出自身的现代性,一种不一定"非汉化"的现代性。[2] 这很可能

---

① Gyan Prakash, *Another Reason: Science and the Imagination of Modern India*,普
林斯顿:N.J.:普林斯顿大学出版社,1999.
② 刘禾:《跨语际实践:文学、民族文化与被译介的现代性》,斯坦福:斯坦福大学出
版社,1995,40.

是中国的半殖民地环境所造成的。因为殖民统治的不完全性，而且中国人也从未以英语来主导他们的生活，所以相较于印度，语言和知识的隔阂更深，而其中所倾注的矛盾与焦虑更少。[①]

我们很难对中国口岸的翻译进行概括，也难以将其显著特性归于稳固的半殖民主义。外国帝国主义和条件——不管是实际上的还是潜在的——都随着时间、地理条件，以及生活和形成中的思想的特定方面发生剧烈的变动。它们随着不同语言——尤其是日语——进入翻译进程而变化。关于中国翻译的分析之所以尤为复杂，是因为要考虑到，19世纪晚期最有影响力的科学翻译并不仅仅由中国人产生，而是诞生于西方人和中国人之间的协作，特别是后者的动机在于为了特定的目的而传播科学的福音。**卫生**一词所产生和进入中国口岸的条件，共复杂程度与帝国主义本身的条件不相上下。**卫生**一词的文化生产与流通变异需要追溯到上海的机构与背景，在那里卫生被再构建，而在天津，它的含义随即引起了争论并被展开。

天津和上海的殖民主义形态

如果在19世纪晚期有人从南方来到天津城的话，映入其眼帘的将是一番奇异的对比情景。在右边，海河沿岸是一排窄长的欧式砖墙建筑，在这些建筑物前，拔地而起的是一座高耸巍峨的戈登堂。戈登堂有着巨大的塔楼和胸墙，看起来就像是中世纪时某些欧洲国王的城堡。实际上，它是英国工部局之家，由一小群坚定的

---

① 关于中文作为中国的本土性代理，相似的观点可参见史书美，*The Lure of the Modern: Writing Modernism in Semicolonial China, 1917-1937*，伯克利：加利福尼亚大学出版社，2001。

中产阶级组成,管理居住在英国租界的 500 名欧洲人和数千名中国人。在戈登堂西边,隔着一英里半的湿地和零零散散的房屋,耸立着天津城的高大城墙。城墙阻挡了外界的视线,里面居住着清帝国的 15 万名臣民,还有掌握实权的帝国官员。这两种不同的天津情景上的分别 —— 中国的和欧洲的 —— 铺设了 19 世纪晚期的这个城市的新文化意义生产的舞台。

　　天津进入口岸世界的时间较晚。欧洲的建筑开始在海河岸边出现的时候,上海已经有二十年的口岸历史了。到 1880 年代,上海膨胀得更大,而且具有比天津更为发达的经济。自然在上海,外国租界与中国人之间的文化与形态上的距离也较近些。法租界毗邻 "中国城",而公共租界则极接近中国居民的中心。更重要的是,在 1860 年的太平天国运动时,成千上万的中国人得到外国特许进入租界避难。自此以后,租界里的中国人数量一直大大超过外国居民。数不胜数的中国会馆和本地社团设在公共租界。本地居民和买办在外国租界的大街上络绎不绝。到 19 世纪晚期,上海成为中外交流的大本营:学校、医院、军械厂、报纸和商业。[①]

　　坐落在富饶的长江三角洲和太平洋的交界处,上海具备赚钱的天然优势,而中国和外国的大多数协作也都是围绕这个目的而来。然而,天津则具备对抗帝国主义中心的优势,而且中国人和外国人之间的交往大多集中在条约和法庭上。到 1870 年,天津成为清帝国最有权势的官员之一 —— 直隶总督李鸿章的试验基地。李是晚清自强运动的领导人之一,创办了现代的轮船司、军械所、矿山和中国沿海的电报网络。他与外国团体的接触达到前所未有的程度,他雇用外国顾问,并与外国人进行频繁的交流。李在处理

---

　　① 顾德曼:《家乡、城市和国家:上海的地缘网络与认同(1853—1937)》,伯克利与洛杉矶:加利福尼亚大学出版社,1995.

107

外国事务中似乎拥有自己的特许权。他甚至参加了戈登堂的开张典礼,这是为纪念一名英国帝国主义者戈登(Charles Gordon)的建筑,以其中文名字"戈登"命名。按照欧洲观察者的说法,开张典礼使李鸿章感动落泪,因为这使他回想起他的老朋友戈登三年前在上海城外帮助他镇压太平军叛乱的往事。[1]

李鸿章和天津的其他官员认识到,与外国人保持审慎的交往是很重要的,因为外国人既威胁清朝主权,同时又维护着它。外国雇佣兵会在太平军叛乱时帮助李鸿章镇压,但是通过他在天津的官署,李鸿章处理了一桩又一桩有关外国入侵的危机:天津教案、马神甫事件、日本吞并琉球以及试图进军朝鲜和因对越南的主导权而起的中法战争。同时,清朝官员还得处理纷繁的天灾,这些天灾极大地威胁了清的统治机构。最严峻的危机是1877—1879年的饥荒,造成中国北方大约九百万人的死亡。[2]在李鸿章在天津的欧洲精英之家里悠闲地品尝茶点的时候,清朝主权的孱弱——和外国帝国主义加诸它的威胁——在19世纪变得越来越明显。

外国帝国主义的威胁是持续且紧迫的,但是在本地,从日常的角度来看,清政府及其臣民并不处于从属的地位。欧洲社区的成员在中外冲突中并不总是能占上风。中外之间的交通通常是通过有财有势的官员和地方组织来进行的。在冲突时,这些人和他们延伸的关系网常常可以遏制外国试图进入中国市场或者取得中国领土的努力。[3]在19世纪晚期的天津和上海,外国势力没有完全地组建起"殖民统治"。外国人的实际数量是较少的,和清朝臣民经

---

① O. D. Rasmussen, *Tientsin: An Illustrated Outline History*,天津:天津出版社,1925, 63.
② Paul Bohr, *Famine in China and the Missionary*,剑桥,Mass.:哈佛大学出版社, Ruth Rogaski, "Beyond Benevolence: A Confucian Women's Shelter in Treaty-Port China", *Journal of Women's History* 8, no. 4 (1997): 54—90.
③ 顾德曼:《家乡、城市和国家》,41—46,158—168.

常进行合作,而其结果有时会损害到部分外国社区本身。然而,这些小租界孕育和产生了暴力帝国主义,而且更重要的是,它们所存在的文化和政治含义,意味着更加暴力和更为严酷的殖民统治的可能性。清朝官员和地方协会的领袖们无须远虑,就能感觉到他们正如履薄冰,焦虑的原因各有不同。当然,天津的清朝官员和上海的富裕商人对未来的焦虑程度是不同的。但是所有的中国人都被拖进了外国的民族等级话语的大变局中,而且在这里,"西方知识"逐渐成为认知世界的标准。

"傅兰雅"和卫生科学的翻译

正是在这样复杂的口岸世界中,通过一位英国学者与一群中国化学家的合作,给予了卫生一词新的含义。在 1880 年,上海和天津的一些读者可能会注意到关于以外国方式来保持健康的论述。同年,《格致汇编》(*Chinese Science Magazine*)在上海出版,不过却在其他口岸城市流通,开始连载题为"化学卫生论"的文章。该文章的题目可以理解为论运用研究以保卫生命,或者简单地说,即化学与卫生。这本杂志由 John Fryer(1839—1928)出版,一位英国人,任职于江南制造局的西方书籍主要翻译人员。江南制造局是 19 世纪晚期清帝国的军械制造中心之一,也是上海的中西方知识分子进行文化合作的主要地点。透过《化学卫生论》,其内容揭示了一种折中主义的信息组合。通过这些翻译,傅兰雅试图将西方知识建立为维护健康和日常生活组织的指导原则。

到 19 世纪末,"傅兰雅"的名字(John Fryer 的中文名)几乎成为"西学"翻译的同义词。因为没有得到神学教职,傅兰雅于 1868

109

年开始了在江南制造局的翻译员生涯。[①]1876 年,傅兰雅创办了格致书院(英文名为上海工艺学校),在经历了最初的不稳定之后,该书院成为中国最著名的西方科学传播中心之一。傅兰雅编辑格致书院的附属刊物《格致汇编》,其刊登的文章内容丰富,从园艺到机械无所不包。傅兰雅还建立了一个书籍销售网络,格致书室,涵盖了上海和其他一些口岸城市,包括天津。最后,他编辑教会学校教科书的工作保证了一代中国儿童从傅兰雅的初级读本里学到了基本的科学知识。

尽管傅兰雅以西方知识的普及者而闻名,他的翻译却从来不是一颗英国心灵的单独产物。傅兰雅的西方科学和中文程度都有限,不足以独立成为一名翻译员。傅兰雅的中国合作者更加熟知中国经典,他们中的几位,包括实践科学家徐寿、徐建寅和华蘅芳,对于西方科学和数学比他们的西方合作者更为精通。[②] 每一份傅兰雅的翻译都出自这些中国同事的集体推敲。然而,傅兰雅却将这些才华横溢的知识分子称为他的"助手",并且告诫外国读者,他翻译中的任何错误皆归咎于中国人的无知。傅兰雅的许多著作 —— 包括所有以**卫生**为题的翻译 —— 没有提到任何一位中国

110

① Adrian Bennett, John Fryer: *The Introduction of Western Science and Technology into Nineteenth-Century China*, 剑桥, Mass. : 东亚研究所, 哈佛大学, 1967 ; David Wright, *Translating Science: The Transmission of Western Chemistry into Late Imperial China, 1840-1900*, 剑桥与纽约:剑桥大学出版社, 1991 ; 熊月之,《西学东渐与晚清社会》,上海:上海人民出版社, 1994 ; Meng Yue, "Hybrid Science Versus Modernity : The Practice of the Jiangnan Arsenal, 1864-1897", *East Asian Science, Tecnology, and Medicine* 16 (1999) : 13-52.
② Wright, *Translating Science*, 31-71 ;汪广仁:《中国近代科学先驱徐寿父子研究》,北京:清华大学出版社, 1998。

翻译同事的功劳,尽管实际上他们是存在的,而且不止一个。[①]

傅兰雅和他的中国同事的主要兴趣之一就是翻译有关西方化学的著作。徐寿和其他与傅兰雅一道工作的人长期以来对化学兴趣浓厚,并且在傅兰雅涉足这一领域之前已经进行了成功的实验。另外,傅兰雅给中国带来了欧洲 19 世纪中期对于化学的热情,将其视之为最具可知性、便宜性和有用性的科学。[②]傅兰雅觉得化学容易为中国人所接受,因为他们具有本土的炼丹术传统。化学在家中即可完成:中国学者可以在自己的研究中演练化学反应。在展示厅中,颜色变换、灯泡和实验中伴随的小型爆炸可以产生最大的娱乐效果。最重要的是,傅兰雅和他那个时代的许多欧洲人一样,认为化学揭示了生命进程的真正奥义。在所有的科学中,化学可以给予人类力量来掌控环境,化学可以提供一套完全的知识体系来取代中国人关于宇宙性质和人与环境相互感应的"迷信"。

傅兰雅翻译的**卫生**西方技术书籍主要都是化学著作。它们展示了世界如何由一些基本元素组成,它们不仅能为肉眼可见,还可以通过实验认知。在这些著作中,化学解释了人体如何与环境进行互动。化学亦可通过它惊人的转化力量消除环境中的病原体。总之,尽管这些翻译中出现的**卫生**是基于一种完全不同的宇宙观,但仍然保持了为中国读者所熟知的价值意义。它反对酗酒,教读者保持健康的饮食。它建立在个人知识和个人道德行为的前提上。

---

① Wright, *Translating Science*,232-233。有些学者现在相信,傅兰雅 1880—1890 年代的著作,包括《格致汇编》的一切和大部分的教会书籍,都是与山东人栾学谦共同翻译和编辑的。参见王扬宗,《〈格致汇编〉之中国编辑者考》,《文献》,63(1995 年 1 月):273-243。我要感谢 Benjamin Elman 给我指点了这个参考。关于栾,参见 David Wright, "John Fryer and the Shanghai Polytechnic: Making Space for Science in Nineteenth Century China", *British Journal of the History of Science* 29, no.100(1996):1-16.

② David Knight, "Communicating Chemistry", in *Communicating Chemistry: Textbooks and Their Audience, 1789-1939*, Anders Lundgren and Bernadette Bensaude-Vincent,广东, Mass.: Science History Publications, 2000,187-206.

在傅兰雅的卫生著作中,对化学的理解是保持健康和防御疾病的基础——但是仅针对那些愿意掌握这些知识并按照其原则行事的个人而言。

这些与中国卫生传统相似性的存在不是因为翻译产生了一种独特的中国杂糅形式的**卫生**,而是因为傅兰雅所选择翻译的原文本身就是欧美基于个人道德和行为的卫生传统的一部分。中国翻译员并不仅仅简单采用主导的"西方"知识体系,而是有意将之转化为一种本土化的中国习语。组成科学,尤其是 19 世纪晚期欧美的卫生科学的因素本身就是融汇变化的,而且每篇单独的著作都反映了这种极不固定的因素的某些方面。要追溯 19 世纪晚期卫生含义在口岸的发展脉络,就得理解产生这些原文的各种力量,并检验它们传播到中国时不乏自相矛盾的概念。要了解 19 世纪晚期在口岸出现的**卫生**,需要具有跨国界的分析视角,分别对世界上两种相反的发展潮流加以留心。

《化学卫生论》(1880):化学是健康之匙

《化学卫生论》是中国最早以"保卫生命"为题介绍西方知识的主要著作之一。[①] 整本著作都在赞美化学为人类生存、健康和繁荣的基础。其原文《日常生活的化学》(*The Chemistry of Common Life*,1855),由苏格兰农业化学家真司腾(James Finlay Weir Johnston,1796—1855)所著,反映了英国科学和社会的特殊时期。在这套两卷本的著作中,真司腾热烈赞颂化学是解开上帝和自然

①《化学卫生论》在傅兰雅的《格致汇编》里,从1878年开始,共出版了88卷。在《格致汇编》里可以看到(南京:南京古籍书店,1992),从卷 2,224 开始。

未解之谜的钥匙,是一种可以消除疾病,带来人类繁荣的科学。[①]
同时,该著作使用了种族人种学志作为科学数据,倡导迷幻药物的
使用,并念念不忘试图驳倒提倡禁酒的训诫。傅兰雅及其同僚对
待这本著作的态度是既热情又谨慎的。和真司腾一样,他们将化
学视为通向财富和力量的道路,但是他们想把科学与真司腾的道
德说教分开。在翻译的过程中,傅兰雅生产出了对西方的卫生的
可能性既兴致盎然而又矛盾重重的文本。

真司腾是伯齐利厄斯(Berzelius)的苏格兰学生,后者因其关
于农业化学的著作而闻名。[②]在其职业生涯的末期,真司腾开始热
心于科学知识的普及,出版了几本手册,讲述在耕作和食品生产过
程中的实用化学。他的著作在英格兰、美国和欧洲被广泛阅读,甚
至在卡尔·马克思(Karl Marx)的自然科学阅读书目上也可觅见
其踪影。[③]《日常生活的化学》初版于1855年的爱丁堡,1859年在
纽约再版,是真司腾的大部头著作。一部600页的作品,汇集了化
学教科书、园艺论和人种学猎奇,提供了最先进的化学信息,但也
鲜明地传达出特定的社会信息。

《日常生活的化学》的开头解释了由空气、水和土壤组成的化
学元素。接着详细论述了可供人类消费的植物和动物的化学性质。

112

---

① Christoper Hamlin 曾将这个观点称为"化学科技"。参见他的
"Providence and Putrefaction: Victorian Sanitarians and the Natural Theology of
Health and Disease", Victorian Studies28 (1984-1985): 381-411; 及 Hamlin, 'Robert
Warington and the Moral Economy of the Aquarium, "*Journal of the History of Biology* 1
(1986): 134-141.

② 真司腾于1830年代在瑞典的 Upsala 大学跟随伯齐利厄斯学习化学。他与耶鲁
大学的几位科学家有着相关的师承,包括知名的化学家 Russell Chittenden。参见 Vera
Mainz, Chemical Geneology Database, University of Indiana at Urbana-Champaign, http://www.
scs. uiuc. edu/~mainzv/ Web-Genealogy/Info/Johnsonjfw. pdf (accessed July17,2002).

③ Somnath Ghosh and Pradio Baski, "The Natural Science Note-Books of Marx and
Engels: Middle of 1877 to Early 1883", Hartfoed Web Publishing World History Archives,
http://www. hartford-hwp. com/ archives/ 26/173. html(accesses June6, 2002).

它将食物分解成以下组成部分：如麸质、蛋白质、糖分和淀粉，并展示了人体如何通过这些成分转化能量，生产物质。《日常生活的化学》里的知识来源于 18 世纪和 19 初的欧洲化学家和物理学家们探索植物和动物生命性质的实验。以早期安东尼·拉瓦锡（Antoine Laurent Lavoisier）的呼吸实验作为开端，欧洲科学家们萃取并命名了组成食物的化学物质，探索人体如何处理食物、药物和毒物。到 19 世纪中期，化学家贾斯蒂斯·冯·李比希（Justus von Liebig）宣称科学"在了解营养物、毒物和治疗物的行为方面已经不再有任何困难 —— 我们对饥饿的原因和死亡的确切性质有了明晰的概念。"①《日常生活的化学》传达了这种类型的自信 —— 万能的科学主导了自然的进程，并试图把这种自信传播到广大的读者中去。

真司腾的著作揭示，其本身远不止是一本简单的"大众化学"教科书，第二卷中的大部分惊人内容是对麻醉品的分类：鸦片、可可、大麻、曼陀罗和"西伯利亚菌"（Siberian Fungus），或者说迷幻蘑菇。历史和人种学是导致这一化学论述的大部分原因。最后，真司腾希望说明迷幻药物的使用是人类文明的必然结果。通过将营养品和毒品分解为化学组成物质 —— 葡萄糖、酒精、咖啡因、烟碱、吗啡 —— 并展示全世界的人类自发地追逐这些化学物质所带来的愉悦，《日常生活的化学》试图唱出理性而"科学"的反调，来对抗维多利亚时期英国关于酒精的道德和宗教争论。通过向门外汉教授化学基本知识 —— 或者，也许是在向门外汉教授化学基本知识的名义下 ——《日常生活的化学》大力倡导酒精的消费（适度地），并暗示理性地使用其他迷幻药物的可能性。

---

① Justus von Liebig, *Familiar Letters on Chemistry：In Its Relations to Physiology, Dietet-ics, Agriculture, Commerce, and Political Economy*, 伦敦：Walton and Maberly, 1859, letter 6.

因为其对于药物使用的坦白倡导，对于傅兰雅这样一个前传教士而言，将《日常生活的化学》作为翻译对象向中国介绍西方的"保卫生命之道"，是一个颇为有趣的选择。如果不是将《化学卫生论》看成是关于健康的论述，而是傅兰雅关于化学的系列翻译的延续的话，这个选择就传达出了更多的意义。[①]《日常生活的化学》是一部关于化学和世界日常的百科全书。而且，真司腾的原文展现了——和傅兰雅的文本翻译了——化学通过操纵自然元素，从而成为通向富饶和无疾病的未来的钥匙。

化学和力量转化为气 《日常生活的化学》暗示，化学可以消除疾病，不过不是通过药物学的发展，而是通过空气的转换。傅兰雅的翻译也分享了这一观念，但是采取了一些特别的步骤来传达这个信息。空气是《日常生活的化学》的基础。这本书开始于一段关于空气的化学组成的讨论，告诉读者大气层的高度，并介绍了气压的概念。虽然在中文翻译中保留了这段讨论，傅兰雅和他的同事在前面加了一段序言定义空气本身，告诉读者们空气的名称，与其他的气的概念相区别。所以《化学卫生论》的第一行便是，"人无气而不能活，此气曰空气。"对于傅兰雅而言，头一个挑战就是在翻译中文的**卫生**时把气体和气区别开来。

在开宗明义之后，傅兰雅及其同事简略地回顾了明代天主教传教士的学术渊源，包括利玛窦，他认为有必要去除明儒对于**气**的

① 在 1871—1888 年间，傅兰雅翻译或编辑了九种化学书籍，大多都是与他的主要同事徐寿一起完成的。他的第一本主要译著，《化学鉴原》，翻译的是美国人韦尔司（David Ames Wells）的介绍性大学教科书，*Wells' Principles and Applications of Chemistry*，纽约与芝加哥：Ivison，Blakeman，Taylor，and Co.，1858，这本书出版于 1871 年，介绍了一些基本的化学概念，也开始了傅兰雅对于为元素建立一套统一的翻译名称的探索。Wright, *Translating Science*, 50.

理解，并以宇宙基本构成元素的理解取代之。[1] 傅兰雅的首要问题在于并不是说中国的读者没有"空气"（air）的概念，但是他们很可能会联系气这个词而把内涵大大延伸，超出了英文单词气体的特定指代范围。一个19世纪的中国读者可能会认为《化学卫生论》的首行意思是：空的气（空气）是气之属，而气是宇宙能量物质的基础。而傅兰雅所想强调的是：空气是几种基本气体的混合物，其中每一种都可以通过实验检测出来。

真司腾的著作也反映了19世纪的欧洲人关于毒气的普遍认识。空气维持生命，同时也是死亡的罪魁祸首。空气中含有致命的致病气体，这些气体来源于多种途径：工厂、下水道、"湿热的沼泽"、火山和腐烂中的尸体。《化学卫生论》把腐败中的动植物所散发出的气体翻译为**臭气**，而把沼泽里无色无味的瘴气翻为**秽气**——该词来源于中国人熟悉的瘟疫。[2]

对真司腾而言，化学不仅拥有分辨毒气组成的能力，它还拥有神奇的力量可以消除致病的毒气。化学可以辨别出有毒气体的特定化学组成；它们并非神秘力量，而是一些特别的气体的混合物，如氯氢化物、硫氢化物、氨气和磷。通过混合这些危险的气体和其他化合物，化学家可以转化它们的化学成分从而消除它们的毒性。真司腾尤其对木炭的过滤和转化有毒气体的能力大加赞美，建议科学家给世界上的每个农民都发一具木炭面具。强调了此举的万分紧迫性后，真司腾宣称木炭面具"可以……甚至提供自卫和健康保卫，尤其对于那些农作物收获颇丰，但却以恶劣的健康为代价

---

[1] Qiong Zhang, "Demystifing Qi: The Politics of Cultural Translation and Interpretation in the Early Jesuit Mission to China", in *Tokens of Exchange: The Problem of Translation in Global Circulations*, 刘禾编，达勒姆，N. C.；杜克大学出版社，1999，74-106。

[2] 真司腾，纽约：Appleton，1855，1：20；《化学卫生论》（卷5），见傅兰雅《格致汇编》，2：251。

的地区而言,那里的人们时常与发烧、疟疾的恐惧和衰弱的体质为伴,过着短命而不幸福的生活"①。

傅兰雅及其同事也有着和真司腾一样的兴奋,认为化学具有消除疟疾发烧和削弱瘟疫的能力。化学可以净化空气的神奇力量通过创造性的运用中文而得到了精当的表述。在傅兰雅的翻译中,西方知识解释了几乎所有臭气的真正性质。通过应用化学知识,厉气的毒可以令之化分而变其性,或者与质化合而成新质。在傅兰雅的文本中,西方的化学科学因其可以改变毒气的组成而成为卫生之匙。②

随着西方人来到通商口岸,中国人赋予了他们拥有利用身体材料进行神奇转化的能力。传教士们常常被怀疑取走中国人的眼珠和血液来炼制秘药。在另一种不那么凶残的传说中,有些中国人相信外国人的巨大力量和财富来自他们的炼银术。③

然而,在《化学卫生论》中相信西方科学可以转化大气性质却不是中国人想象的产物,而是源于一个英国化学家满怀希望的鼓动。傅兰雅之所以选择翻译《日常生活的化学》就是因为它持有19世纪早期观点的色彩,认为化学万能,可以解决世界上的问题。

到1880年,《化学卫生论》出现在上海和天津的时间,科学消除疾病论逐渐转变为欧洲的实验细菌学。然而,在傅兰雅的**卫生**译著里几乎没有出现过细菌,即使提到,也并未指出它与疾病之间有何关联。很明显,从傅兰雅的所有医学译著来看,他并不关注细菌或是细菌对于健康的威胁。不过他把鸦片瘾作为19世纪晚期

115

---

① 真司腾:《日常生活的化学》,2:257.

②《化学卫生论》(卷76),见傅兰雅《格致汇编》,2:496。

③ 关于教会的"势力",参见柯文, *China and Christianity: The Missionary Movement and the Growth of Chinese Antiforeignism, 1860–1870*, 剑桥, Mass.: 哈佛大学出版社, 1963. 关于外国人的魔力, 参见 Wright, *Translating Science*, \9n22, 引自 Karl Gutzlaff, *Chinese Repository 1*, no. 4 (1832): 129. 感谢 Benjamin Elman 提供了这一来源。

的中国所面临的最恶劣的健康问题。正是在鸦片和毒瘾的问题上，这些翻译员占据了《日常生活的化学》的科学权威高地。

毒瘾人类学（*The Anthropology of Addiction*） 真司腾的著作启发了人类创造性地搜索并获得地球慷慨赠予的愉悦和益处。这种不加约束的热情，认为化学即是人类创造性的体现，是真司腾用以反驳禁酒论的中心观点。他在描述酿造的科学时充满了惊叹：他称生产普鲁士干啤和苏格兰威士忌的化学过程"极之美妙"，该词出现达四次之多。[①] 除了拥有美妙的化学反应之外，酒精在维持人类生存中扮演着善良的角色。酒精饮料可以暖身，提供能量，帮助消化和提神 —— 简而言之，酒就是液体的面包，可以提供生命的营养。除去这些言过其实的夸饰外，真司腾还特别质疑了禁酒论者将酒视为穿肠毒药，没有营养价值，饮用多少皆有害观点的合理性。

这种适量消费的观念在《日常生活的化学》中贯穿始终，延伸至各种被归为麻醉剂的植物产品 —— 包括烟草和鸦片。然而在这里，化学分析的逻辑却让位于医疗人类学的逻辑。真司腾可以列举出大多数这类植物副产品的有益成分，但也承认它们如何产生微妙的心理效应，其机制还没有在实验中得到定论。为了"科学地描述麻醉剂的性质"，真司腾求助于人类学的观察，摘录游记、传教士和殖民地官员的记录等。这些数据包括了特定药物对于特定人群的适当性的信息：大麻之于阿拉伯赶骆驼人，鸦片之于中国苦力，以及烟草之于德国哲学家（他们，"伴随着烟斗中所散发的袅袅轻烟，挚爱的烟草芳香围绕在他周围 …… 于是写出了最精深的思想"）。[②] 这就是他临床观察统计的全部，真司腾得出了一个惊人的

116

---

① 关于酿造，参见真司腾：《日常生活的化学》，2：257.
② 真司腾：《日常生活的化学》，2：26.

结论："麻醉剂"应用得如此广泛,对于其各自社会损害如此微小,它们对于人类不会造成危害是得到公认的。

真司腾最后说道,不同的民族具有不同的基本体质,从而对于药物的反应也是不同的。以酒精为例,只有当它被那些更"情绪化"的民族吸收时才会产生严重的危害,如美洲的印第安人、马来人或爱尔兰人。[①] 真司腾关于鸦片的讨论尤其能体现他的人类学说辞和关于人体的种族主义观点。为了说明鸦片对于英国人的影响,真司腾没有求诸于实验室,而运用文学。他详细引用了托马斯·德·昆西(Thomas De Quincey)的作品《一个吸鸦片者的自白》(*Confessions of an English Opium Eater* 1822)中有关快乐和痛苦的描写。随后他又选择性地引用了信教传教士关于鸦片在中国的良性影响的观察。[②] 比较这两种资料,真司腾认为中国人已经发展出适应鸦片使用的体质和文化,所以可以避免更为敏感的欧洲使用者所遭受的痛苦。在比较了英国的酒精和中国的鸦片之后,真司腾问道:"鸦片必然是有毒的吗?"他的结论是,对于中国人而言,鸦片的效应"并不比我们饮用发酵酒所产生的危害更大"。接着他话锋一转,讨论了19世纪的种族免疫性理论,真司腾宣称中国人的体质特别适合于鸦片,就如盎格鲁－撒克逊人的体质特别适宜于麦酒一样。[③]

真司腾关于民族和毒瘾的说辞是19世纪早期关于民族和"驯化"的讨论的回音。在20世纪前的殖民地环境中,欧洲观察者调查民族体质和地区环境之间的互动关系,用以解释有些人群天生

---

① 真司腾:《日常生活的化学》,2∶26.

② 这种关于鸦片的观点在英国传教士中确实只有少数人持有。关于教会的反鸦片努力,参见 Paul Howard, "Opium Smoking in Qing China∶Responses to a Social Problem, 1729-1906", Ph. D. diss., 宾夕法尼亚大学,1998.

③ 真司腾:《日常生活的化学》,2.

具有对某些疾病的免疫性,而这些疾病却会击倒正常的欧洲人。欧洲科学家通过联系"大气、水源和地方"的原则"重返希波克拉底",用来解释民族分布,从而认为民族类型反映了地理和气候环境。尽管别人认为人体类型是环境的完全产物,真司腾则认为文化习惯会对特定人体类型产生至大的影响,反过来又影响了人群的地理分布。① 中国人也没能逃脱这种思维,韩嵩、冯客、何罗娜(Laura Hostetler)已经指出:中华帝国晚期的医学思想家和政府机构也将特定的气候与特定的人体类型相联系,并且在"殖民"非汉族时创造了身体和文化的等级制。② 对欧洲种族主义的批评和中国人对于民族分类的倾向性思想在傅兰雅对于真司腾文本的翻译中产生了冲突。

以进化论为观点的翻译 在《化学卫生论》中,傅兰雅及其中国同事否定了真司腾的种族主义逻辑 —— 不过仅是关于中国人的部分。翻译中保留了关于阿拉伯和大麻及南美印第安人和可可之间关系的论述,但是却直接驳斥了真司腾关于鸦片的结论:"无疑鸦片对用之者有害,用与不用之人,无人不晓此理。惜之有无知之西人,频发无据之鸦片论。"③

翻译传达了《日常生活的化学》中所有关于鸦片使用的观点,

① 关于"人种免疫性"和气候论,参见 Mark Harrison, *Climates ans Constitutions: Health, Race, Enviroment, and British Imperialism in India, 1600–1850*,牛津与纽约:牛津大学出版社,1999；和 Michael Osborne, "Resurring Hippocrates : Hygienic Science and the French Scientific Expeditions to Egypt, Morea, and Algeria", in *Warm Climates and West Medicine: The Emergence of Tropical Medicine, 1500–1900*, David Arnold 编,阿姆斯特丹和亚特兰大, Ga. : Rodopi, 1996, 80–98.

② 韩 嵩, "Robust Northerners and Delicate Southerners: The Nineteenth Century Invention of a Southern Medical Tradition", *positions* 6, no.3(1998)；515–550；杜赞奇,《从民族国家拯救历史》,斯坦福:斯坦福大学出版社,1992；Laura Hostetler, *Qing Colonial Enterprise: Ethnography and Cartography in Early Modern China*,芝加哥:芝加哥大学出版社, 2001.

③《化学卫生论》(卷 53,8b),傅兰雅,《格致汇编》,3：310 页。

但是一个不漏地驳斥了其观点的准确性。翻译者尤其反对西方人企图通过与西方的酒精使用相提并论,把鸦片的危害最小化。这些观点必然得出结论"酒精比鸦片危害更大",因为酒精导致了更多的罪恶、公共暴力和家庭暴力。傅兰雅及其同事发现,任何以这种方式将酒精与鸦片进行比较的企图都是极具误导性的:

> 细思之两物之害皆属甚大,难判重轻。犹之二蝮蛇当途,遇者不必踢触拨弄,试其何毒稍轻,宜即趋避,愈远愈稳。①

翻译者的意思很清楚:西方的化学可能会"富国惠民",但是西方科学家并不懂得中国的毒品泛滥的后果。《化学卫生论》直接驳斥了其本身的临床和社会观察科学根据。

通过批评,《化学卫生论》认为盎格鲁－撒克逊人的身体与中国人的身体是一样的 —— 都对毒瘾和痛苦和折磨相当敏感。它对于西方的鸦片贸易保持沉默,也没有谴责西方诱使中国人染上毒瘾。但是通过驳斥真司腾的种族主义逻辑,它确实,就如格扬·普拉喀什所说的印度翻译那样 —— 直接地"质疑了殖民统治的话语",尤其是推行人类生理学的殖民理论的条件。不过,《化学卫生论》的例子也把殖民者与被殖民者、统治者和被统治者之间的二元对立复杂化了。种族免疫性的不是被一个中国人质疑,而是被一个白种人及其中国同事共同质疑。而且它仅限于有关中国的鸦片问题,其整体的理论基础和对其他"民族"的应用却没有受到质疑。

《化学卫生论》赞同化学改进中国健康的能力,可以重砌自然大厦,定义健康的饮食,并消除大气中的毒素。然而,很明显仅仅

118

---

① 傅兰雅:《格致汇编》,3：310 页。

靠化学科学是不足以取代道德理性和个人体验成为健康的基础的。直到 19 世纪晚期，傅兰雅才找到了一系列的英文著作，其科学地将中国和西方人的身体等而视之，并包含了禁酒的道德信息。

卫生编系列（1893—1896）

禁酒是健康之匙

在 1890 年代中期，当清帝国陷入和日本的灾难性战争时，傅兰雅和他的一个同事栾学谦翻译了三本美国的儿童卫生书籍，用于中国的教会学校。[①] 这些原文于 1888—1890 年在美国出版，其标题含糊而中规中矩，《孩童健康》(*Health for Little Folks*)，《卫生的教训》(*Lesson in Hygiene*)，《身体和卫生初论》(*First Book in Physiology and Hygiene*)，当时正处在美国关于健康、科学和社会争论风暴的中心。[②] 这些文本是一场现在已经被遗忘的运动的一部分，名叫"科学禁酒指导"(STI)。由基督教妇女禁酒联合会（ WCTU ）发起和推广，这项教育计划调动了科学的权威性，用以证明酒精是疾病之源。

通过选择这些书，傅兰雅向广大的中国读者引进了卫生的定义，这一定义在当时的美国正被科学家、政治家和活动家广泛讨

----

① 傅兰雅为公教大会的学校与教科书委员会编写了这些和其他无数的教科书。到《卫生编》系列出版的时候，委员会的名字已经改为更为综合性的中国教育联合会。熊月之，《西学东渐与晚清社会》，484 页。

② Mary Hannah Hanchett Hunt, *Health for Little Folks*，纽约、辛辛那提和芝加哥：American Book Company, 1890；John Harvey Kellogg, *First Book in Physiology and Hygiene*，纽约：Harper and Brothers, 1888；James Johonnot and Eugene Bouton, *Lessons in Hygiene, or The Human Body and How to Take Care of It*，纽约、辛辛那提和芝加哥：American Book Company, 1889.

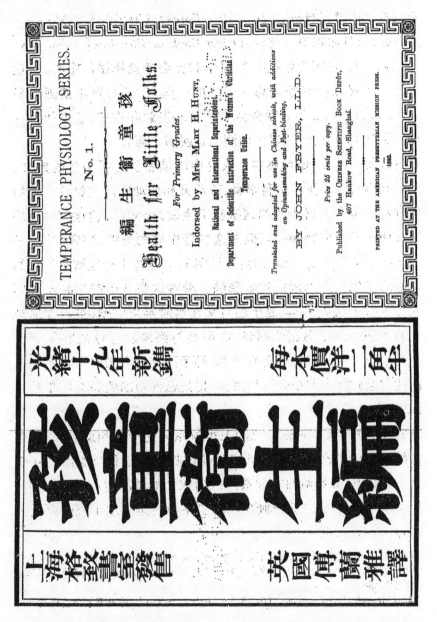

图3　《孩童卫生编》封面，1893年傅兰雅译自基督教妇女禁酒联合会（WCTU）的科学禁酒读本《孩童健康》（*Health for Little Folks*）。

论。虽然它们的标题都是有关青少年的，《孩童卫生编》（1894），
《幼童卫生编》（1895），《初学卫生编》（1896），但是这些著作结构
清晰，内容广博，成为中国学者中流传广泛的参考书籍（见图3）。
这些小标题掩盖了它们对于卫生的现代意义形成的重要影响。考
察这些著作产生的社会环境和它们的翻译可以看出，卫生的意义
在当时远未定型，东西方都是如此。通过这些劝导节欲书籍的翻
译，口岸参与到席卷全球的文化运动中。通过翻译科学禁酒劝导
会的读本，傅兰雅及其中国同事将新英格兰的清教观念和个人道
德联系起来，并将其融入中国的保卫生命的个人传统中。

清醒的科学　要了解傅兰雅的卫生编系列的产生和反响，必
须首先考察禁酒运动现象，这是19世纪欧美影响最广泛和最深入
的社会运动之一。在美国，影响最大并最具政治权力的禁酒组织
是WCTU，成立于1874年，其在19世纪晚期的主要领导者是不屈
不挠的女权主义者弗朗西斯·威拉德（Frances Willard）。威拉德
的"女性军队"从各个角度向她们的敌人酒精发动进攻，战术多种
多样，从在本地教堂集会上发布禁酒誓言到游说美国国会全面禁
止酒类销售。①

STI是WCTU的有力武器。② STI是一个教育计划，产生于
新英格兰的一位教育家和WCTU的成员玛丽·汉娜·汉彻·亨特
（Mary Hannah Hanchet Hunt）的共同想法，其目的在于用科学来向
美国公立学校系统的儿童们传播WCTU的要旨。虽然禁酒运动

① Ruth Bordin, *Women and Temperance : The Quest for Power and Liberty, 1873–1900*,
费城：Temple University Press, 1981; Carol Mattingly, *Well-Tempered Women : Nineteenth-
Century Temperance Rhetoric*, Carbondale：南伊利诺斯大学, 1998; Ian Tyrrell, *Woman's
World/ Woman's Empire: The Woman's Christian Temperance Union in the International
Perspective, 1800–1930*, Chapel Hill：University of North Carolina Press, 1991.
② 关于STI，参见 Johnathan Zimmerman, *Distilling Democracy: Alcohol Education in
American's Public Schools, 1880–1925*, 劳伦斯：堪萨斯大学出版社, 1999.

一直宣称其道德和社会权威,但是科学禁酒却展现出其道德立场是随着化学、物理和解剖学等科学而变化的。为了传播它的观点,STI 编写教科书、培训教师,并游说国会在全国范围的公立学校加入它的课程。到 1892 年,STI 教育已经强制性地在美国全部公立学校展开。乔纳森·齐默曼(Johnathan Zimmerman)估计,到 1919 年为止,成年人中有 1/2 是从 STI 的教科书里接受了他们最基本的卫生教育。通过 STI,WCTU 向美国的下一代展示了酒精是魔鬼的形象。[①]

通过玛丽·亨特的公司和专业编辑之手,STI 所有的教科书都诉说着同一个主要观点:根据科学可知,酒精是毒药,而不是食物。这些教科书开头便解释优质营养的化学,解释健康食物的构成(麸质、糖分、脂肪和矿物质),并描述了它们在构成健康的身体中所占的比例。接着用化学来解释酒精饮料的发酵和蒸馏的真相。通过发酵和蒸馏,水果和谷物被"分解",这一过程就好比食物令人恶心地腐败和浪费了。因为它们是化学分解的产物,所以酒精饮料不能被归类于食物或者饮料,而应称之为损害人体健康的毒药。这个真司腾歌颂为美妙、天才的化学转化过程,在 STI 的书里成为令人厌恶和恶心的阴谋。

STI 的书籍很可能是通过 WCTU 圣战成员们的旅行箱来到了中国。就如伊恩·泰瑞尔(Ian Tyrrell)在他的权威著作《妇女的世界 / 妇女的帝国》(Women's World / Women's Empire)中指出,"与一切大脑毒药作斗争的热情" 将 WCTU 的代表越过太平洋从美国传到了中国。在香港、上海和天津,WCTU 的成员们向外国水手发表演讲,说明酒精的危害,并向教堂信众痛陈中国人沉溺于鸦片的

---

① 关于 STI,参见 Johnathan Zimmerman, *Distilling Democracy: Alcohol Education in American's Public Schools, 1880–1925*,劳伦斯:堪萨斯大学出版社,1999,5.

危害。^①几乎没有什么人对 WCTU 在中国的影响作过研究,但是从泰瑞尔的著作中我们知道,WCTU 是由各种名目的宗教团体组织起来的,而这些团体在上海久已有之,包括美国长老会的玛丽·简·法汉(Mary Jane Farnham)。^②也许就是通过法汉和长老会(其出版社出版公教大会的教科书),才使得 STI 进入了傅兰雅的视野。

馒头和酿毒:翻译科学禁酒劝导会的要旨　通过翻译 STI 系列书籍,傅兰雅想要利用它强烈的反酒精要义来痛砭中国人健康的最大危害,鸦片。卫生编翻译的开始便将鸦片与酒精相对应,称其分别是东西方文明的两大危机。《幼童卫生编》的序言中甚至指出了对应二者的比例,认为西国 80%—90% 的健康与社会问题皆出自酒精,而在中国,80%—90% 的民族悲哀皆源自鸦片。然而,尽管序言中承诺正文将会针对中国问题,但鸦片在《卫生编》系列里从未取代酒精成为卫生的头号敌人。STI 压倒一切的反酒精要旨在中文翻译中即便不说深化的话,至少也得到了保留。而《卫生编》系列读起来整个儿就是禁酒生理学的初级读本。

《卫生编》系列以健康营养的建议开头。它将食物分解成实验成分:糖分、淀粉、脂肪、麸质和蛋白质。它也告诉中国少年英美饮食世界最优。麦子优于水稻,牛肉是可食用肉类中最好的,将食物煮成软糊状是最健康的。有时在中国的翻译中,也会把大米和豆腐这两味列在健康饮食单上,但是总的说来,傅兰雅的教会课本几乎没有针对中国的饮食方式进行调整(尤其是对中国南方)。有时也会有文章基于科学饮食的原则,建议馒头加牛奶。这些讨论

---

① Tyrrell, *Woman's World / Woman's Empire*, 70.

② 同上,109。关于 WCTU 在日本的影响,参见 Sheldon Garon, "The World's Oldest Debate？Prostitution and the State in Imperial Japan, 1900-1945", *American Historical Review* 98, no. 3 (1993): 710-732; and Garon, *Molding Japanese Minds: The State in Everyday Life*,普林斯顿,纽约:普林斯顿大学出版社,1997.

中亦包含关于"全麦"面包的健康益处,并不奇怪——STI 系列的作者之一,饮食和禁酒领袖约翰·哈维·克洛格(John Harvey Kellogg),便是谷物早餐的发明者。[1] 然而,选择馒头一词——作为英文面包的翻译是相当不智的。这个翻译会使中国读者的脑海中联想起一幅令人食欲全无的图像:一只棕色的干硬面包,已经放了好几天,被撕碎并泡进温牛奶,这就是一顿晚饭。

人们不清楚教会学校是否要求中国学生吃这样的糟糕饭食,来达到他们提供营养、"现代"的饮食标准的目的。当然,傅兰雅和他的中国同事没有为这份食谱提供更详尽的解释,而是寥寥带过,使中国人认为这就是西方最科学最高级的饭食。

另一项重要的翻译就雅得多,且更具深意。STI 的主要内容,酒精是毒药,在对酒精(C_2H_5OH)的翻译中淋漓尽致地体现了出来。不是译成酒精,他们用了"酿毒"这个词。这个观点的"科学"性得到强调:酿反映了酒精生产的化学过程,而同时中国读者每每提到这个词都会联想起毒。这个生动的翻译独一无二地抓住了 STI 的精髓,而又合乎中文环境中的酒精的意义。这样 STI 的要旨在中文翻译中甚至得到了比在英文原文中更好的体现。

于是 STI 的主旨——酒精对健康有害——就为中国读者所熟知了。《黄帝内经》中也告诫人们沉溺于酒会导致身体衰弱甚至死亡。即使没有美国的教科书,酒色之间的联系在中国的卫生文献中也常常被提起。尽管中国人也熟知滴酒不沾是健康的做法,佛教传统中也有强硬的戒酒条规,但是饮酒对健康的危害常常与饮酒者的下列行为相关联:长夜之饮后复为声色之欢,将会

123

---

[1] 关于 Kellogg,参见 John Money, *The Destroying Angel: Sex, Fitness, and Food in the Legacy of Degeneracy Theory: Graham Crackers, Kellogg's Corn Flakes, and American History*, Buffalo, N. Y. : Prometheus Books, 1985.

使身体衰竭至死。STI 则通过描述酒精的代谢过程讲述了酒精与疾病之间的直接的、科学的、与性无关的联系。

科学、翻译和权威　STI 的文本，在原文和翻译中都经常提出科学的权威性，但是它的科学的正确性在美国却备受争议。争论集中于酒精本身的营养特性。酒精到底是像 STI 所宣称的，一种"大脑毒药"，还是像有些人所说的，是一种形式的食物呢？它是温暖身体，提供能量呢，还是仅仅引起身体组织的退化？一开始几乎没有科学家起来反对 STI 的观点。直到 STI 得到了联邦政府的庇佑之后，科学家们动员起来，重申把酒精的"科学真相"从无知者的手下解放出来。

在 STI 成为公立学校的必修内容之后，1895 年一个名为调查酒类问题五十人委员会（*Committee of Fifty to Investigate Liquor Problem*）的团体号召建立"关于酒精的公信观点"。它的生物学领袖为国家医学图书馆的创办人约翰·S. 比林斯（John S. Billings），还包括哈佛的生物学家亨利·鲍迪齐（Henry Bowditch），耶鲁的化学家拉塞尔·齐腾登（Russell Chittenden，真司腾的学生），霍普金斯的病理学家威廉姆·H. 韦尔奇（William H. Welch），和卫斯理大学的生理学家威尔伯·O. 安特沃特（Wilbur O. Atwater）。安特沃特尤其热衷于用他的实验数据来挑战 STI 的说法。在运用昂贵的仪器进行了两年的实验之后，他的结论证明酒精在人体中会产生能量，所以它应该是一种食物，而不是毒药。但是令安特沃特大失所望的是，他的成果未能取代 STI 在美国公立学校的地位。[1]

这些文章通过修女也流传到了中国，记录了美国卫生中最具

---

[1] Zimmerman, *Distilling Democracy*.

争议性的事件之一。尽管反对的浪潮席卷了波士顿、纽约和巴的摩尔的STI,但是STI仍然是——就如傅兰雅的翻译中所说的那样——当时整个西方世界所能达到的最先进的科学。所有的中国杂志都将它们的内容称为格致之方。《孩童卫生编》的序言中甚至夸张地说西方的所有国家都立法规定STI具有教室使用权。自然,阅读《卫生编》系列即是了解文明的西方政府如何将自然法则转化为管理人的社会法则。

《卫生编》系列进入教会学校的教室(以及好奇的中国学者的思想中),具有西方政府的权威性,然而它的主旨还是有关个人责任的。按照STI的观点,国家的责任是教育,但无须对提供、维护和监控健康负责。健康本身就是个人的健康,没有讨论到民族的健康,也没提到改善环境以保证全体的健康。傅兰雅的西方卫生殊途同归。它认为实验室是正确的身体知识产生的新基础,而个人道德则是保卫生命的正确基础。

居宅卫生论(1880)

治疗穷人的卫生管理

傅兰雅集中关注个人卫生,但有一个例外,那就是一篇鲜为人知的译著《居宅卫生论》。《居宅卫生论》是以连载形式出现的,而且从未集结成书。[①]结果它就不像傅兰雅的其他卫生译著那样受到注意。而且这篇找不到原始文本,更添一份晦涩。和刊登在《格致汇编》上的大多数文章一样,傅兰雅没有标注出《居宅卫生论》

___

①《居宅卫生论》出现在傅兰雅的《格致汇编》的第17卷,从1879年开始。

的原作者。根据它频繁提到伦敦，以及文中简略提到疾病的细菌理论，大概可以推断可能是 1870 年代以后的英国的文章。

《居宅卫生论》的立场与傅兰雅的其他卫生译著相反。其焦点是环境而不是营养。健康问题的答案在于动员而不是化学。它的题目就生动地说明了它提供的不是由自然元素组成的化学大厦——氧气、蛋白质和糖分，而是由西方家庭和城市建筑组成的物质大厦：木馏油、铅锤、瓷砖和碎石。文章描述的不是人体的解剖，而是西方房屋和下水道系统的解剖。保卫生命可以通过建造出这样的环境而达到：最大限度的通风，接通干净水源和排除污物。

令人讶异的是，与傅兰雅其他的**卫生**译著相反，《居宅卫生论》把人民健康的主要责任放在政府的肩上。文章认为，政府应当为人民提供健康，因为救济穷人只有经济手段才能生效。作者采用了一种古典功利主义的观点，并运用统计数据证明巩固公共卫生的经济逻辑。每年英国的非正常死亡人数达 14 万，另有 28 万人因为疾病而不能劳作。仅在伦敦一地，五年中因发烧而耗费的资金达 650 000 000 两（以中国的银本位制计算）。如果把每年用于贫困救济的 400 万两用于卫生管理的话，政府基金在几年后就能看到成果，还可以降低中产阶级的税金负担。[1]

在中国的语境中，《居宅卫生论》尤以其不同于傅兰雅其他译著中个人中心的**卫生**模式而显得突出。很可能这是查德威克式的功利主义卫生方法在中国的第一遭出版。这篇论著旗帜鲜明地贬低贫困救济，相信城市管理可以消除疾病，而且它指向政府的完全职能角色，这一点与清朝所理解的国家管理方式如出一辙。但是

---

[1]《居宅卫生论》（卷 1，37b），傅兰雅《格致汇编》，79 页。

《居宅卫生论》并没有得到人们关注,因为它几乎没有给中国读者个人提供任何行之有效的信息。从它言辞中主要指向的英国政府和其所规划的耗资不菲的公共建筑蓝图来看,《居宅卫生论》是说给欧洲的城市规划者或是英国议员听的,而不是书斋里的中国学者。相形之下,《化学卫生论》和《卫生编》系列关注的焦点在于食物、饮料和道德行为,正好符合中国原有的卫生之道模式。当然其具体的内容与中国模式大相径庭,但是所要求的做法却是一致的:拥有专门的知识,分别估量食物的营养,权衡饮酒的危害和忧虑在环境中潜藏的有害之气。傅兰雅所翻译的西方的"卫生之道",既是陌生的,同时也是人们所亲切熟稔的。

接受翻译的卫生

梁启超

尽管早在 19 世纪晚期,中国就出现了一些关于西方西药和解剖学的译著,但是直到系统而性质全面的傅兰雅**卫生**文本出来之后,才使得它们成为具有革新思想的中国人所喜爱的人体生物学参考书籍。然而,国人并没有对这种翻译的知识的意义或重要性形成统一的认识。有些人为其找到了一种新的解释,即西方优越论和中国悲哀论。另有一些读者撷取外国的**卫生**中的某些因素,估量其有用性,并加入他们所认为同样正确(甚至更为高超)中国**卫生**知识的主体。由于翻译文本缺乏一套统一规范的术语体系,这就使得在 19 世纪晚期的清帝国,并没有出现一种占据主导地位的**卫生**认知。

影响巨大的改革家和政治思想家梁启超是傅兰雅卫生译著的

126

读者之一。在他对译著的研究《读西学书法》（1897）里，梁启超称赞《化学卫生论》和《孩童卫生编》展示了西方科学的养生方法（在这里梁启超用的是养生，而不是**卫生**）。尽管这些译著明白无误地关注个人，梁启超却将其置换在了国家危机的语境中：

> 中国人数之众甲于大地，然欧洲近三十年间，户口骤增，中国则自嘉庆以来，即号四万万，至今百年，其数如昔，固由水旱兵劫之所致，抑亦养生之道未尽，夭折者多也。西人近以格致之理，推乎养生所应得之事，饮食，居处，事事讲求。[①]

梁启超将个人卫生与民族存亡直接联系了起来。虽然问题是国家性的，但是解决却在于个人。梁启超呼吁，中国人应当采取更健康的个人习惯，从而拥有完备的"养生之道"。在这里国家的健康不是政府的责任，而是公民在吃喝等日常生活的行为中所应当履行的责任。

在其关于卫生和国家的观点结尾，梁启超督促自爱之君子注意傅兰雅的卫生译著中所传达的信息。而确切说来，这对于普通中国人的日常生活来说，意味着什么却并不明朗。难道梁启超是在消费煮食的牛肉或者牛奶泡**馒头**，以此作为健康饮食的基本吗？这就足以禁绝酒精和鸦片？难道中国人也应该把阴阳的观念用麸质和淀粉来替代？而且如果把对抗性的**气**的观念用对硫化气体的恐惧取而代之，知道这是大气中存在的一种由氧气、二氧化碳和氮气所构成的气体，这些知识对于一个人在日常生活中的应如何作为又有何裨益？在这里，梁启超显示出他是一个思想家的特性，他

---

① 熊月之：《西学东渐与晚清社会》，492 页。

关心的是关于国家的抽象性问题,而非中国人的个人生活。有趣的是,梁启超一方面表达出西方的卫生适合于国家需要的观点,但同时他又创造出孱弱的中国人身体的形象。在他笔下,创造出一个理想的西方,"在生活的各个方面都秉承科学的信条",与之对照的则是一个深陷在迷信和疾病深渊中的中国。

尽管梁启超具有民族主义的感情,但是博兰雅的文本中并没有提供一个总体性——或者殖民主义的现代性模式。国家、政府和规则这些在文本中是没有的。关于健康生活的信息是零散、变化和矛盾的,最终个人被剥离出来,在追求一种更加健康的中国人的生活中,采用或者抵制西方知识。同样明确的是,这些文本并无任何迹象,暗示**卫生**是中国人所缺乏的特性,或者是中国人所无法完成的技能。在 19 世纪晚期清帝国的环境中,精英读者们不仅可以质疑翻译的**卫生**中所提出的建议,甚至还可以挑战这些建议背后的科学的正确性。这种对卫生科学的怀疑之一即来自晚清最虔诚和热衷于技术的人物,郑观应。

郑观应和《中外卫生要旨》

郑观应(1842—1922)以其在 19 世纪晚期参与外务的活动而著名。郑观应于《南京条约》签订的这一年出生于广东,在上海的英华书馆夜校就读,并成为英国轮船公司宝顺洋行(Butterfield Swire)的买办,之后创立了自己的商业帝国。郑观应在清政府办的几个商业企业中是中心人物,包括轮船招商局和开平矿务局。他提倡官方采用蒸汽轮船、电报和铁路,并且给清廷的外交和军事事务提供建议。他的著作《盛世危言》中精确地论述了西方资本主义，并敦促清政府实施适用的经济改革①，因此这本书在世纪之交的中国流传甚广。郑也是天津的常住居民，在天津城里，广东人经由李鸿章而与清廷统治的亚洲内陆世界进行接洽。

128　　　几乎无人能辨识出，在郑观应的买办和技术治国论者的外表下，他其实是一个虔诚的道家弟子。在他的全集中有很大一部分文章都在写冥思、内视和大道之道。郑似乎是在四十岁左右才开始真正接受了道家思想的，在他代表皇帝和自己的商业利益频繁往来于南亚而劳顿过度。之后，他转而转向道学来寻找调理身体的答案，以及为因追逐利益和现代性而空虚的精神世界觅一帖良方。郑随一位广东的道家师傅习长寿之道，并与全国的道友们保持着往来，从1880年代开始直到他于1922年去世。

　　郑的买办和道士身份在他著名的关于卫生的汇编——《中外卫生要旨》（1890）②中得到了共同的体现。以往的历史编纂者们认为，他政治和经济的文章要比其写的卫生文章著名得多。然而，从明智地衡量中国知识和西方翻译者方面来看，《中外卫生要旨》比他的那些有名的改革和蒸汽轮船的论述更能体现郑观应的中国现代性观念的深层方面。在这本精心编辑的"东—西"卫生论的集子中，郑同时摆出了两种观点。西方科学的知识并没有取代他的道家思想，同样他挚爱的道家思想也没有妨碍他对科学作出正确的评价。但是在最后，道家思想成为真理的更为基本的标准。郑观应不时将道家思想与西方科学进行放在同一平面上进行讨

　　① 关于郑观应，参见 Albert Feuerwerker, *China's Early Industrialization: Shen Hsuanhuai（1844-1916）and Mandarin Enterprise*，剑桥，Mass. :哈佛大学出版社，1958. 同样可参见他的文集《郑观应集》，夏东元编，上海：上海人民出版社，1982—1988。
　　② 郑观应，《中外卫生要旨》（n.p.），上海市图书馆。有两个版本，1890年的版本有四卷，1895年的标点本有5卷。两个版本的主要内容是一致的，但1895年的版本增加了一份翻译，是 Charles De Lacy 的著作，*How to Prolong Life*（1892年被傅兰雅译为《延年益寿论》，见下文）。

论,但是科学从未能丝毫损坏中国古人思想中卫生的智慧光芒。

郑的著作是一幅翻译、原文和评论拼凑而成的百衲布。他大段地引述其他作者和译著的论述,如中国的王士雄,还有查尔斯·德·雷西(Charles de Lacy)的《延年益寿论》(*How to Prolong Life*,1885)。[①] 在这些文章中,郑观应插入了许多自己的评论(从结构上看与原文可以清楚地辨识出来),有时是作为一个科学的观察者,有时却是一个道士的口吻。他从稻穗、莲花、菊花和牡丹上的露水的品质谈到西方的公共供水技术,从古人不食马肉和杂色羊的禁忌谈到肌肉纤维和植物蛋白的化学组成。他谈论如何通过冥思以养神的同时用中国导引法来保持内力畅通,这些论述又与西方的施政卫生管理以治疗疾病的讨论混杂在一起,还简单地提到了用阴蒂切开术来治疗女性的性欲异常。[②]

"西方知识"和"中国知识"看起来似乎是平衡的,是平等的两面。郑赞许西方的卫生科学能够辨识食物组成的性质,他承认中国的知识在确定何种食物治疗哪种病症方面做得很好,但在记述食物的实际组成和功能方面大大欠缺。郑还称赞西方知识在分析和量化方面的长处:

> 百十年前,名医迭出,始渐明化学之法。用显微镜以察各食物原质若何,兼函油、糖、浆水、蛋白各类若何。深知有益无益,益多益少,有宜于壮健者,有宜于老弱病人者,或养脑或化血养身,种种不同。有宜常食,有宜少餐,凡各物之功用,无一

---

① Charles DeLacy, *Howto Prolong Life: An Inquiry into the Cause of Old Age and Nat-ural Decay, Showing the Diet and Agents Best Adapted for the Lengthened Prolongation of Existence*,伦敦: Balliere, Tindall, and Cox,1885.

② 郑观应:《中外卫生要旨》(1895):关于公共卫生,4,40a-b;关于磁力学,4,45a;关于阴蒂切开术,4,44b。

不从化学推核而出，非恃一时之察识便可得其微妙也。[①]

郑可能混淆了化学、生理学和微生物学的实验室技术，但是显然他吸收了《化学卫生论》之类的译著的精髓，明了它们试图通过实验室来重构自然世界性质的努力。

不过，在郑的观点中，道家思想，而不是实验室，才是真理的最终仲裁。道家冥思是保持健康最实际和有效的方法。通过平稳心智、内省、节欲和保持平静的风度，就可以达到身体的健康。冥思和节欲可以消除内火，这正是除病的主要原因。希望保卫生命的人时时都在冥思：看、听、走、睡、吃、性、站、坐、想、笑和说。郑认为，如果一个人在做这样的冥思，那么即使在他自己的家里发生了瘟疫也无须担心，因为身体表面已建立起坚固的防御，内力也很强大。[②]

郑认为，西方科学有它的优点，但是中国知识包含了一种总体性的真理，可以涵盖科学的壁垒：

> 西法虽精求卫生之道，全在性质上考求，不知无质生质、无形生形之妙……岂西医之所能知？纵知亦不信而大笑也。惟愿其格致日精，终知神仙之道。修行者立功、立德，同登阆苑，不修行者无灾无病，亦享遐龄，岂非五大洲一大快事哉！[③]

这位集杰出买办和晚清现代化者于一身的郑观应既信奉了科学，又对它保持着审慎的距离。在信奉的同时，他又将中国的医学

---

① 郑观应：《中外卫生要旨》（1895），卷 3，94a—b。
② 郑观应：《中外卫生要旨》（1895），3：166。
③ 郑观应：《郑观应集》，2：150。

和精神知识融入游泳的条目之中,将它们作为中国将来可能考虑采用的主题。通过与科学保持距离,郑拒绝使其挤掉道学作为终极真理的宝座。科学究竟还是一种外围的知识,在其解析和测量的能力上有实用性,但是在内在,道才是能够保卫生命之道。

有些人可能会将郑的观点看成是一种典型的**体**与**用**的二元分类。但是这种看法不甚准确。在郑的表达中,中国的知识在解决防治疾病的"技术性"问题方面丝毫不逊色于西方的知识:它是**体**,同时也是**用**。我们也很难将郑的著作看成是一种杂糅,既创造与统治环境,又破坏着这种环境。在《中外卫生论》中,"中国"和"外国"之间的边界不是模糊的;两者之间既没有互相反映和影响,也没有跨越边界的交错。郑的著作主要是一份列表,而不是一种叙述,各段独立的翻译或者引用文献和评论之间几乎没有联系。郑给卫生可能性的每个清单提供了"中国的"和"外国的"选项,然后他自己强烈推荐其中最优的选择。郑所编排的中国知识并不是要创造一个"传统",为内在的文化特性在外国统治的外部世界中提供庇护。[①]中国的**卫生**不是一种复兴的"传统",而是一种在中国人当前生活中持续的存在,而且仍然在变动的方式。而且确实,很难在郑所有的**卫生**著作中看到殖民统治的环境有所体现。在别的地方,郑向他的同胞们发出"盛世危言",告诉他们西方在经济和军事前线所带来的可怕威胁,然而,在郑看来,1895 年时的中国人身体 —— 和保证它健康的技术 —— 还牢牢地屹立在道的领地上。

---

① Partha Chatterjee, *The Nation and Its Fragments: Colonial and Postcolonial Histories*,普林斯顿,N.J.:普林斯顿大学出版社,1993.

总 结

最初的外国卫生的中文翻译以及它们的被接受反映了中国的科学、健康和帝国主义历史上的一个特殊时期。侵略军队的暴力使得欧洲人和美国人创立了通商口岸。但是在 19 世纪最后二十几年中，在上海和天津这样的地方实际的外国人口数目是很小的，外国军队也是稀少的，而地方上的中外势力之间的日常来往常常是商谈，而不是强制推行。然而，在这个商谈的环境中，外国最初的暴力以及其未来侵略的威胁给清朝——外国交往埋下了隐藏的紧张与内在的等级。在这个受威胁的环境中，面对中国人数的日渐增长，外国人统治能力背后的秘密就在于"西方知识"，尤其是为了利益和力量，与命名和操控自然相关的科学。

逐渐升温的等级制，永远的商谈和潜在的暴力前景，傅兰雅和他的中国同事们便在早期口岸的这些复杂环境中合作。傅兰雅不能缺少他的中国同事，但是他并不将他们视为同事，而是作为对自己因得益于其英国人身份所拥有的西方知识的补充。虽然他们的工作实际上是在一种种族等级的氛围中进行的，但是傅兰雅及其中国同事却挑战了 19 世纪西方科学中的种族背景。

傅兰雅及其中国同事都致力于传播"西学"，作为自然世界里中国方式的更好替代。他们翻译**卫生**来替代**阴**和**阳**，将表示阴阳的气解析成化学元素和混合物。尽管这些建议富有新意，但是傅兰雅的**卫生**文本从未抵制过对于正确个人行为的强调，而这正是中国的保健方法中常见的因素。通过挑选出关于"科学的卫生"，而不是"卫生科学"的欧美文本，傅兰雅在卫生的道德强调和某些 19 世纪欧美卫生方法中的道德压力之间创造了某种和谐。除了鲜为人知的《居宅卫生论》外，傅兰雅所有的卫生翻译都忽略了政府、法律、民族和集体的行为。他的翻译中也没有暗示中国人缺乏变得"卫生"的能力。具备了精确的科学知识,个人可以按照这些知识来过上健康的生活。《化学卫生论》《卫生编》系列和《居宅卫生论》显示出在中国的卫生的含义开始发生了重要的变动。它们意味着"保卫生命的基本原则"不是来自《黄帝内经》或庄子的著作,而是来自欧洲和美国的实验室。在 1880 年出现的翻译的**卫生**号召中国人开始使用实验科学作为日常生存的保护。

132

然而中国 19 世纪晚期的特殊环境也使得中国人可以质疑西方卫生科学的优越性。即使精英中主张采用蒸汽轮船、电报和开矿技术的先进人物也会在遇到有关身体的科技时划定界限。郑观应的《中外卫生要旨》深入探讨了中国文化中保健的方面,并与文章和译著中的西方供水、公共卫生条例、生理学和营养等相提并论。在这些煞费苦心的类比之后,郑观应得出结论:西方的卫生之道有时候是有用的,但是无论如何也比不上中国的科技和知识。对于郑观应而言,身体是不可接触的区域,不仅仅是中国人的私人领域,也是在日常生活中所使用的适当有效的技术范围。

郑观应的**卫生**著作说明,在 19 世纪晚期,外国殖民主义在中国还没有"殖民到身体"[①] 的能力。在这里我引用大卫·阿诺德(David Arnold)的观点来指出中国 19 世纪晚期的殖民主义的两个重要方面:首先,外国租界政府没有资源来运用疾病管理机制来控制"可接触的身体"—— 检查、防疫和强制本地居民住院治疗;其次,外国人在当地也没有立即获得相应权限。尤其在天津,外国人和中国人的主体都是分开居住的。绝大部分中国人居住在离外国租界一英里开外的地方。英国人和法国人的工部局仅有少量的

---

① David Arnold, *Colonizing the Body: State Medicine and Epidemic Disease in Nineteenth-Century Inida*,普林斯顿,N.J.:普林斯顿大学出版,1993.

资金预算,拾掇着他们的方寸之地,并庆幸那"肮脏的"中国城还是眼不见为净的好。上海的公共租界里居住的中国人比天津租界里多得多,但其中的卫生官员对大部分中国居民的影响力微乎其微。他们努力着,间或也会取得一些成功,来推动公共租界里的排水系统的改革,并花费数年的功夫来开办一所小型的"性病医院"——一项用来管理卖淫业的实验,不过最后却惨淡收场。[1]

这并不是说,外国人在其特权管理生涯中就没有生出过要对当地人进行规范和隔离的愿望。[2] 害怕当地人传染的证据之一就是关于公园使用的争议。罗伯特·毕可思(Robert Bickers)和华志建(Jeffrey Wasserstrom)已经考证出了隐藏在传说中挂在上海公园门口的"华人与狗不得入内"标语的真实话语。[3] 实际上公园条例中并无任何将华人与狗等同起来的词语,但是华人,除了跟随着雇主的仆人除外,在1894—1928年间确实是被排斥在公园之外的。1880年代之前的天津,也和上海一样,可以看见这种含有排斥意味的忧虑,只有被看做是"穿着高尚"的中国人,才被允许进入英国公园。在天津的英国观察者提出中国绅士们所穿的长袍可能隐藏着数不清的卫生病灶,危害着白人的健康。有些人抱怨那些"肥胖的满大人"在孩童们的秋千上嬉闹,使人更加担忧,既怕传染,也怕这些当地人的行为本身。天津和上海城里千疮百孔的边界墙提醒着欧洲人他们在中国权力的不完全性。外国的租界当局最终尽力对进入公园进行了限制,但是他们却无力对租界以外的当地

---

[1] Kerrie MacPherson, *A Wilderness of Marshes: The Origins of Public Health in Shanghai, 1843-1893*,香港:牛津大学出版社,1987.

[2] Philip Curtin, "Medical Knowledge and Urban Planning in Tropical Africa", *American Historical Review* 90, no. 3（1985）：594-613.

[3] Robert Bickers and Jeffrey. Wasserstrom; "Shanghai's 'Dog and Chinese Not Admitted' Sign: Legend, History, and Contemporary Symbol", *China Quarterly* 142（1995）：444-466.

人做出规定,而且因为力量有限,即使对边界内的中国人所制定的规章也往往是废纸一张。随后,在 20 世纪初,害怕中国人会传染欧洲人身体的忧虑形成了外国"对权力的欲望"的基本因素,一种潜藏但却强烈欲望,想要扩大对领土和人们的统治权来阻挡危害。至少直到 1894 年,中国人和外国人摩肩接踵地在公园游玩,而外国人对此却无能为力。

出现在 19 世纪晚期的中国口岸的外国,并没有要用"西方医学"的优越性来殖民中国人思想的意思。无数的研究表明,中国人可以掌握西方外科医学的技术,但是西方所拥有的更高级的"卫生科学"的理念——这才是衡量个人与文化的现代性的标准——却并没有进入大多数中国人的思想。例如,在天津,中国人似乎并没有意识到保健和卫生在外国租界的管理中扮演着什么样的角色。这可能部分是因为直到 1890 年,工部局还没有值得夸耀的城市供水系统、地下排污管道,以及普遍的公共医药服务。一个长居天津的编年史家张涛,注意到了工部局雇人来清扫街道,并运走垃圾。他以一首小诗来赞美这项德政:

> 半车瓦砾半车灰,装罢南头又北来。
> 此例最佳诚可法,平平王道净尘埃。[①]

134

张涛看到,外国租界里的卫生工人在以一种实用且极为有效的方式来阻止瘟疫。他对疾病原因的理解与欧洲的保健专家们一样,而且他看待这项卫生政策,不仅是从美观上,还从意图上进行理解。张涛认为政府出资来进行垃圾收集是儒家的"王道"统治

---

① 张涛:《津门杂记》,1884;天津古籍出版社,1886 年重印,124-125 页。

的佳例，但他未能认识到其中西方"卫生科学"的存在。

天津有些人认为外国政府为了殖民的意图，在瘟疫暴发时会趁机进行入侵。李鸿章收到过一些未经证实的报告，说1894年香港的瘟疫是英国人搞的鬼。这些报告描述那些本来只是微恙的中国人如何应殖民政策要求喝下白兰地和大黄的混合物。这些有害的药物使得中国人呕吐不止，而这就被英国卫生局看做被瘟疫感染的迹象，于是这些人被不由分说地收入瘟疫医院，在那里被冰块包裹起来，这种治疗致使他们立即死亡。李鸿章最震惊的莫过于听到说成打的中国人被警察赶进一个小屋子里，并灌入硫气使其窒息而死。警觉的李鸿章立即找到天津的英国顾问探寻究竟，想确认英国租界当局应该不会在瘟疫暴发时期采取如此野蛮和恐怖的手段来对待当地的中国居民。这位英国顾问，亨利·巴思娄（Henry Buslow）竭尽全力地向他解释这些手段的科学原理，以减轻总督大人的恐惧。"我对大人解释"，该顾问写道，"这是由于对进入屋子杀灭病菌的举动而引起的愤恨"。李鸿章随即报以一笑，"那也同时使屋子里的人窒息，我该这样认为吗？"巴思娄向李鸿章保证，以后决不会在有人在屋子里的时候进行消毒。[①]

关于英国人卷入香港瘟疫的谣言可能是在19世纪末传到天津的，但是这些谣言却并没有与**卫生**的题目挂钩。傅兰雅译著的读者们可能会看到西方的保健方法包括戴防毒面具、吃煮熟的肉、

135

---

① 会面的细节来自天津领事巴思娄给北京使馆的秘密报告，1894年6月19日，PRO，FO，674/60，45，在原件中强调。在香港，染疫病人被放在冰室里以降低高热度。当时医院里常常很随意地用白兰地和酒作为止痛药。在19世纪时，不管是中医还是西医，都没有对腹股沟腺炎瘟疫有任何有效的疗法。关于中国人在1894年的香港腹股沟腺炎瘟疫暴发时对英国公共卫生政策和疗法的反应，参见 Elizabeth Sinn, *Power and Charity: The Early Years of the Tung Wwah Hospital*, 香港：牛津大学出版社，1989；Carol Benedict, *Bubonic Plague in Nineteenth-Century China*, 斯坦福：斯坦福大学出版社，1996；Iojima Wataru, *Pesuto to kindai Chûgoku*, 东京：Kenbun Shuppan, 2000.

吸氧和戒酒。无论在翻译的文本还是在租界的法规中都没有说明，当时在欧洲的精英们已经发展出一套强大的理论，把政府、政策、实验室和人民都包含在国家卫生的项目之中。如果说19世纪晚期见证了"卫生的现代性"在西方初露端倪的话，在中国则几乎没有任何迹象，因为当时没有任何传达这一信息的话语。

第五章　日本明治时期卫生翻译的转变

　　在（1875 年）写作《国家医学法则》（*National Medical Code*）的草稿的时候，我考虑用直接翻译（自西方）的词语——如 kenkô（健康）或 hoken（保健）。但是这些词看起来太过生硬和苍白，所以我努力地想找到另一种最恰当的说法。接着我回想起《庄子·庚桑楚篇》里面的卫生（*eisei*）一词。当然在原文中这个词的意思与西方概念有些差别，但是其中的字看起来高雅而意蕴无穷，于是我选择了它们来表示政府管理的卫生保护。①

—— 长与专斋（Nagayo Sensai），《松香私志》

　　1872 年，日本政府派出了一名 34 岁的医生长与专斋（1838—1902）作为外交大使的医务随员，前往美国和欧洲。他回到东京后，努力地试图找出一种方式来翻译他在海外所见到的东西。在欧洲和美国，他看到国家关注卫生已经成为统治的基本要旨。各个国家在不同程度上致力于建立一个将工业化、教育、警力和实验室与个人的健康相联结的网络，形成国家的健康。每种语言都有自己

---

　　① Epigraph: Ban Tadayasu, *Tekijuku to Nagayo Sensai*: *Eiseigaku to Shôkô shishi*, 大阪: Sogensha, 1987, 156.

特定的词汇来描述这个系统:法语是 *santé*;英语是 *sanitary*;德语则有 *Gesundhe-itsplege*,*Sanitäts-wesen*,或者 *öffentliche Hygiene*。长与希望能发明一个日文词——以汉字组成——可以恰如其分地翻译出这些意思:政府对其人民的健康提供广泛的供给和监控。25 年后当他在记忆里回想搜索时,中国道家的著作《庄子》中的**卫生**(*eisei*)一词闪现在他脑海,成为一个再恰当不过的翻译。卫生是以"卫"和"生"两字组成,给了这个新翻译过来的卫生系统与过去的一种"高雅而意蕴无穷"的语言联系——虽然这种联系的另一头是日本的邻国,中国的古代。

以研究中国现代词汇的组成而著名的费德里科·马西尼(Federico Masini)认为,一个全新意义的"**卫生**"是"在日本发明并在 19 世纪末输入中国的"①。19 世纪后半期,日本的学者们在遇到欧洲文本时运用中国汉字创造出了新的术语词汇:宪法、共和、科学、权利、社会。马西尼指出虽然卫生是基于中国已有的词语创造的,但是现代汉语里的卫生应被视为纯粹的新语汇,是一个从日语借鉴过来的新词,因为"在日本赋予这个词的意义与它的原义(保卫生命)有着很大的差异"。②

确实,虽然在 19 世纪晚期的中国口岸,傅兰雅等人开始改变了**卫生**的内涵,但是出现在明治早期的医学精英文章里的**卫生**(*eisei*)却有着不同的秩序。对于长与专斋及明治政府的其他缔造者而言,**卫生**把中央政府、科学家、医生、警察、军队和人民联结成一个整体,共同努力去保护国民的身体。通过这种语言的想象,**卫生**现在已经成为"卫生的现代性"。

① Federico Masini, The Formation of Modern Chinese Lexicon and Its Evolution toward a National Language : The Period from 1840 to 1898,伯克利:*Journal of Chinese Linguistics*,1993,202.

② 同上。

卫生的现代性在 20 世纪时进入中国，但是它首先是在明治时期的日本翻译和包装起来的。新的学者们考察了在中国的翻译发展过程，认为现代词汇的"原"义如**权利、自由、机器**和**社会**等，这些都是从古文经典中转化过来的。通过追溯这些词语的发展，学者们认为这些新词与过去的关联深刻地影响了它们的被接受程度。更深入的研究还特别标明了不同的人在不同的语境中怎样使用这些词语，以及哪种翻译变动得最快。①

在这个过程中，日本翻译者作为创造者和中介的作用已经得到公认，但是却很少有人深入探究中国学术界的情况。无法想象如果不是日本的作用，一个像**卫生**这样复杂而有力的词语如何产生。这一点在思考"卫生的现代性"方面尤其重要，因为这是日本对东亚进行帝国主义扩张中的一个中心战略。**卫生**，在日语中发音为 *eisei*，在明治时代的日本反复地出现，成为统治一项的基本原则，一个国家与人民的意志结合点，以及日本与亚洲其他国家的力量对比的指标。当然在 19 世纪晚期的中国，新意义上的**卫生**已经出现，但是这些意义与同时期的日本相比却有相当的差异。日本不是卫生的现代性的唯一产地，但却是日本赋予它成型并具有了强大的威力。

一些关于日本 19 世纪的科学、医学和公共卫生历史的杰出研究现在已经有了英文文本。通过这些文章，一些学者已经开始用

138

---

① 见刘禾编 *Tokens of Exchange: The Problem of Translation in Global Circulations* 中的研究，达勒姆，N.C.：杜克大学出版社，1999；及 Michael Lackner, Iwo Amelung, 和 Joachim Kurtz 编，*New Terms for New Ideas: Western Knowledge and Lexical Change in Late Imperial China*，莱顿：Brill，2001.

独具创造性的方法来探究 *eisei* 的演化发展。^①本章回顾了这一形势，概述主要的文本影响力，日本和欧洲之间的流通，以及在日本的卫生的现代性发展过程中重要的语言选择。虽然日本遭到西方帝国主义的威胁，但是并没有被占领，它的精英们掌握了西方的工具来武装自己，主导亚洲的未来。这个过程先是通过语言开始，继而便试图使日本告别自己属于亚洲的过去。

长与专斋与欧洲的公共卫生

在 1895 年的回忆录中，长与专斋用了一句中国习语来表达他在 1872 年初次抵欧时，对保健和卫生意义的感受和理解，就如"身在庐山中"一样。在这里这个日本现代公共卫生系统的创造者之一引用了一首 11 世纪的中国古诗：

> 横看成岭侧成峰，
>
> 远近高低各不同。
>
> 不识庐山真面目，
>
> 只缘身在此山中。

---

① James Bartholomew，*The Formation of Science in Japan*，纽黑文：耶鲁大学出版社，1989，保持着一个现代科学社区的紧急状况的编年史标准。John Bowers 描述了德川将军势力逐渐衰落的时期，西医的教师和其日本学生的职业，见 *Western Medical Pioneers in Feudal Japan*，巴的摩尔：约翰斯·霍普金斯大学出版社，1970 及 *When the Twain Meel：The Rise of West Medicine in Japan*，巴的摩尔：约翰斯·霍普金斯大学出版社，1980. William Johnston 在他关于日本肺结核的权威研究，*The Modern Epidemic: Tuberculosis in Japan*（剑桥，Mass.：哈佛大学出版社，1995）中，对于明治的公共卫生体系作了绝好的介绍。关于近期对于 *eisei* 的研究，参见 Thomas Lamarre，"Bacterial Culture and Linguistic Colonies：Mori Rintaro's Experiments with History，Science and Languages"，*positions* 6，no.3（1998）：597－635；和 Susan Burns，"Constructing the National Body：Public Health and the Nation in Nineteenth-Century Japan"，in *Nation Work，Asian Elites and National Identities*，Timothy Brook 与 Andre Schmid 编，Ann Arbor：密歇根大学出版社，2000.

这首诗是宋代诗人苏轼在游江西庐山时写下的《题西林壁》，从此就有了一个习语，"庐山真面目"。这句习语表现出苏轼巧妙地将地形转化为精妙的佛理，"庐山真面目"意味着突然看见出现在眼前的真理，往往只能看到其中一部分。对长与专斋而言，去欧洲和察看它的卫生管理状况犹如"侧面看庐山"，最后则在远处的日本见证了他之前所瞥见的医疗系统的复杂整体。[1]

长与专斋是几个参与了明治维新核心势力的西医之一。这个干劲十足而雄心壮志的群体包括石黑忠真（Ishiguro Tadanori）、松本良顺（Matsumoto Ryôjun）和后藤新平（Gotô Shipei），决心将卫生作为新兴的日本国的中心议题。长与专斋是这几人之一，但是他的经历在明治早期可能是最具语言和文化的复杂性的。早在1850年代在他开始在大阪学习西医的时候，就初遇了"庐山"。在长崎，他接触到荷兰医生的西医著作及文章的译文，有了更加深入的了解。最后，在1871年长与以岩仓具视使团医学观察员的身份游历欧洲和美国。长与所接触到的医学是一个多语种的世界：有荷兰语、德语、日语和英语，而且他还经常用中国的古诗来描写他的经历。当他想为这医学现代性的新体系——他在欧洲所见到的"庐山"——命名时，长与专斋便转而向中国的古典哲学寻求灵感。

长与专斋16岁前往大阪师从兰学家绪方洪庵（Ogata Kôan，1810—1863）[2]，从那时起便开始了对西医的探索。在德川幕府将欧洲人从日本驱逐出去，只留长崎一地与荷兰通商后，荷兰的书籍就成了日本了解西方的窗口。医学成为后来形成兰学的语言和科

① Ban, *Tekijuku to Nagayo Sensai*, 143–147.
② 关于长于专斋早期职业的介绍，参见 Ann Jannetta, "From Physician to Bureaucrat: The Case of Nagayo Sensai", in *New Directions in the Study of Meji Japan*, Helen Hardacre 编，莱顿：Brill，1997.

学研究中最辉煌的部分。^① 尽管幕府怀疑和压制平民的行为,但是从 18 世纪早期开始,一个由日本医学家组成的小团体就开始投入到荷兰的医学著作的翻译和学习之中。绪方洪庵是 19 世纪最活跃的荷兰医学翻译家和医学家之一。绪方热衷于提升其职业地位,在 1838 年,他开办了医学和翻译学塾 —— 适适斋塾(Tekitekisai juku)。

在适适斋塾中,长与专斋从老师的翻译书籍中学习欧洲的解剖学、药理学和医德,尤其是绪方翻译的(从荷文翻译的)著名柏林教授克里斯托弗·威廉·胡佛兰德(Christoph Wilhelm Hufeland)的著 作《医学手册》(*Manual of medicine, 1836*)。除了用翻译外,绪方还用荷文书籍来教授他的学生,其中许多是译自德文的。为了学习西方医学,长与和他的同学不得不去啃日荷词典,并钻研艰深的荷文语法。^②

1858 年,长与专斋从绪方的适适斋塾毕业,之后他去了九州西部的长崎,在那里跟随一名真正的荷兰人,约翰尼斯·庞培(Johannes Pompe van Meerdervoort)医生 ^③ 继续学习荷兰医学。在庞培的指导下,长与的荷兰语发音有了长足进步,并学习如何运营医院。庞培在 1858 年九州暴发霍乱 ^④ 时对日本公共卫生的批评给长与留下了深刻的印象。由庞培和德川幕府创办的医院在瘟疫后继续运营,成为日本第一所政府出资的西式医学机构。1868 年,长与专斋成为这所医院及其附属医校的主管。^⑤

长与专斋潜心研读欧洲科学书籍,从译著中学习医学,并开办

140

---

① 关于兰学的介绍,参见 Donald Keene, *The Japanese Discovery of Europe*,斯坦福:斯坦福大学出版社,1969.

② 关于绪方洪庵对于胡佛兰德的翻译,参见 Sugimoto Tsutomu, Edo Ranpôi kara no messēji,东京:Perikansha,1992.

③ 关于日本早期的西医情况,参见 Bowers, *Western Medical Pioneers*;及 Bowers, *When the Twain Meet*.

④ Burns, "Constructing the National Body", 22–23.

⑤ Bowers, *Western Medical Pioneers*, 56.

了一所小型医学校，但这些经历跟他遇到庐山之后的相比，成为纯粹的小打小闹。长与在1871年参加了岩仓具视使团，"进入庐山"的机会来临了。该使团是由新的明治政府派出，其原本目的在于与西方就以前签订的不平等条约进行谈判。最后，使团作为求真（fact-finding）团的成就远远超过了它的外交成果。日本看到了清帝国在英法手下的失败，以及美国想要用类似的手段来"打开"日本的大门。1868年归政天皇给武士领导的强国计划赋予了合法性，用以抵制西方的侵略。岩仓具视使团给新的明治精英们一个机会踏访全球以寻找国家富强之道。使团的行程自西至东遍布三大洲，访问了包括应邀到访的（但不止于这些）旧金山、华盛顿、纽约、伦敦、巴黎、阿姆斯特丹、柏林、罗马、维也纳和莫斯科。两年间，数十名官员、贵族和学者与使团随行，在他们所经过的每个国家的议会、选举、工业、立法、学校、监狱和医院的结构和功能中寻找通向现代性大门的钥匙。

作为日本第一所官办的西式医校的校长，长与专斋关注的焦点在于西方的医学教育。对长与来说，这趟旅行的开端并不佳。除了对边境上的城市，如盐湖城的下水道系统和公立医院印象深刻外，他对美国总体上觉得无聊和无味。[1] 在华盛顿的一所医科学校，他和他的同伴遭到了白人教授的种族主义歧视，于是长与便离开使团，独自前往欧洲。[2] 他比使团提前几个月到达英国，在考察了伦敦的卫生著作和公共卫生组织之后，长与去了以最近以西方的医学教育中心而闻名的德国。[3]

---

[1] Ban, *Tekijuku to Nagayo Sensai*, 139.

[2] Jannetta, "From Physician to Bureaucrat", 158-159.

[3] 关于德国医学教育的兴起，参见 Thomas Broman, *The Transformation of German Academic Medicine, 1750-1820*, 剑桥：剑桥大学出版社，1996；及 Thomas N. Bonner, *American Doctors and German Universities: A Chapter in International Relations*, 林肯：内布拉斯加大学出版社，1963.

在后查德威克时代的英国,公共卫生成为"一种基础性的改革,是其他所有改革的辅助和必要条件"①。长与是否认识到公共卫生的首要地位在英国是在近三十年里开始和树立起来的,这个不得而知。在查德威克的报告之后,1848 年、1853 年和 1866 年的霍乱风波更增了公共卫生改革的紧急性,但是政府权力增强的思潮却阻碍了卫生人员主张由国家管理卫生的设想。伦敦市工业局负责的工业化计划本可以改善城市的卫生状况,但是泰晤士河下面的下水道直到 1858 年国会大厦关闭后才改变了"奇臭年"(*Great Stink*)的状况。在瘟疫紧急期间,国家通过了无数条法令,呼吁在各个社区建立卫生官署,但是直到 1875 年《公共卫生法案》(*Public Health Act*)通过后,一个国家体系的卫生区域和卫生官署才在全英国建立起来。在 1872 年的时候,长与可能见到了这个系统的雏形,每个区域设置一名卫生官员和一名卫生委员,负责监控和报告瘟疫情况以及保证卫生改革的实施。每个社区的卫生都需要当地事务委员会的参与,这一点给长与留下了深刻印象,并认为这种形式尤其适用于日本。

正是德国才令长与感到他终于"进入了庐山"。1872 年到达柏林后,长与专斋不仅仅只看到了宏伟的医院、光亮的实验室和一个发展中国家卫生机构的开端;他还看到在这个社会里,医生是主要的政治活动家,实验科学家引导着公共舆论。对于具有政治抱负的长与而言,德国提供了一种包含医学 —— 和医学专家 —— 为中心的模式,形成了使国家富强的政治结构。在柏林,长与在夏洛特(Charité)医院附属的腓特烈威廉(Frederick Wilhelm)医科大学学习。该大学的首席教授便是克里斯托弗·胡佛兰德,即绪方

---

① Anthony S. Wohl, *Endangered Lives: Public Health in Victorian Britain*,伦敦:J. M. Dent and Sons, 1983,7.

洪庵翻译的医科全书的作者。对长与而言，柏林之旅就是一趟前往自己医学知识源头的朝圣之旅。在回忆录中，长与在柏林感到百感交集。这个大学的传统和实验设备令他深感钦慕，但同时他亦感到，相形之下，他自己在日本的学校设施是多么的简陋。[①]

在柏林期间，长与专斋注意到的不仅是医科大学里明亮的本生灯。十年前，社会革命家和细胞病理学教授鲁道夫·菲尔绍（Rudolf Virchow）入选了柏林城的市议会。成为政治家的菲尔绍坚定地相信，疾病发生的源头是能够被消除的，而且国家有能力创造卫生，因此他不知疲倦地忙于建设一个无瘴气的柏林。1860—1870 年代间，这位议员教授推动了全市地下排水系统的建造，于是引起瘴气的垃圾便不会在城市的土壤中聚集。菲尔绍也对柏林的医院，如夏洛特这样的大医院进行改造，使其照明和通风条件更佳。通过他的政治生涯以及他在《官方医学》（öffliche Medezine）上发表的无数文章，菲尔绍这位科学家塑造了柏林城的政治，并使得市政府肩负起城市卫生的责任。[②]

在新纳入统一的德国南部，另外一位实验科学家，马克斯·冯·佩登科弗尔（Max von Pettenkofer）也影响了城市的建设和政治。早在 1840 年代，佩登科弗尔就兼任两个职务，慕尼黑大学的化学教授和巴伐利亚内政部的医学顾问。和菲尔绍一样，佩登科弗尔相信瘟疫是由聚集在土壤中的垃圾产生的瘴气引起的，他坚决地推动慕尼黑政府建设排污和供水系统以净化城市。从他的实验室，佩登科弗尔将卫生的各个方面都进行了量化 —— 空气、土壤、水和食物的组成，通风的可贵，衣物的品质，清洁的功用 —— 并试图

[①] Jannetta, "From Physician to Bureaucrat", 160.
[②] Rudolf Virchow, *Collected Essays on Public Health and Epidemiology*, L. J Rather 编, vol. 2, 剑桥, Mass. : Sciense History Publications, 1985.

把这些数据直接应用到环境改善中去。佩登科弗尔的工作在二十年后被罗伯特·科赫（Robert Koch）的细菌理论超过。然而，长与在德国的时候了解到的是作为一位成功的化学官员的佩登科弗尔，此人被誉为欧洲"实验卫生（*experimental hygiene*）"[1] 新科学的奠基者。

在 1872 年，德国在俾斯麦的领导下正开始把这些地区性的公共卫生现象推广为国家制度，一个全面的、中央集权的国家卫生管理体系的大致轮廓已经在当时德国的著作中勾勒出来了。乔安·彼得·弗兰克（Johann Peter Frank）的《医学警察的完整体系》（*System einer vollstandigen medicinshen Polizey*），初版于 1779—1817 年间，描述了政府负责卫生的总体计划。弗兰克设想发展一支医学警察力量，负责排除问题、监控瘟疫、执行防疫和公共及甚至家庭卫生条例的实施。[2] 在德国期间，长与专斋可能也看到了爱德华·莱克（Edward Reich）的书，他的大作《卫生的体系》（*System der Hygiene*）1871 年刚刚出版。在他的**体系**中，爱德华提出了国家应关注的四种类型的卫生：道德卫生、社会卫生、饮食卫生和卫生警察。长与主要从对爱德华的**体系**的介绍中了解到了同时期的德国人对卫生和国家的看法：

> 卫生是这些原则的总和，卫生的实行是为了保持个人和社会的健康和道德，破除疾病的根源，使人身心高贵。总的来说，卫生包含了全部的精神和道德世界，并与所有有关研究人

143

---

[1] 关于 Pettenkofer 的方式，参见 Erwin Ackerknecht, "Anticontagionism between 1821 and 1867", *Bulletin of the History of Medicine* 22（1948），562-593；Wolfgang Locher, "Max von Pettenkofer—Life Stations of a Genius : On the 100th Anniversary of His Death", *International Journal of Hygiene and Environmental Health* 203（2001）: 379-391.

[2] Johnston, *The Modern Epidemic*.

类及其环境的科学相关联 …… 它是哲学、科学,以及个人、家庭、社会和国家健康生活的艺术。[①]

可能因为读了这样的文章,长与终于了解了当时在欧洲进行的卫生运动的意义和范围:

> 当我在欧洲和美国调查各种各样的医学体系的时候,每每在我表达观点时,总会听到"卫生"和"保健",在德国是"Gesundheitsplege"这样的词。一开始我只是看到它们的表面价值,但是随着调查的继续,我逐渐认识到它们并不简单地意味着个人自己的健康 …… 我发现它们指的是一种特殊的公共管理体系,负责保护国家的全体公民的健康。[②]

长与说他最初在美国和英国听到"卫生"这个词时,并没有领会它的全面性,他花了一些时间才理解这是一种超越了个人责任的保健模式,包含了政府管理和社会建设。对于一个寻求以快速地采用全新体系的统治方法来实现现代性的国家精英而言,包含在这些诸如莱克的《卫生的体系》和弗兰克的《医学警察的完整体系》等全面性著作中的信息非常具有吸引力。确实,在回到日本后,长与似乎就以莱克和弗兰克作为他为明治政府规划的卫生管理的纲领。长与希望能够建立一个新的政府实体,可以成立一个专门而全面的行政部门用来排除生命危险和保障民族福利。它包含生命的各个方面,不管是大还是小,只要是可能威胁人类生存的,包

144

---

① 引自 George Rosen, *A History of Public Health*, 1958 ; 重印,巴的摩尔 : 约翰斯·霍普金斯大学出版社, 1993.

② Ban, *Tekijuku to Nagayo Sensai*, 133–134 ; Burns, "Constructing the National Body", 25.

括消除疾病和瘟疫；它将为穷人提供援助和保持街道的清洁；它将控制饮用水和排污管道，规划街道和房屋建造，管理药物、燃料和食品等的制造。它将成为国家行政中不可或缺的一部分。[1]

带着对全面的政府行政机构和卫生的憧憬，长与为日本勾勒出一幅理想的卫生现代性图景。

把庄子化入国家职能中

在长与专斋回到日本后，他的首要目标便是为明治中央政府建立一个官方医学机构。对于这位由兰学学者转为国家医生的人来说，第一步便是要为这个公署找到一个恰如其分的日文名字。在他环游世界时曾经遇到过诸如 *sanitary*，*hygiene* 和 *Gesundheitsplege*（保健）这样的词，包含公共和私人的疾病防治方法的双重含义。有一些日本汉字看起来似乎可以表达类似的意思：*kenko* 可以用来翻译"健康"，而 *hoken*（保卫和强健之意）可以用来翻译"保健"。但是，在长与专斋看来，这些词表达的意思过于私人化，指的是个人的卫生行为。德语的 *öffentliche Hygiene*（官方卫生）描述的是政府结构，但是长与想不出一个日本现有的词汇可以等同这些意思。他希望能找到一个词既结合了个人的行为，但又首要强调国家的角色。

在他的回忆录里，长与说他在1875年时转而向道家的经典《庄子·庚桑楚篇》里寻求解决他的翻译困境的办法。在庚桑楚篇里，南荣趎向老子询问以"卫生之经"避死之法。**卫生**正好给了长与灵感，抓住了他的新卫生官署设想的精髓。长与将他的这个时刻称

---

[1] Johnston, *The Modern Epidemic*, 179.

为语言的胜利,继而便提到道家原文里的**卫生**与他所要创立的国家体系后面的原理是有区别的。在这段话里,庄子称最佳的"卫生"之道就是要像初生的婴儿一样自然,行不知所之,居不知所为,与物委蛇,而同其波 —— 与佩登科弗尔和俾斯麦的思想差之千里。另外,长与把《庄子》作为他的发现,似乎有一点不诚实。因为在中国,卫生这个词已经很普遍地用于描述各种各样强身健体,抵御疾病,延年益寿的饮食和运动行为。如果这个词在日本用得也很普遍的话,那么为什么长与要把他的选择归于中国古代的哲学《庄子》呢?

威廉姆·约翰斯顿(William Johnston)提出长与有意识地选择**卫生**是因为它的第一个字,**"卫"**传达出"管辖和巡视一个地区"的意思,因此与长与试图在日本复制的德国模式中的医学警察有相关联之处。按照这种解释,长与想象了一个高度中央集权的国家,并给他的机构配备"管辖生命的机关"[1]。实际上,长与对于卫生警察在日本的适用性多少是有些矛盾的。尽管他对德国模式全身心地热衷,但是长与想因地制宜地做出一些改变,培养出具有卫生意识的地方精英;他实际上支持建立英国模式的公民议会来负责地方卫生。[2] 另一种关于**"卫"**的意义更确切的解释是,用武力保卫或设立堡垒保护某种重要珍贵之物。显而易见,长与希望能用他的新机构来保卫明治新政权,因为它处在西方侵略者环伺,虎视眈眈的敌意世界里,面临着一个未知的将来。长与观念中的**卫生**结合了英德两种体系的最优因素。它不仅仅是实验室和防疫,它还包括教育、福利和大众参与。所有这些部分的总和将创造出一个强健的群体,可以建设和保卫新国家。"保卫生命"是一种恰

---

[1] Johnston, *The Modern Epidemic*, 179.

[2] Ono Yoshirô, *Seiketsu no kindai*, Tokyo : Kôdansha, 1997, 127.

当不过的说法,因为在长与的观念中,新机构将保卫公民和国家的
生命。

　　长与将《庄子》作为他的出处并不只是要展示他的博学,这也
是一种向他的导师绪方洪庵及其适适斋塾致敬的方式。这个学塾
的名字大概可以翻译成"愉快的,愉快的书斋",尽管这样翻译会有
失其原意。这个适字的重叠用法是源自《庄子·大宗师》篇。这篇
描述的是古之真人的品德,这些古代圣人的美德是那些想探索他
们的人无法达到的。他们不自适其适者,而是适人之适。然而同时,
他们却不会因名利而弃其志,即使九死而无悔。① 因为其中有中国
古之真人的含义,翻译成英文的愉快学习的书斋只能体现适适斋
塾这个名字的部分意义。在 19 世纪的日本,学塾名字中的两个适
字揭示了武士教育与中国哲学著作之间千丝万缕的联系。

　　不过,对于许多兰学界的人而言,适适二字的用法可能也是一
种对荷兰著作中的欧洲医学伦理的描述。绪方创办适适斋塾时正
值他开始翻译克里斯托弗·胡佛兰德的《医学手册》。在日本,《医
学手册》最著名的部分是末篇《医生的关系》(日语, Fushi ikai 医
师之德),这一篇的译文在兰学学者中流传甚广。② 这篇文章简略
地论述了职业道德,表达了胡佛兰德关于医生的高尚责任的理念,
医生应当为他们的病人、同僚和公众服务。胡佛兰德的著作在日
本引起了热烈的反响,体现了它所传达的主旨正合兰学医学家们
努力建立及将其职业合法化的需要。对于 19 世纪早期的兰学行
医者们而言,这篇文章包含了理想化的欧洲医学传统的基本性质,
在医学中发现乐趣和无私地为病人和社区服务。③ 绪方洪庵首次

146

① Ban, *Tekijuku to Nagayo Sensai*, 47.
② Sugimoto, Edo Ranpôi kara no messēji, 96.
③ C. W. Hufeland, Enchiridion medicum : Oder Anleitung zur medizinischen Praxis
Jonas,柏林: Verlagsbuchandlung, 1836, 709-731.

将这本书完整地翻译出来，他对胡佛兰德的观点也相当认同。绪方学塾的名字——适适斋塾——是引自中国古典文献，同时，它也是向这位柏林医学教授致敬，并传达了一个在日本新兴和混杂的医疗职业的抱负。绪方洪庵医学塾的名字表现了日本的兰学医学家们有着丰富的东西方资源可以获取——并对这两种资源都持赞赏态度。

所以，对于长与专斋来说，从道家经典《庄子》里选择**卫生**是向他的老师和学校的致敬。它具有多重的含义，将兰学传统与民族主义相结合，也体现了中国古代文明的精深。这体现了明治政权早期的日本形势的几个重要方面。长与专斋和他的医学团体是在一个尊崇中国文化的世界里拥抱欧洲医学的，在翻译荷文的过程中他们自由地融会贯通了中国哲人和诗人的描写。长与专斋首创了一个彼此交织——而又平等的世界——从中国古代延伸至19世纪的柏林。

然而，到长与专斋宣布发明了新的**卫生**的时候，催生这种丰富的创造性的环境已经开始发生改变。长与专斋这一辈人的老师们是在欧洲帝国主义成为日本的威胁之前学习欧洲医学的。当绪方洪庵建立他的学塾的时候，欧洲医学并不是优越而强大的，也不是军队和殖民者的仆人，他们只是从那些异于自己社会的文本中涉猎解剖课程和药理。学生们用兰学来加深他们的职业造诣和满足他们的好奇心，而不是学习一种主流的学术和西方现代性的象征。随着德川幕府的下台和明治王政复古，形势发生了变化。欧洲医学成为国家富强之匙，去往欧洲的朝圣之旅开启了通往卫生的现代性的道路。长与专斋基于古代文化重构了"保卫生命"，但是对于长与而言，*eisei* 现在则意味着"卫生的现代性"，一种剧烈的变革社会、国家和民族的方法。庄子把他的词汇借给了这样一个概念：

这是指向日本的现代化的关键,最终将是促成日本帝国主义形成的关键。

长与专斋曾想为 *eisei* 创造一个由国家和医学精英规定的统一意义。但是他选择了一个从中国经典中引用的"高雅而意蕴无穷"的词 —— 这个词恰好也在日本使用普遍 —— 给明治早期的日本带来了无数的争议。*eisei* 的旧义是个人的饮食和锻炼行为,在长与专斋将其新机构命名为卫生局的时候,这个旧义并没有消失。即使在医学精英中,也没有一个统一的、普遍被认同的词汇。即使在长与专斋建立卫生局的时候,其他的兰学医学家们也提出了不同的道路以达到"卫生的现代性",但这些道路都与国家离得很远。

第一部 "新的卫生":《卫生新论》(1872)

虽然长与声称自己具有原创性,但是第一个用 *eisei* 来翻译现代欧洲的保健概念的人却是绪方洪庵的儿子(也是长与的适适斋塾同窗)绪方维准(Ogata Koreyoshi)。小绪方的著作《卫生新论》于 1872 年在大阪出版,比长与在岩仓具视使团后卫生的现代性的"发明"早三年。[①] 尽管这两个人用了同一个词来表达他们的卫生的现代性的观念,但是绪方的"新卫生"却与长与的重构之间存在着根本性的差异,这证明在明治早期的日本, *eisei* 并没有统一的定义。在绪方的论述中,国家完全是缺席的。取而代之的卫生之匙仅仅在于个人获知一套关于人体和环境的理念。从这个意义上说,绪方的 *eisei* 可以完全等同于傅兰雅翻译的中文**卫生**。《卫生新论》

148

---

① 绪方维准:《卫生新论》,大阪:Inada,1872,复印自华盛顿国家医学图书馆。长与专斋一定知道绪方的著作。两人都曾在庞培的手下学习荷兰医学,之后又与庞培的继任者 Antonius Francis Bauduin 一起任教。在明治归政后,长与仍然留在长崎,而绪方却在大阪建立了第一所西式的医院和医科学校。

用化学、生理学和解剖学术语重新给人体与自然界的关系进行了命名，掌握实验室语言将指导个人达到更好的健康。

《卫生新论》分为两个部分。第一部分是关于食物和饮料的组成和代谢。它列出了营养食物的构成（很耳熟的说法，与傅兰雅的《化学卫生论》一样）：麸质、蛋白质、淀粉、糖分、矿物质。它解释了胃如何消化消化营养，血液如何输送营养，以及身体如何排泄废物。和傅兰雅的**卫生**编系列一样，对绪方而言，酒精也是腐蚀神经和毒害大脑之物。第二部分题为"生育"，详述了人类生殖系统的解剖和功能。在这里，绪方描述了神秘的女性生殖器官，测量和描述了男性生殖器的内部解剖结构，叙述了受精和怀孕的过程。性和性器官的适当调节是东亚文本中的**卫生**的重要方面，也是绪方的现代 *eisei* 定义中的中心。但是对于前传教士的傅兰雅来说，他关心的主要是禁酒和儿童教育，性和健康之间的关系在他重构的**卫生**中则被完全地排除了。

绪方的著作与傅兰雅的译文的另一个显著不同在于他们对语言的使用。傅兰雅的译文似乎是要隐藏它们是外文翻译的事实。务必要把外国词汇用一、两或三个"意义相当"的中文字来代替。**淀粉**、食物的基本组成成分，被翻译成**小粉**，即在中国烹饪中用来勾芡调汁的粉状"淀粉"。白蛋白被翻译成**蛋白质**。听起来像外国词的只有偶尔在翻译化学概念的时候才会出现，如**咖啡因**。然而，在绪方的书中，外国专家的声音（和语言），还有数百个定义卫生的现代性的新词，都清楚地被保留了下来。偶尔会有两个日本汉字组成的词表示它的日文含义，但是其构词方式也很清楚地表明这是一个外国词。每个原为荷文的词汇都在书的空白处注明了假名发音。书中也有荷文的出现。绪方写作《卫生新论》的初衷是为了给精通外国术语的医学生看的。与傅兰雅的翻译技巧比起来，

149

《卫生新论》似乎是要从外国那里寻找权威性,其结果就是成为一部新词和新意义的杂烩。

但是这些新词汇并没有成功挤掉别的哲学观:外国的权威性并不是完全的。绪方偶尔会用中国的知识来弥补他认为西方知识的不足。在人的生育方面,绪方用了道家的"肌体之实"—— 睾丸通过脊椎里的骨髓与大脑相连 —— 用来解释为什么误用性器官(比如手淫)会导致身体多个部位的失调。这种道家的肌体理论使得绪方可以做出理性的解释,为何纵欲会导致眼盲、耳聋、呼吸不畅、不消化、胃酸、秃头和龋齿。

和傅兰雅的《化学卫生论》一样,《卫生新论》也在一开始传达了卫生的现代性的第一个基本原理:世界并不是由阴阳二气,而是由各种各样的化学元素组合而成。然而,《卫生新论》表现了日本在构建卫生的现代性过程中的一个特殊时期。就在不久之后,在后来的翻译和出版物中,再也没有出现过用别的哲学观和解剖论来弥补欧洲知识不足的情况。对于长与专斋和其他明治早期的医学现代化者而言,实现卫生现代性的挑战之一就是术语的标准化和保持欧洲知识的"权威"地位。日本的医学精英们很快就认识到了西方的卫生"真理"的性质正在分化和改变,不应追求模仿外国的权威,而应在日本自己的实验室和诊所中创造出卫生真理。但是在 1880—1890 年代,追求科学权威的压力迫使日本科学家继续前往欧洲的卫生现代化中心取经。它也导致欧洲专家来到日本,来教授这些寻找现代性之匙的如饥似渴的学生们。

150

现代性的工具:《卫生凡论》(1880)

在《卫生新论》出版的八年后,另一本关于新卫生的著作在东京医科大学里出现。《卫生凡论》（1880）是一本亚伦斯特·迪格尔（Ernst Tiegel）的演讲翻译汇编，亚伦斯特·迪格尔是明治政府第一位官方的卫生教授。[①] 这本书的题目反映了明治政府希望有一个外国专家能够简明地、迅速地和精确地将卫生的现代性的基本原理直接传达给日本的新医学精英们。从很多方面，《卫生凡论》试图将官方卫生的观念原原本本地移植到日本医学学生们的头脑中去，这正是八年前长与专斋在德国时令他振奋不已的观念。[②] 亚伦斯特·迪格尔在1880年带到东京的官方卫生显然还是佩登科弗尔式的观点，忽视细菌而关注制服瘴气。虽然事实上这种公共卫生的慕尼黑模式很快将会被柏林细菌学家超越，但是《卫生凡论》给明治的医学生们展示了一套建立欧洲现代性的全面工具。

迪格尔的演讲以一个基本观点开始：他想告诉他的日本学生"群众"的概念，一个既有健康的也有疾病的身体的总和。迪格尔鼓励学生把全国的人口想象成一个人体，而卫生官员就是这个人体的警察和医生。基于19世纪晚期的欧洲人把疾病等同于其他的社会乱象的观念，迪格尔解释说疾病杀害公民，就像罪犯和凶手对人口的威胁一样。所以调查和消除疾病就是国家的基本职责，就如调查和控制犯罪是统治的基石之一一样。首先，国家要运用统计数据把疾病分为全国性的、地方性的或者瘟疫。然后国家就应该"诊断"和消除引起公众不适的环境性因素。

在他关于疾病的环境原因的讨论中，迪格尔显示了他自己是一个佩登科弗尔的瘴气引起疾病论的信徒。导致疾病的环境罪魁是从土地里或死水中升起的污秽空气。流窜在屋子里的腐败气体

---

① 迪格尔：《卫生凡论》，Ôi Gendô译，东京：Hasunuma，（1880—1881），复印自华盛顿国家医学图书馆。

② 给迪格尔演讲的译者发出批准的人，除了长与专斋，不做第二人想。他在书的末页用粗黑的毛笔写道："首屈一指的便是它的全面性。"

和工厂的烟雾会使人衰弱甚至致命。细菌潜藏在水中，而水也含有大量其他的有害因素，包括化学物质、溶解的气体和微生物。 *151*

为了制服空气和水中含有的有害物质，迪格尔提供了全面的建筑、工业和行政工具，所有这一切都要由国家来安排。政府应管理下水道，保护主要水源，监管建筑编排，并将有碍健康的工厂搬迁到郊区去。在迪格尔的观念里，国家甚至应当设计和建造卫生厕所供民众使用。《卫生凡论》的这一部分描述的草图规划了一个理想化的欧洲的卫生环境建设，竖立着十字架的雄伟教堂，整洁的尖顶房屋和井然有序的下水道。

迪格尔在东京医科大学期间，并不只是展示德国的卫生现代性的模板：他也用心研究了日本人的卫生质量。在这些实验中，加上"卫生调查"，迪格尔考查了日本的物品是否符合佩登科弗尔的科学卫生标准。他检测日本纺织品，看它是否有隔绝有害气流的能力；检查日式木屐，看它是否能使地面的有害污物不沾染日本人的脚。[①] 迪格尔在他的演讲和报告里描绘了一个全新的世界，其中将实验室与国家理性管理相结合是创建一个健康、现代的民族的关键。

建构人体的国家

在 1880 年迪格尔的《卫生凡论》里，卫生现代性的世界看起来整齐而完备，但是对于明治政府来说，实际状况远没有这么井井有条。1875 年，卫生局在内务省成立。这个新官署开始的工作是

---

① 迪格尔，*Ifukuryô Shikensetsu*（《本地与外国的穿着，包括鞋类的卫生价值比较的报告》），Katayama Kuniyoshi 译［东京：Noimushô, Eiseikyoku,（1881）］。复印自华盛顿国家医学图书馆。

发布规定，管理医药执照、丧葬、供水和进行垃圾处理。它也准备在全国建立起医院和医科学校的网络。[1]但是1877—1879年的毁灭性霍乱席卷了日本，导致了成百上千的人死亡，证明了新官署的不力，以及国家与民众之间对 *eisei* 认识的巨大差异。

在1877年的霍乱中，卫生局对于东京居民生活的干预达到了前所未有的程度，但是对于那些被监管者而言，这些管制却是严重的罪行。自然，政府遭遇了坚决的反抗。卫生警察在霍乱地区的街道进行巡查，主要集中在城市的贫民区。一旦发现疫情，警察就会在病患的门上贴上一张告示"此处有霍乱"——并强制病患的家庭接受屋内防疫。生病不再是个人私事，而是公共事务，报纸上登满了警察如何追捕那些企图逃脱防疫的人的骇人报道；霍乱患者被强行押出家门，收容到隔离医院；警察在屋里喷洒味道古怪的药物以消毒，并烧掉那些因霍乱致死的尸体。[2]

这种没有先例的干预使东京的人们困惑而愤怒。因为没有几个被隔离的病人能够生还，于是关于隔离医院的谣言四起。在民众的想象里，医院的医生是魔鬼，他们榨干病人生命之血，挖出他们的眼珠。据说，病人被放进棺材里的时候还是活生生的，接着就被拖进焚化炉。1879年霍乱的再度出现产生了一系列离奇的谣言，包括说美国前总统格兰特（Ulyssea S. Grant）访问东京来取日本霍乱病人的肝脏。对抗地方政府的骚乱纷起，最后动用了军队才镇压下去。[3]

霍乱骚动使当政者确信，需要一个更有效力的公共卫生局——还要向社会更深入地灌输卫生现代性的新原理。中央卫

---

[1] Johnston, *The Modern Epidemic*, 168.
[2] 关于警察的行为，参见 Yamamoto Shun'ichi, *Nihon korera shi*, 东京：Tokyo Daigaku Shuppankai, 1982, 31–40.
[3] Tatsukawa Shôji, *Meiji iji ôrai*, 东京：Shinchôsha, 1986, 67–73.

生局的成立、卫生警察网络的发展、日本卫生会的建立和卫生组合的出现都可以归结为 1870—1880 年代的霍乱余波。在这种危急的条件下,卫生的现代性不能依靠机会或者有赖于循序渐进地"启蒙"社会,而必须成为国家孜孜以求的目标。1879 年,日本中央卫生局的第一份报告中称,"哪里的卫生薄弱,哪里就要加强,哪里的卫生缺乏,哪里就要推广"[①]。

苏珊•伯恩斯(Susan Burns)描述这个时期的特点是:就身体的占有权,国家与社会展开了激烈的争论。国家应该在何种程度上(以及通过什么方法)干预其公民的健康呢? 在什么范围内卫生是一种私人的追求,又在什么范围内它是国家的特权呢? 在什么程度上公民可以保持对自己身体的最后控制权? 这些问题随着 1880 年代同时期"家庭卫生书籍"的普及变得更加复杂,这些书强调用"现代"技术来保卫个人和家庭的健康。警觉的长与专斋称,日本在卫生方面遇到了"顿挫",而且觉得急需发表一篇文章来纠正对 eisei 的误解。长与警告,卫生不是个人的安康,而是为了社会整体健康的福利而"规训身体"[②]。

153

当民众中遍布着对卫生的多元化理解和与国家的冲突时,卫生(eisei)中央化的新代言人在明治政府的精英中出现了。两位人物的活动和著作有助于澄清和把卫生(eisei)定义为现代日本国的基石,并且给予了卫生在日本现代化帝国建设的中心地位,他们就是后藤新平和森欧外。

后藤新平(1857—1929)是日本的科学化帝国行政的同义词。他是日本的第一个殖民地台湾的总督,在中国大陆建立了南满铁

---

① Johnston, *The Modern Epidemic*, 176.

② Susan Burns, "Between National Policy and Local Practice: Cholera, Got ô Shimpei, and the Formation of the 'Hygienic Nation'", 亚洲研究年会上发表的论文, 华盛顿, 2002年4月.

路公司,回日本后的最后职务是东京市长。重要的是,后藤在他漫长职业生涯的开端便是服务于帝国的卫生领域。他的早期文章《国家卫生原理》(1889)是关于公共卫生哲学的早期主要著作之一,而不是一个日本作者简单的文章和翻译集。在其中,我们看到了关于现代国家干预个人卫生事务的生命政治学原理。

这本书里的主题是与赫伯特·斯宾塞(Herbert Spencer)的著作相呼应的,后藤首先确立的观点是,人类个体的生命由求生存的斗争和满足生理需求的愿望激发。然而,当单个的人聚合起来形成社会的时候,个人求生存的斗争就与整体的利益相冲突了。所以,保持健康的责任就转化到国家身上。国家本身就成为一个生物实体,一个"有机体的国家",或者"人体的国家",通过它个人满足生理需要的要求得以实现。[1] 在后藤的思想中,国家应当不仅仅在瘟疫的时候进行干预,更应该提供一个健康的环境,保证基本的福利救济,促使每个公民养成一种"文明"的个人习惯。通过将生物学与政治相结合,《国家卫生原理》里定位了国家与个人的生存地位,并将其公正地纳入了卫生现代性的中央管理之中。[2]

后藤关于"人体的国家"的理论揭示了他早期倾向于行政调查、警察和中央化的思想。作为一个21岁的初级医生,后藤最初在其当地的爱知县调查卫生情况,在长与身边帮助建立卫生警察。作为一个中央政府卫生局的官员,后藤不仅继续开展他建立卫生警察的工作,还领导了各个辖区不计其数的卫生调查。后藤相信,要实现卫生的现代性,国家就要首先理解地区的差异性。调查可以帮助国家诊断和纠正群众积习已深的不卫生习惯,也帮助国家

---

① Burns, "Constructing the National Body", 17.

② Kitaoke Shin'ichi, Gotô Shimpei : gaikô to bijon(《后藤新平:外交和眼界》, Tokyo : Chûô Kôronsha, 1988), 18-20.

通过标准化和合理化,投资现有的地方制度而获利。[①]

在《国家卫生原理》出版几个月后,卫生局将后藤新平送往慕尼黑学习,在那里他在佩登科弗尔门下学习科学卫生。1892年,后藤写了一篇博士论文,文中比较了欧洲各种卫生管理体系,也部分表达了他要选择并改造适用于日本的技术的目标。1895年之后,后藤新平将他独特的"人体的国家"的调查、警力和宣传方法扩展了应用范围,包括日本的殖民地。

19世纪最后一位丰富了 *eisei* 的意义并使之成型的人物是医生和小说家森欧外(Mori Ôgai,1862—1922)。[②]森欧外是日本明治时期书写卫生最多的一位作家。在他漫长的职业生涯中,他当过军官、医学教授和(同时的)小说家,写了上千篇关于卫生的文章——关于性病、医院、妇女卫生、外科技术、营养、结核病、疟疾、公共工程、卫生警察、母乳喂养和日式木屐的卫生价值。森把卫生变成了一种包含一切的科学:食物、衣物、建筑、城市、警察、军队、国家以及最终的大和"民族"。对于森而言,卫生意识就是塑造日本现代化的因素。在创造了卫生的现代性方面,没有别的日本作者能出其右。

森从十岁就开始学习德文和医学。从东京医科大学毕业后(在森一年级时,迪格尔教授作了全部的卫生讲座),他成为日本军医部的一名有衔官员。1884年,明治政府将森派往德国柏林大学学习军医。森到达一年后,柏林大学成立了卫生学院,由罗伯特·科赫任院长。森这段时期的日记显示,在柏林的这段时间,他并没有

①　Ono, *Seiketsu no kindai*, 111-112.
②　因为森欧外后来成为著名的文学家,所以有许多关于其生平的著作,其中有一些便是关注他对于军医和卫生的贡献的。参见 Data Kazuo, *Isei toshite no Mori Ogai*, 2 vols., 东京: Sekibundô Shuppan, 1981; Maruyama Hiroshi, *Mori Ôgai to Eiseigaku*, 东京: Keiso shobo, 1984; Matsui Toshihiko, *Guni Mori Ôgai no igaku shisô*, 东京: Keiso shobo, 1979.

整日在实验室中坐冷板凳；他经常出入于旅馆和咖啡屋，与德国和日本精英们来往熟络，写了许多唐体诗，并开始翻译歌德的《浮士德》。[①] 但是森也花时间学习了由科赫设计的新细菌实验室方法，当时科赫刚刚成功地发现了结核菌和霍乱菌。

155   森奔放的心思并不只把微生物当作关注焦点，他在医学生涯中致力于思考机构（尤其是军队）、科学、卫生和文化（尤其是日本的）之间的联系。对于森而言，日本学习现代卫生即是把自己的命运与欧洲大国联系了起来 —— 而且清楚地告别了它古老的"东方"特性。[②] 在《卫生学大意》（1890）里，森解释了卫生（*eisei*）与旧的中日传统之间的差别。[③]*eisei* 从表面看来，好像是古代保健形式的类似翻版，但是实际上却是一种近二十年才开始在日本宣传起来的新科学。古代的典籍诸如"养生之典"或"养生之则"集中于身体内部的能量，而新的 *eisei* 科学则证明了身体以外的因素 —— 空气、水、食物等如何影响个人和全体民众的身体健康。*eisei* 是一种科学，教人们如何操控环境因素来降低疾病发生率。与另一种新进引入日本的科学进行比较，森提出，卫生科学最恰当的描述是某种可以进行理性规划、促进健康的经济形式。

在追溯卫生的历史时，森赞扬了国内在中国典籍《周礼》中发现的劝诫，但是却否定了那些曾影响了日本传统保健行为的道家奥法。在森看来，中国的道士是自私的隐士，只关心他们自己的长寿和安康。而与之相反，现代卫生关心的则是整个社会的安康，而且它的工作是把大众安排妥当。森认为，如果要说世界历

---

① 关于森欧在德国的时期，参见他自己在柏林的日记，*Ôgai zenshô*, vol.38，东京：Iwanami Shoten, 1971–1975.

② Stefan Tanaka, *Japan's Orient : Rendering Past into History*，伯克利：加利福尼亚大学出版社，1993.

③ 下面的讨论引用自森欧外，Eiseigaku taii, 30：156–187.

史上有过明晰的现代卫生先例的话,那只有欧洲基督教的慈善机构如医院和诊所等,以及也许传统日本的佛教机构也可算类似的形式。在大概简述了历史后,森陈述道,卫生科学包含了物理、化学和其他科学,最终建立了在现代世界的科学地位。很显然森在此说的“现代世界”不仅仅局限于欧洲,还包含了明治日本。

　　这本书的其他部分提出了全世界卫生的重要因素,在这些议论中,森欧外自由地在外国与日本的例子中指点江山,而不论其出身。伦敦、柏林、东京和维也纳的城市规划具有同等的卫生标准,而同时森也欣赏由于不同的自然环境而产生的不同风俗和建筑。日本在很多方面都表现得不逊于欧洲,德国北部和俄国使用的火炉和供暖系统比日本北方的火盆要好,但是日本的房屋构造特别适宜于在湿热的夏天通风。欧洲设计的窄袖衣服可能更适宜用来保护体格虚弱的人,但是日本的妇女决不应模仿欧洲的束腰服装。蛋白质是现代卫生饮食中不可缺少的部分,森发现日本的饮食蛋白质充足,而且还告诫他的同胞们,为了健康切不可养成食用大量牛肉的西方习惯。在《卫生学大意》中,森欧外表现了一种自信的卫生世界观。通过掌握国际水平的科学,他已经可以同时调查和批评欧洲和日本两者的行为。在森的想法中,通过理解和完成卫生的规则,明治日本已经无可争议地进入了现代的领域。

　　森关于日本是现代世界一员的自信由北里柴三郎(Kitasato Shibasuburô)的细菌学发现得到了证实。北里对于卫生(*eisei*)的贡献不在于他写的大众普及文章,而在于他发现的微生物和建立的机构。[①] 他与森同年赴柏林,也跟随罗伯特·科赫学习,比起他那具有文学慧心的同学,他的学习更为深入。他精通其

---

　　① 关于北里,参见 Bartholemew, *Formation of Science in Japan*, 72-82, 191-192, 205-207.

156

老师的实验室方法,后来以专家研究者的名声确立了自己的地位。还在德国的时候,1889 年他分离出了引起破伤风的细菌,第二年,北里与埃米尔·冯·贝林(Emil von Behring)联合宣布发现了白喉抗毒素。1893 年,他成为日本第一所传染病研究院的院长,该院开始着手培养日本自己的细菌学家。到 19 世纪最后十年的时候,日本的年轻人固定地去德国实验室学习,然后回来在迅速发展的卫生机构和飞速扩张的军队卫生部门里工作。北里甚至通过在殖民地发现病原体重演了罗伯特·科赫的成就:1894 年,他和他的流动研究团队在香港暴发瘟疫时分离出巴斯德氏菌。森欧外关于日本在全球现代性中持有平等地位的观点得到了北里 1894 年发现的支持。但是同年,森欧外目睹了满洲战场上疾病引起的死亡,他对日本卫生的自信遭到了严峻的挑战。

对清战争中的卫生

中日战争(1894—1895)产生了世界军事医疗史上一份史无前例的英文文件:《日中海战的手术和医疗史,1894—1895》(*The Surgical and Medical History of the Naval War Between Japan and China During 1894-1895*),由日本帝国海军军医部的主任实吉安纯(Yasuzumi Saneyoshi)男爵所写。[①] 实吉曾在英国学习医学,他在序言里说道,从希腊到特拉法加尔,世界上从未有大海战的医疗史记录。在他的任职期间他急切地想改变这种状况,1895 年 6 月,实吉将所有船只的医疗记录汇编成一本大卷宗。五年后,这本书被翻译成英文,使人们首次了解到一场海战中所有的伤亡情况。清帝

---

① 实吉安纯, *The Surgical and Medical History of Naval War Between Japan and China During 1894—1895*, 东京: Tokio Pringting Co.1900, 13.

国与日本的战争缘于争夺对朝鲜的控制权,但它也给了日本的医学精英们一个机会,借以向西方展示他们对现代医学的掌握程度。

这本书是医学观察的绝佳范例。战船的示例图表说明了清军的炮弹火力所及的精确点,以及每次发射所导致的甲板上下的伤亡位置。在黄海海战中每个收到的伤亡情况都被进行了分类,首先是"全身损伤",接着是头颅损伤,随后沿着解剖学的路线一直往下:眼伤、耳伤、上体、上肢、下肢,等等。371 例的治疗过程和结果都用文雅的英文文句记录下来,还配以大量的照片和彩色插图。这项研究骄傲地结论道:在船上和佐世保海军医院里接受治疗的 70% 的伤员伤口得以复原并重回日本海军服役。①

如果有人把这份中日战争的医疗记录于四十年前英国在克里米亚的医疗溃败相比较,可以看出日本已经在战争进行过程中运用医学技术和组织方面吸取了完美的教训。这场战争本身就是一场出乎意料的胜利。清军在与日本军队在朝鲜战场交锋后一败涂地。以李鸿章为代表的清廷被迫支付一大笔赔款,在通商口岸开辟日本租界,甚至割让台湾和辽东半岛给日本。阅读实吉男爵的记录可以知道,日本的胜利是以西方医学知识的卓越应用为保证的,它使得战争最大化地使用了公民的身体能力来为军队服务。

然而,这位海军军官没有提到的是,对于日军而言,最大的敌人不是清军的炮弹,而是传染病。从满洲到辽东到台湾的前线,死于疾病的日本士兵远比死于战争伤亡的人数要多得多(见表1)。由于战争伤亡占伤亡总数的 5% 不到。传染病(1895 年的传染病分类中还包括脚气病,此时该病的原因还没有被发现)则在战争

158

① 实吉安纯, *The Surgical and Medical History of Naval War Between Japan and China During 1894—1895*,东京: Tokio Pringting Co.1900,256.

表 1　中日战争中的日本伤病情况

	士兵人数	总数百分比	入院治疗百分比
军队总人数	178 292	100.00	
病员和伤员总数	171 164	96.00	
战争相关			
枪伤等	（大约）7 774	（大约）4.50	
冻伤	7 226	4.05	
非战争相关	166 645	93.47	
在战地医院接受治疗	115 419	64.74	
脚气病	30 126	16.90	26.10
痢疾	11 164	6.26	9.67
疟疾	10 511	5.90	9.11
霍乱	8 481	4.76	7.35
死亡总数	60 282	33.82	52.23
其他	47 921	26.88	42.52
送回日本接受治疗	67 600	37.92	

来源：德特·卡佐（Date Kazuo），《作为军医的森欧外》（*Isei toshite no Mori Ôgai*），vol.1，p. 365（略有调整）。

期间占了入院治疗总数的一半以上。[1] 作为中日战争中军医部的部长，森欧外把争夺朝鲜的冲突看成是"与疾病的战争"，而这场战争则战果寥寥。在表面背后，这场战争对于日本日益增长的卫生现代性意识是一个严峻的挑战。森从辽东战场发回的报道反复地强调有必要改进传染病隔离状况，增强营养，使用更加卫生的制服（举例，那可以使成千上万的日本士兵免受霜冻之苦，降低感染概率），改良营地周围的环境——总之，在卫生方面需要加强再加强。[2]

---

① 数据，*Isei toshite no Mori Ôgai*，2：80. 参见 Matsui, *Guni Mori Ôgai*, 225–280. 脚气病是由于缺乏维生素 B_1（硫胺）引起的，而在亚洲人易得此病，是因为饮食中主要提供热量的去壳稻米中缺乏硫胺。初期的症状包括疲劳、记忆衰退、睡眠不安、消化不良和便秘，接着脚上感觉犹如火烧，大腿抽筋，腿上肌肉不受控制。如果不加以治疗，会引起心脏衰竭和死亡。

② 数据，*Isei toshite no Mori Ôgai*，2：370.

当森从战场上回来后,他即开始为其在东京军医学院的学生写作一本全面的卫生教科书。1897 年,他出版了《卫生新论》,后改名为《卫生新编》。为了使他的书与绪方维准的《卫生凡论》区别开来,森的标题可被更确切地译为《卫生现代性的新理论》。这本书包含了森在过去十五年作为一个卫生学者所涉及的方方面面的保健和预防知识。在它的当代重印本里,它分为两卷,13 000 多页。仅仅它的目录就表现了在卫生的现代性名义下的各个尚未规范化的领域:①

总论

气体

繁衍

历史

气候

医院

生命

适应环境

监狱

营养

穿着

交通

食物

城市

劳动

---

① Mori Rintarô, *Eisei shinhen*, 森欧外, *Ôgai zenshû*, vol.31 和 32.

兴奋剂

卫生

工业

镇静剂

弁礼

防疫

种族

瘟疫

森关于卫生科学的摘要论述也标志着日本在中日战争后的又一次新军事医学的喷薄,在日本和日本的殖民地台湾,该论述给了政府更大的权力来检查、执行防疫,并以卫生的理由对运动和人们的生活方式做出规定。尤其重要的是,这种加强了的领导卫生现代性的能力是与日本帝国正式回收了欧洲列强的权力相联的——一种反映在日本的港口检查条例方面的新形势。和清帝国一样,日本在港口检查外国船只以防止传染病的权力由于与西方列强的不平等条约而受到限制。到1899年,随着不平等条约的到期,日本回收了所有在自己的港口对外国船只进行检查和防疫的主权。同年,在台湾,殖民政府对日本控制的台湾港口检查做出了规定。到世纪之交时,日本证明了它能够像美国和欧洲列强一样,为亚洲的**卫生**负责。"接触到身体"的权力作为一种殖民政策标志着日本在帝国主义列强里占据了一席之地,这也是日本将自己与其亚洲邻国区别开来的最重要的形式之一。

长与专斋在1875年的语言灵感指向了日本一个重要的概念和政治转变,这也对20世纪的中国产生了深远的影响。**卫生**一词曾经指的是一些与个人卫生相关的零散的准则和练习,也得到中国宇宙观的认可。到世纪之交的日本，**卫生**的含义与实验室和国家连接了起来。一切以这个新**卫生**为主旨而倡导的保卫行为，从戒酒到尸体火化，都被宣称基于化学、生理学和新的细菌学实验而得出的普适性真理。同时，**卫生**意味着防治疾病的最终目的乃是为了国家的存亡。个人的健康是国家的事务，而个人保卫其自己健康的行为乃是为了国家的大健康。

总　结

　　傅兰雅和他的中国同事在编译**卫生**文本的同时，明治的精英们也在为日本生产出新的**卫生**。这两个群体都因旨在普及健康和卫生的新含义而在各自的社会中生产文本。日本的翻译者为医学和行政专家们生产出了无数的文本，相反，19 世纪晚期中国的**卫生**翻译并不是由医生所生产的，其翻译者也没有进入到清朝统治阶层的中心。清朝确实也开办了它自己的医学校 —— 北洋医学堂，由英国传教士创立，于 1888 年被清政府接管 —— 但是该学校的第一批中国毕业生却没有留下任何著作。同时代的人也记载，这些毕业生直到 20 世纪才在清朝军队中得到有效地雇用，他们在清帝国运作上的影响力远远不及长与专斋、后藤新平和森欧外这些参与日本帝国运作的人。到 19 世纪末，eisei/**卫生**的新内涵在中日两国分别被精英们建构、融合和投入实践，但却产生了截然不同的分别。虽然两者都用了《庄子》的话语来翻译实验科学这个层面上的卫生新概念，但是他们所翻译的政治和社会内涵却是不一样的。傅兰雅的**卫生**是告诉业余化学家和一般学者自然界的化学构成。它告诫中国年轻人酒精和鸦片的危害，并号召每个人为保证个人健康而做出正确的选择。相反，长与专斋、后藤新平和森欧外

161

的**卫生**则一脉相承地集中在公共管理上，说明通过公共管理，个人卫生可以纳入国家卫生中，由国家领导，并为国家做出奉献。

　　日本的卫生和中国的卫生之间的差别可以在天津首份中文报纸《直报》上关于 1895 年霍乱的讨论中找到明显的例子。中日战争中的军队行进路线引发了 1895 年的东亚霍乱。它对于天津城的影响成为《直报》早期文章中的焦点话题，这份报纸的所有权归外国人，但是执笔和编辑都是现代化的中国精英。出现在《直报》上的有关霍乱的**卫生**图片证明了世纪之交时中国仍然秉承传统的保健和治疗方法，也说明公共意义上的**卫生**还没有在通商口岸的中国人思想中成形。

　　报纸上关于霍乱病源的观点说法不一，但是主要都使用了中国的术语。主要依据的是 2 世纪时张仲景所阐发的病理，《直报》上描述霍乱有时是因为损害进入人体的"三阴"（脾之太阴、肾之少阴、肝之厥阴）而引起的。[①] 有时外部的病源，即邪气或晦气，会使病情加重。其他观点认为，不恰当的食用夏天的寒凉之物——黄瓜、西瓜和天津人钟爱的螃蟹——也会引起疾病，或者在外部的病源进入身体后会引发疾病。不过，在所有的情形下，霍乱都可以通过自律来避免。《直报》经常性地发出警告，反对食用腐烂的水果和未煮熟的蟹，因为它们是极阴之物，足以引发"霍乱"。最重要的是，失精会减弱人体保阴。《直报》屡屡提醒个人要"节欲而保命"[②]。

　　在世纪之交，《直报》这种对于霍乱病源众说纷纭的现象并不鲜见。欧洲科学家们对于霍乱的争议一直持续到 1890 年代。在细菌论之家的德国，在罗伯特·科赫宣布发现了引起霍乱的微生物

---

① 要讨论这种病源学和诊断的方法，参见冯珠娣，*Knowing Practice*，119-131.
②《直报》，1895 年 7 月 8 日，2.

后很长时间以后,佩登科弗尔仍坚持认为霍乱的原因是多方面的(瘴气、土壤中的污物、饮食不当)。1892 年,佩登科弗尔甚至吞下了一培养皿的霍乱菌(还好最后他安然活着)。虽然应该有人知道这个时期欧洲防治霍乱的不同方法,但值得注意的是《直报》的报道主要在于性和阴。和上海的第一家中文报纸一样,《直报》由外国人所有,由通商口岸精通"洋务"的中国人出版,其中包括著名的前改革家严复,他关于社会进化论的文章首先就是在该报上以头条社论的方式出现的。《直报》报导世界各地的新闻,时常会有香港、新加坡、日本和俄国的重大消息。但是从他们对 1895 年瘟疫的反应来看,不论是《直报》的报道者还是他们所报道的城市似乎都没有吸取西方对付瘟疫的方法,或者即使他们有吸取,也将其完全化用于中国的理念中。而且,按照《直报》的描述,1895 年天津的疾病防治完全是个人的责任。《直报》上报道的本地善行是分发常规的草药来治疗肠胃失调。向民众普及专门的知识,天津的精英们的出发点当然是为民,但是无论是《直报》还是天津的现代化精英们无一出来呼吁政府干预瘟疫。在日本明治时期发生的政府高度干预公众生活以应对霍乱的事件在天津并没有发生,甚至根本不可想象。

163

　　相反,《直报》的作者们用个人层面上的保卫生命概念来批判日本入侵中国台湾,以及日人拥有更优越的**卫生**的观点。《直报》的报道注意到在日本刚刚占领中国台湾时,霍乱给日军造成了尤其沉重的打击。按照该报的观点,日军死亡人数如此众多是因为他们没有留意理性的**卫生**规则。在中国,台湾岛弥漫着**瘴气**这是一个常识,瘴气是一种地方性的致命湿气,潜藏在深深的地下,在南方其他一些省如云南和广东都有存在。台湾本地人知道这一点,为了避免**瘴气**的有害影响,他们不得不保持适度的房事,因此他们几乎不受霍乱的影响。但是日军士兵极其好色，不光强暴当地妇女，还频繁光顾妓院，纵欲过度，于是很快就被霍乱击倒。[①] 有一篇文章带着讽刺的口吻，提到日本的军队卫生部派出了 1759 名医务人员前往台湾。这些**卫生**人员"忙前忙后，日夜不息"地尽力抑制瘟疫，但是他们的技术（在该文中仍是一种神秘的技巧）在台湾的环境中却是徒劳无功的。卫生的真正方法掌握在台湾的中国人，而不是它的新殖民主人手中。[②]

在 1895 年的霍乱中，日本的精英们以卫生的名义开展了一系列的活动。森欧外和后藤新平设计了一些新方法来防治疾病，包括消毒、工业化、统计和警察。北里柴三郎的传染病研究所里的专家们运用了科赫的原理从日本霍乱患者的粪便里分离出了霍乱菌。东京的卫生警察强制性地将疑似霍乱病例送往市隔离医院，在那里患者们害怕自己要被活活烧死，并把医生传说成"红绿魔鬼"[③]。沃里克·安德森（Warwick Anderson）认为，西医从各个方面，尤其是从医学和公共卫生的角度来看，是一种重要的殖民力量，有人可能对此观点不尽赞同，但是日本的精英们正是部分地通过获得将自我殖民的能力而成功地避免了被西方殖民化。到世纪之交时，卫生一词，通过明治医学精英的重构，纳入了许多与"殖民医学"相关的因素：卫生警察，强制防疫，大众的排泄物显微检查，质疑和研究本土的卫生习惯。而且明治的医学精英们也相信，日本的人民是可教化和可启蒙的，并且也愿意把国家的目标当作自己的目标。于是**卫生**也包含了饮食、营养和日常生活习惯等革新运动，使人们转化为国家肌体的健

---

① 《直报》，1895 年 7 月 27 日，3。
② 《直报》，1895 年 10 月 5 日，3。
③ Ono, *Seiketsu no kindai*, 5 - 10.

康组成部分。至少,在明治官员,医生和科学家的思想中,世纪之交的**卫生**是卫生的现代性,一种创造一个与欧洲列强并驾齐驱的国家的基本要素。在 20 世纪,**卫生**作为卫生的现代性将成为创造日本帝国的基本因素。但对于中国的部分地区而言,这种关于卫生现代性的新观点的引进是突兀而暴力的,随之到来的是现代世界帝国主义列强的联合侵略。

第六章 缺陷和主权：天津被占领期间的卫生现代性，1900—1902

展现在我们眼前的是一座大城市，不仅荒凉，而且被基督教军队洗劫一空，焚烧成灰。仅仅是在几天前……这条街道上和两旁的房子里的人们遭遇了一场大屠杀。一天后，长长的大道上是一队脚步迟缓的人们，无家可归，衣衫褴褛——他们的家被烧成了灰烬，无衣无食，无亲无故，很多人的亲属躺在屋子的废墟里，烧成焦炭。这并非臆想，所有这些都是我亲眼所见……街道上横七竖八地躺着许多尸体，从他们皮肤上的黄色斑点可以很容易判断，这些人是因为炸弹的致命气体窒息而死。在上海被奉为至宝的三寸金莲，在这些残缺的尸体上赫然可见，与同在街上被屠宰的死狗一般无二；但是不管是照相机还是笔都无法描述出战争之后这条狭长街道上的骇人情景，眼前是一副凄凉的惨象。[1]

——詹姆斯·里卡尔顿（James Ricalton，1844—1929），摄影师

1900 年 7 月于天津

---

[1] James Ricalton, *China Through the Stereoscope: A Journey Through the Dragon Empire at the Time of Boxer Uprising*, Iim Zwick 编，纽约：Underwood and Underwood, 1901；修订增补本，BoondocksNet, http://www.boondocksnet.com/china, 2000. Lyautey 引自 Roy Porter, *The Greatest Benefit to Mankind: A Medical History of Humanity from Antiquity to the Present*，伦敦：Harper Collins, 1997, 463.

殖民的唯一借口是医学。

——赫伯特·利奥泰（Hubert Lyautey，1854—1934）

法国军官和殖民地官员

1900年夏，成千上万身怀武艺的农民起义者开始攻击中国北方的外国人和基督教徒。这些"拳民"与清军一起，包围了天津和北京的外国人聚居点。作为回应，六个西方国家，加上俄国和日本，共同组成了一支国际救援军队去解救被包围的外国人，消灭拳民并惩罚清廷。

这场帝国主义列强对义和团的血腥镇压成为中国近代历史上的一个转折点。用何伟亚（James Hevia）的话来说，拳乱的后果给中国"打上一个烙印"，按照西方和日本的话语，在中国的大地上，危险的迷信沸反盈天，这片土地被迫要为落后的过去赎罪。保罗·柯文（Paul Cohen）描述了20世纪早期的中国现代化改革者也采用了这一话语，认为拳民是"想毁掉中国的一切"。义和团的失败推动清廷进行动摇统治的改革，使地方精英的政治要求倍增，激化了反清武装斗争，最终使其在1912年覆灭。即使在当代中国，曾经一度把义和团誉为反帝革命，之后，义和团在知识分子和国家的话语中重新回到阻拦中国现代化进程的幽灵这一论调上。无数的社会现象，包括数以百万的农民涌入中国城市的状况（"流动人口"），引起了激进的知识分子和谨慎的政府的警惕，防止再度导致义和团败局那样的场面。义和团成为中国文化缺陷的一个象征，而中国在1900年在八国联军手上所遭受的耻辱也成为一种警示，

166

提醒人们如果中国文化不变革,未来将会面临什么。[1]

虽然义和团败局对整个中国的政治和文化都造成了影响,但是1900年事件的直接影响到的却只是帝国的几个地点。天津是清朝城市中被义和团起事及后果毁坏最严重和改变最大的地方。清军、拳民和八国联军在该城人口最密集的地区展开了长达一个月的交火。鏖战了几周后,外国军队最终打开了南门并狂暴地袭击了这座围城。接下来的战斗,随之还有外国军队的劫掠摧毁了中国人的房屋和衙门,造成了数千人死亡,上万人无家可归,该城的财富被洗劫一空。许多西方人目睹了暴力,如摄影师詹姆斯·里卡尔顿震惊于"基督教军队"造访这座城市的野蛮行径。但是天津所遭到的洗劫并不是外国带来的剧烈影响的结束。天津被占领两年后,占领军的代表们成立了一个委员会来管理天津事务,这个机构便是天津都统衙门,给清帝国的一角带来了一种国际化的殖民统治形式。

天津都统衙门所关注的一个主要问题就是防止各种疾病的暴发。因为八国联军是世界上所有帝国主义列强的军事代表,所以他们带来了所有的卫生现代性工具来完成这项任务。世纪之交时欧洲、美国和日本建立了细菌病理学和热带医学。到1900年,欧洲列强已经在从摩洛哥到越南的殖民地建立了医疗部门。美国和日本这样的帝国主义后来者现在正在它们所拥有的殖民地——菲律宾和中国台湾的人群中寻找微生物,甚至将"细菌的福音"来

---

① 参见何伟亚,"Leaving a Brand on China : Missionary Discourse in the Wake of Boxer Movement", *Modern China*。18, no.3（1992）,304-332；保罗·柯文:《历史三调:作为事件、经历和神话的义和团》,纽约:哥伦比亚大学出版社,1997；刘禾:《跨语际实践:文学、民族文化与被译介的现代性,1900-1937》,斯坦福:斯坦福大学出版社,1995,28页；杜赞奇:《从民族国家拯救历史:民族主义话语与中国现代史研究》,芝加哥:芝加哥大学出版社,1995；冯骥才:《神鞭》,北京:中国民间文艺出版社,1988；王朔:《千万别把我当人》,Howard Goldblatt 译,纽约: Hyperion,2000.

传播到国内。为了把这新的知识加以实施，天津都统衙门成立了一支政府军队专门负责疾病预防。根据国际外交用语（和巴斯德的话语），都统衙门将这个组织称为 *service de santé*。中文叫做卫生部：负责**卫生**的部门。从天津的中国居民角度来看，都统衙门所实行的最具侵略性的做法 —— 房屋消毒、尸体火化、检查人的粪便、规范排泄行为，以及用化学药物喷洒人体 —— 都是以"保卫生命"的名义进行的。

值得注意的是，外国列强将天津归还给清政府之前，要清廷必须得成立自己的卫生官署来延续都统衙门的工作。在中国，**卫生**现在有了新的意义：它包含了政府的科学掌控、管理卫生、预防疾病、清洁、警力、环境整洁，以及检测和消灭细菌。个人卫生和公共卫生在高度帝国主义的语境中成为文明和现代性的标志。**卫生**成为"卫生的现代性"：衡量一个国家是否具备自主资格的总体性先决条件。清朝被迫采用了这一定义来恢复自己的主权。

外国对于拳民的镇压以及它对天津城上至精英下至平民的深远影响，突出了暴力在中国人所经历的特殊政权的现代技术中的角色，而这种特殊的政权形式即称之为"半殖民地"。近来研究半殖民地的著作指出，尽管暴力是帝国主义所带来的影响之一，但是它并没有渗入到口岸的中国人与外国人的日常交往中。因为外国列强并不能够"通过武力施加殖民认同"，西方的到来并没有导致与过去的遽然断裂，所以中国的形势比起别处，其特征更明显的是持续性、自治和谈判，而不是殖民主义 —— 比起其他的殖民模式如印度而言。[1] 因为这种暴力和完全殖民化的缺乏，中国的精英们投入对现代技术前景的憧憬比印度要更加不加犹疑，而且也较少

---

① 史书美，*The Lure of Modern: Writing Modernism in Semicolonial. China, 1917—1937*，伯克利：加利福尼亚大学出版社，2001，37.

表现出对"西方文明"占有者的质疑倾向。

然而,仔细研究中国的半殖民地连续性中的这一特殊重大时期,它也给最前线的地方带来了暴力和断裂。通过镇压义和团,外国列强粗暴地给中国,尤其是中国的农民,打上了落后的污点。在1900年后的天津,卫生成为占领军拥有的现代性的一块基石。同时,卫生成为描述中国的缺陷的话语中必不可少的部分。在外国的暴力蛮横侵入之时,那些口岸的精英们正是这样做的,他们热情地拥抱了卫生的现代性。由此,他们同时摆脱了与中国农民的身份认同,也逃避了"缺陷"的污名,抛开了现在恶名远扬的小农阶级。

1900年的缺陷和断裂,虽然非常重要,但是所涉及的时间和地点都是有限的。之后,义和团运动及其被镇压的事件成为整个国家和全体"中国人"共同关于断裂和暴力的记忆。这种被建构的记忆,以及它为中外交流所提供的背景,对于"半殖民地"中国的不同地区而言,其深度、力量和即时性各有差别。

入侵和混乱

在八国联军到来前,1900年上半年天津和外国人和本地人口共有多少,并没有一个确切的数据。到世纪之交时,城内及近郊的中国人口很可能已经超过了五十万,相形之下沿河的外国租界里的人口就要少得多。天津的人口在19世纪的最后几十年里迅速膨胀,乡下的农民因为环境日益艰难,纷纷涌进城里谋生。1877—1879年,大旱灾后发生了大饥荒,有些地区的庄稼被洪水淹没,有些则被蝗灾所毁。在这些贫瘠的年份,天津人却能通过将其商业利润投往南方和向那些猎奇的外国人售实珍贵物品而保住了财

富。然而，对大多数人来说，在天津的生活变得日益拥挤和肮脏，
因为城市吸纳了乡村的困苦底层。农民为了谋份差使，纷纷被吸
引到城市。虽然由于外国公司的到来，贸易逐渐在增长，但是身无
长技的劳动力仍然很难在城市里谋生。国际经济不稳定，海河的
淤塞情况时好时坏，所以天津的码头并不总有大型蒸汽轮船来此
卸货，后到的农民不得不与先来的工人进行竞争，后者之前失去了
在大运河拉纤的工作。在中日战争清朝失败后，退伍的汉族士兵
也加入了无业的劳动力之中。他们共同成为天津潜在的暴力下层
阶级。[1]

　　到1900年，海河岸边的外国租界群已经扩大了，现在天津总
共有了四个外国租界。在中日战争后，日本从清廷手里获得了海
河沿岸的一大块土地作为战利品。相应的，德国也要求并从清廷
那里得到了天津的一部分，作为三国干涉还辽的报偿。三国干涉，
是阻止日本在甲午战争后得到辽东半岛的行动。[2] 日本租界在法
租界以西，别具深意地坐落在欧洲区与中国城之间，而德国的租界
则在沿河英租界以东，离中国人最远。到1900年，这两个新租界
几乎没有什么变动，英法租界的增长也很缓慢。早期的人口统计
很粗略，但是从各种可能迹象看，1900年以前居住在租界的外国人
应该两千不到。[3] 对于居住在天津城两英里开外的西式建筑里的
外国居民来说，"真实的"中国城似乎是另一个世界。

　　早在1900年1月，当天津的外国人在报纸上读到山东兴起的
反基督教事件时，拳师们就已经在天津南门外的地方开始设坛，展

169

---

① 贺萧，*The Workers of Tianjin, 1900—1949*，斯坦福：斯坦福大学出版社，1986.
② 尚克强、刘海岩编：《天津租界社会研究》，天津：天津人民出版社，1994，11—12页。
③ 英国领事，1884年12月2日，PRO，FO，674/8，信 no.44。外国人口的数量在义
和团之后稳定地增长。到1906年第一次正式的人口普查时，天津租界里共有6 341名
外国人。李竟能编：《天津人口史》，天津：南开大学出版社，1990，307页。

示他们技艺了。^① 义和团运动发源于天津以南数百公里外的山东贫穷地区。因为对于外国人和基督教徒给清朝带来的不幸感到愤怒，拳民们起来反对教士和中国的基督教徒，并转移到北方散布他们扶清的宗旨。^② 天津的庞大下层阶级，如退伍士兵、失业纤夫和码头工人等之中很快就出现了加入义和团的人。1900 年春，更多的年轻男性农民帮涌入天津，到 7 月炎热的夏季到来时，成千上万的拳民挤满了全城。7 月 15 号的一个晚上，英租界里的一个目击者看到"男人和男孩们分成许多列队，在明亮的月光下行进。他们举着火把、刀和油，企图把能烧的一切都烧了，伴随着令人毛骨悚然的尖叫，在五百里开外都听得见"^③。这位外国记录者确定地告诉读者，这些攻击目标会被"像兔子一样射倒"。第二天，清军就全部加入，与拳民一起用架设在城墙上和北洋武备学堂操场上的大炮向外国建筑开火，射出数百枚炮弹。几乎有一个月，北边射出的炮弹在法国和英国租界呼啸，而南边也有拳民困扰着外国人。同样，北京的公使馆也被拳民和清军包围了起来。对此，外国列强势如迅雷般地组成了强大的军队。

1900 年 7 月，一支由 2 万多士兵组成的国际救援部队在天津登陆。这支部队由八个不同的国家组成 —— 意大利、德国、法国、英国、奥匈帝国、俄国、美国和日本 —— 因此被称为"八国联军"。军队的主力是由能即时作出反应的邻近国家（或者有邻近殖民地的国家）组成的：日本（10 000）、俄国（4 000）、英国（3 000，包括印度人和澳大利亚人）、美国（2 000，主要来自菲律宾），还有法国（800）。

---

① 刘孟扬：《天津拳匪变乱纪事》，《义和团》，翦伯赞，中国史学会编，上海：神州国光社，1951，9：8 页。

② 周锡瑞，*The Origins of Boxer Uprising*，伯克利与洛杉矶：加利福尼亚大学出版社．

③ O. D. Rasmussen，*Tientsin：An Illustrated Outline History*，天津：天津出版社，1925，131-133.

　　虽然他们对付拳民和清朝的目的是一致的，但是军队与军队之间存在着紧张的敌对，恶性事件频频发生。法国和英国军队（最典型的是阿尔萨斯人和威尔士人）发生冲突，造成两人死亡，数十人受伤。一个为英国打仗的锡克士兵，被德国士兵的种族主义侮辱所激怒，杀死了三名德军士兵，然后自己也被枪杀。这些事件在许多西方人赞颂这支军队的美德的文章中都没有出现过。就如一个记录者所说，"当然，这些事件不属于那些辉煌的战绩记载……而且它们可以安全地被忽略掉"[1]。这些冲突显示了帝国主义列强们自身固有的民族、种族和国家的紧张态势，这种态势也导致了外国帝国主义在20世纪的中国产生了分裂。

　　尽管有这些冲突，八国联军还是通过协作对天津城发动了袭击。日本军队领导攻击，用了大量的炸药将巨大的南门炸出一个洞。城墙一旦被打破，混乱就开始了。[2] 西方军队从家家户户里抢劫银子、钟表、碗碟、花瓶和衣物，也将清政府的官署里的值钱物品抢掠一空。[3] 因为无法分辨拳民和普通民众，外国军队杀死了那些企图逃离这座城市的难民，逮捕了恰好系着红色腰带的妇女，处死了那些有着特别长而粗的辫子的男人。[4] 因为害怕混乱继续扩大，那些有门路的人纷纷乘船逃往天津以西；据说大运河里挤满了士绅、商人和官员的船只，他们携带家眷，还带上小队兵勇作为私人保镖。[5] 那些没有如此幸运的难民们则挤在城市的西北角，这里原

171

　　[1] Rasmussen, *Tientsin*, 114. 参见 Mori Etsuko, "Tenshinto tôgamon notauite"（《论天津市政府》），*Tôyôshi kenkyû* 67, no.2（1988）：318.

　　[2] 柯文：《历史三调》。

　　[3] 何伟亚，"Looting Beijing：1860，1900"，in *Tokens of Exchange: The Problem of Trans-lation in Global Circulatios*，刘禾编，达勒姆，N. C.：杜克大学出版社，1999.

　　[4] 参见储仁逊：《闻见录》（天津社会科学院手抄本），从光绪二十六年十一月九（1900年12月30日）到光绪二十六年十一月七（1901年1月7日）。

　　[5] 柳溪子：《津西逖记》，《义和团》，翦伯赞，中国史学会编，上海：神州国光社，1951.

本是天津的穆斯林居住区。有许多汉人"即时皈依"，宣称自己是伊斯兰教信徒，因为有谣言说外国军队相信穆斯林具有一神信仰，是不会加入义和团的。[①]

这座城市的居民们从一种恐怖跌入另一种恐怖。许多人只能单纯地屈服和顺从眼前得势的势力，以求苟且得活。在1900年春，当义和团在满街巡游的时候，店主们藏起他们的进口商品，并删除商店标牌里的"洋"字。许多居民顺从义和团的命令，烧香和彻夜挂红灯来表示他们的支持，并且给义和团事业捐纳米、钱和食物。[②]但是当外国军队战胜义和团占领了这个城市后，许多天津居民在屋前挂出了白色的旗子，上面用汉字写着"大日本帝国顺民"[③]。

在这些数百面白旗上的向日本帝国投降的标语不仅仅是因为居民们书写汉字比罗马和西里尔字母熟练。对于天津的居民来说，自从1894年的中日战争后，他们就认识到了日本对满洲的潜在威胁，这座城市的陷落看起来就像是一场日本蓄谋已久的侵略的开始。现在，日本军队在占领天津的国际力量中占了主要部分。2万人的八国联军中几乎有一半是日本军队，而且几乎还有1 000人的军队在天津后面维持秩序。

因为控制了清帝国的一角，日本得到了与世界帝国主义列强并驾齐驱的地位。作为一个亚洲国家，日本灵活地在西方国家和中国的"亚洲"世界里调换自己的位置。它之所以得到这种世界级的帝国主义列强的地位，部分要归功于它表现出自己分享了卫生、卫生警察和细菌学的语言 —— 包含在日文词语 *eisei*（卫生）中的现代技术。

---

① 刘孟扬：《天津拳匪变乱纪事》，9：11。
② 刘孟扬：《天津拳匪变乱纪事》，9：12页。同样可参见华学澜的回忆录，《庚子日记》，《庚子纪事》，中国社会科学院近代研究所编（北京，n. p.，1978），102页。
③ 储仁逊：《闻见录》，光绪二十六年六月十八（1900年7月12日）。

天津都统衙门和卫生现代性的实施

这座中国城市陷落的几天后，天津都统衙门成立了。中心委　172
员会由俄国、英国、日本、德国、法国、美国、奥匈帝国和意大利军队
各派一名代表组成。[①] 法语是天津都统衙门的官方语言。不清楚
是否委员会里的每个代表都能熟练地运用法语，但是对于日本代
表，陆军上校秋山好古（Akiyama Yoshifuru）而言，法语肯定不成问
题。秋山见多识广，曾经在法国学习军事科学，而且也对自己运用
国际外交语言进行交际的能力引以为傲。[②]

新政府制定了四项当前目标：（1）恢复城市的秩序；（2）改善
卫生条件，防止传染病暴发；（3）保证联军的持续供应；（4）调查
和保护清政府和中国市民留下来的财产。当时的日军司令福岛安
正（Fukushima Yasumasa）将军宣布，在这些目标之中，卫生和保健
是管理这座城市的最紧急的任务。[③] 福岛曾经在 1890 年代驻扎在
柏林的日本大使馆，他目睹了罗伯特·科赫因其细菌学发现而被
欢呼为民族英雄。他也是森欧外在中日战争后，改革日本军队卫
生措施的坚定支持者。在天津，福岛作为**卫生**（*eisei*）的支持者，走
在了整个占领军的最前列。[④]

天津都统衙门的其他成员也同意福岛的观点。该城的警察局
一成立，都统衙门便成立了天津第一个卫生官署，其官方称谓为卫
生部。不清楚是谁给这个部门设计了"卫生"这个名称，虽然没有

① 参见 Rasmussen, *Tientsin*, 224。
② 军事信息网站，Okiraku guji kinkyû kai, http://www51. tok2. com/home/okigunnji/ akiyamakouko. htm.
③ Mori Etsuko, " 'Tenshinto tôgamon notauite' ", 316.
④ Ôta Azan, *Fukushima shogun: iseki: denki Fukushima Yasumasa*, 东京：Ôzorasha, 1997.

记载,但极有可能这个名称出自日本代表的恰当翻译,因为日本已经有了由汉字组成的政府卫生机构:**卫生**(*eisei*)。

都统衙门指派了一名熟悉该城医学环境的西方医生雷尼·德帕斯(Renee Depasse)来领导这个机构。1895 年李鸿章在马关遇刺幸免的时候,德帕斯成为他的私人医生之一。在此之后,德帕斯成为北洋医学堂的医学教授,这所医学堂和医院一开始是由伦敦会的医生创立和运营,但后来李鸿章为了清军之便接管了它。都统衙门给德帕斯配置了自己的办公室和一个分队 —— 主要是日本人和锡克人组成 —— 协助在这座城市里执行卫生条规。

天津都统衙门建立的时间恰逢医学史上的一个重要时期。到 1900 年,细菌病理学的霸权地位日渐稳固,与之相伴的还有热带医学的出现,这两者改变了卫生管理的方式。全球殖民统治的确立使得欧洲(和日本)科学家能够去发现许多疾病的微生物病原体,包括白喉、结核、霍乱、伤寒、麻风、破伤风和瘟疫。科学家们发现健康人的血液里也有潜伏的细菌,并且实验证明,人体能够获得免疫性,这一发现改变了疾病预防的理念,把焦点从环境转到作为携带者的人身上。正如沃里克·安德森[师从布鲁诺·拉图尔(Bruno Latour)]对殖民地的现代医学发展状况的观察指出,细菌"作为社会行动者",使得本土的身体和行为成为"医学检查和调整反复施加的主体"。[①] 这种检查和调整成为都统衙门统治下的天津的普遍现象。

1900 年也出现了一种新的科学,其关注的是殖民地的非人疾病携带者。1899 年,前清帝国海关卫生官员梅森(Patrick Manson)

① Warwick Anderson , "Excremental Colonialism", *Critical Inquiry* 21 , no. 3 (spring 1995): 640–669 ; Bruno Latour , *The Pasteurization of France* ,剑桥 , Mass. :哈佛大学出版社,1988.

建立了伦敦热带医学校，用于调查气候温暖地区的疾病。该校特别关注于新发现的传病媒介在诸如疟疾、昏睡病和黄热病这样的疾病传播中扮演着什么样的角色。[1] 热带医学促使公共卫生机构考虑昆虫和昆虫繁殖的环境，但它们最直接的想法是，本地人口会成为微生物的携带者，影响白人健康。尽管那些天上飞的、地上爬的和水里游的传病媒介已经被确认了出来，但是精通热带医学的殖民统治者仍然想尽办法把自己与那些"不卫生的"本地人保持距离。[2]

"细菌是社会行动者"的知识并没有大幅度地改变公共卫生管理的惯用法宝：管理机构仍然清扫街道、火化尸体、疏通沟渠，犹如它们以前害怕毒气所做的那样。但是这些行为的基本原理已经改变了，而且卫生管理也加入了新的策略，尤其是对患病人群和疑似有害细菌的寄主进行隔离、检疫和规定。到世纪之交时，即使是殖民地新成立的现代医学机构，尤其是印度，也已经逐渐接受了实验科学的发展，军队也迅速地普及了有关细菌和寄生虫的知识，而且这些观念在占领天津的医生就医学官员们的头脑中都存在。[3] 都统衙门的卫生部不光以前所未有的方式干预了天津城的中国人的日常生活，它们还以这个城市从未想到过的理由来完成这些措施。

去除污物

占领政府所面临的第一个与卫生和保健相关的紧急任务是：

---

① John Farley, *Bilharzia: A History of Imperial Tropical Medicine*，纽约与剑桥：剑桥大学出版社，1991；Douglas Haynes, *Imperial Medicine: Patrick Manson and the Conquest of Tropical Disease*，费城：宾夕法尼亚大学出版社，2001.

② Philip Curtin, "Medical Knowledge and Urban Planning in Tropical Africa"，*American History Review* 90, no. 3（1985）：594–613.

③ Roger Cooter, Mark Harrison and Steve Sturdy, eds., *War, Medicine, and Modernity*, Strond：Sutton，1998.

必须处理由于近来的战争造成的街道上无数横尸。在天津，这是一个尤为繁重的任务。死于战争的尸体遍布整个城市，成群的野狗四处乱窜，以尸体为食。随着夏天接近100华氏度的高温，这些尸体迅速地腐烂。为了避免暴发瘟疫——尤其是霍乱——德帕斯命令卫生部的中国劳工在城外挖了许多坟墓。接着卫生部便草草地把死者埋在了里面。这项行为非但没有令中国人满意，反而引起他们的憎恶，因为外国管理者的埋葬时既无仪式，也无应有的尊重，令中国人觉得受到冒犯。①

在处理完最初的尸体问题之后，天津都统衙门继续着它们怪异的干预，要为天津人埋葬死者的方式进行现代化的改革。外国人对于中国北方极不卫生的习俗忧虑已久，把装着尸体的棺材埋进一个隆起的土堆，就像拔地而起的一个个小山丘。天津的南面和西面就是一片连绵不断的坟场，用来埋葬城中的死者。都统衙门命令卫生部的劳工和士兵挖出城外的数百具棺材，并把它们运到新的"现代的"本地公墓。在那里，根据卫生的指示，这些棺材被重新埋进"六英尺深的地下"。结果，中国人的墓地变成了平地。②中国居民要得到都统衙门的许可才能把棺材运出城外（城内没有埋的地方）。对于都统衙门而言，这是收集公共卫生的基本数据的巧妙办法：统计死亡率。但对中国人而言，这代表着侵略政府干涉私人的家庭仪式，还要缴很重的死亡税。③

除了尸体收集之外，都统衙门还打响了一场大众垃圾处理的

---

① 参见刘孟扬《天津拳匪变乱纪事》中群众丧葬情况的图表。

② Lewis Bernstein, "A History of Tientsin in Early Modern Times, 1800–1910", Ph. D. diss., 堪萨斯大学, 1988, 236.

③ 储仁逊：《闻见录》，光绪二十六年八月二十三（1900年9月16日），光绪二十六年闰八月二十（1900年10月13日）。中国人的丧葬方式一直是中国人与外国人之间争论不休的一点，参见顾德曼：《家乡、城市和国家：上海的地缘网络与认同（1853—1937）》，伯克利与洛杉矶：加利福尼亚大学出版社，1995，154-155.

战斗。它们制定规定，指定了垃圾可以倾倒的地点。卫生部雇用了两百多名中国劳工来收垃圾，装运到城外并烧掉。在两个月内，卫生部的"苦力们"大约运送了 2 000 吨的垃圾。[1]卫生部囊中羞涩，不够给这些工人发薪水，这一问题因为使用囚徒作为劳动力而得到了部分的缓解，后者完全不用薪水。都统衙门最初的行动之一便是禁止行乞。在禁了五天的行乞之后，都统衙门集合了大街上的 500 名乞丐，洗刷他们并予以消毒，然后让他们担任卫生"苦力"的工作。这些人保持了城市的清洁，而作为回报，他们得到了食物和监牢般的栖身之处。[2]

　　卫生工作也成为一种对违反都统衙门法令的人的通常惩罚。一旦被逮捕，犯人就被剪掉辫子和剃头。惩罚由这些程序组成，首先戴几天的枷锁，然后在卫生铁链上被拴成一队。一开始，中国的精英们满意地看到这些卫生任务被分派在土棍身上。[3]但是随着都统衙门的规定越来越多，警察力量越来越大，天津社会各个阶层的人发现自己都变成了卫生苦力。用一位观者的话来说：

　　　　余行经津郡南门东军械所前，见有苦力二十余名，剪长发辫，头上光光，蒙以手巾。上身右半着红色左半着蓝色，下身右半着蓝色左半着红色，胸前绣"卫生"二字。两胫皆系铁镣或抬秽水或抬臭泥，有印度兵荷枪押其后。谛视良久，见内中有二体面人，一系读书人一系买卖中人，但不知因何而致此也。噫国势岌岌当轴梦梦，后此十年吾华人无往不是苦力矣，

---

① Bernstein, History of Tientsin, 235.

② Bernstein, History of Tientsin, 250. 关于中国的封闭和现代性，参见 Michael Dutton, *Policing and Punishment in China: From Patriarchy to "The People"*, 剑桥与纽约：剑桥大学出版社，1992；冯客，*Crime, Punishment and the Prison in Modern China*, 纽约：哥伦比亚大学出版社，2002.

③ 储仁逊：《闻见录》，光绪二十六年六月二十三（1900 年 7 月 19 日）。

悲哉痛哉。①

　　这副场景表现了各种不同的阶级和阶层都完全地卷入到天津城的占领中，而卫生又是如何与新政府统治下的暴力、惩罚和污秽联系在一起的。这副触目惊心的情景，有身份的人（即使是层次较低的）被剥下了他们的长袍，剪掉辫子，脚上拖着沉重的镣铐，对于观者而言意味着全中国的人都沦为了奴隶。在天津的大街上有挑粪桶的人并不奇怪——挑粪夫是一种普通的职业——但是从这位中国观察者的角度而言，如果一位绅士在一个持枪的"黑"印度士兵手下做这个，那么中国人就成为大英帝国的奴仆。这位观者特别注意到了劳作者制服上的"**卫生**"二字，但是他仅仅是注意到而已，这两个字在此情境中并特别无含义。这一情景证明，语言的重构不仅仅发生在知识分子的书写和阅读中；这些单词指代某种事物的用法，以及它们在商品、标志、办公室，甚至制服上的频繁复制和出现，为不同的社会成员创造了一种新意义的联系，包括那些目不识丁的人。1902 年夏，天津的居民们对占领军队带来的怪异而具有威胁性的**卫生**感到迷惑。

　　都统衙门的卫生部除了试图规范垃圾和埋葬的混乱外，它还试图规范另一种原始的生理现象——排泄。都统衙门颁布在最早禁令之一便是关于在公共场合大小便的规定，这一规定常常是用枪指着进行的：

　　　　津乐闸口南卢庄之宽阔地界，有十五六岁华人在该处便溺，被洋兵瞥见揪获，将所出之粪令其用手捧到僻静处。该民

———————

① 译文原文见储仁逊：《闻见录》，光绪二十八年五月十九（1902 年 6 月 24 日）。

先为不允，洋兵抽出枪刺即欲动手，该民事不得已，只得从命。该兵见两手污秽，不堪一笑而去。[1]

排泄和排泄物的适当地点已经成为个人卫生和公共卫生不可或缺的因素，对于全世界而言都是如此，它是文明的先决条件。[2] 同时，无法规范排泄被视为是人类的缺陷的一个基本标志。即使甘地也批评印度人随意排泄的习惯，呼吁作为一个有尊严的人，至少应该在排泄完之后用铲子把自己的粪便给埋起来。[3] 殖民列强和富裕阶级，作为统治阶级的组成部分，直接把被殖民者和穷人与排泄联系了起来。殖民者似乎忘记了所有的人都有这种生理机能，也忘记了文明地排泄的能力是经济发展的产物，他们被殖民者称为"屎棍"[4]。在上面的情景中，士兵以执行卫生规定的名义，强迫中国少年用手拿粪便来羞辱其低等的民族身份。

都统衙门把在公共场合便溺看做一种罪恶，但是他们花了两年时间才在天津城里建起了公共厕所以供人们在适当地点排泄。这些厕所叫做"官厕"，并不是今天意义上的公共厕所，而是由专人运营的事业。都统衙门把厕所的垄断权授予一些中国人，他们为政府收取使用费，并可以拥有这些由付费的使用者留下的宝贵粪便。官厕从未完全解决天津城的公共排泄问题：大便要收五文，小便收两文，这对于天津的赤贫者们而言简直就是毫无意义的。[5]

177

---

[1] 译文原文见储仁逊：《闻见录》，光绪二十六年九月初三（1900 年 10 月 25 日）。

[2] 关于欧洲人在"文明"到来之前不加选择地随意排泄的习惯，参加诺贝特·埃利亚斯的《文明的进程》，伦敦：Blackwell，1993。

[3] Dipesh Chakrabarty, "Open Space, Public Place: Garbage, Modernity, and Inida," *South Aasia: Journal of South Asian Studies* 14, no.1（1991）: 15-31.

[4] Anderson, "Excremental Colonialism".

[5] 储仁逊：《闻见录》，光绪二十八年四月二十四（1902 年 5 月 10 日），光绪二十八年五月二十二（1902 年 6 月 27 日）。这种私人化的体系延续了整个民国时期，直到人民共和国时期。

通过这些公共的和首创性的行动，都统衙门开始向天津展示了**卫生**的新内容。**卫生**意味着对尸体、垃圾和粪便之类的污物进行管制。它包括公共空间里的视觉和嗅觉重整，如卫生工人把墓地变为平地，把垃圾运到城外，把臭味集中到官厕中去。它也改变了这个城市的人的景观，把乞丐变为街道清洁工，给城市的街道上创造了卫生镣铐队的景象。**卫生**代表着政府对人民进行规训、惩罚和规范的权力。违反**卫生**条例的文人会被剥夺代表他们尊严的标志（辫子、文人长袍），并被迫穿上绣着**卫生**二字的制服进行公共劳动。在一块空地上排泄就有死在一个武装的外国士兵手下的风险。**卫生**管制污物，要求全体居民有一套公共行为准则。它甚至给了政府在家庭为基础的亲人死亡和葬礼中扮演中心角色的地位。现在，**卫生**包含了规范生命的各个方面，从厕所到坟墓。

消灭细菌

卫生部的许多行动并不是基于对细菌学的理解进行的。但是细菌的话语增加了行政决策中科学权威性的分量，这分量足以粉碎城墙。外国人已经注意这高耸的城墙很久了，这是中国城市直到 20 世纪仍保存完好的特色景观。[1] 在欧洲，城墙是用作防御用途的，而在中国，这一用途发挥得尤为充分。1900 年，天津的清军在城墙上居高临下炮轰外国租界。拳民们躲在安全的城墙后，致使外国军队花了长达月余的时间才把南门炸开。从占领者外国列强的角度来看，城墙无疑代表着对他们安全的威胁。城墙也是完

----

[1] 关于北京城墙，参见韩书瑞：《北京：寺庙与城市生活（1400-1900）》，伯克利：加利福尼亚大学出版社，2001，4-10 页。

成对这个城市的明确的"统治权"的主要障碍。

考虑到天津城墙给外国人带来的这些麻烦，无怪乎都统衙门希望看见它们被毁掉。但是令人惊奇的是，细菌学被援引为他们拆毁城墙的主要理由。按照都统衙门的说法，城墙推动了细菌的扩散。不卫生的穷人依着城墙用芦苇和泥巴搭起棚屋，墙根下积着一洼洼的死水。这两处都是细菌繁殖的绝佳地点。为了保护外国人社区的健康，中国的城墙以及城墙上寄居的细菌都应该被消灭。都统衙门的日本代表尤为关注这这一卫生障碍的移除，因为它离日本租界最近。[1] 在中国的其他城市，拆毁城墙是为了发展现代交通的要求，尤其是通火车的需要。而天津城墙的倒塌却是为了卫生现代性的要求。

都统衙门也在天津建立了性服务业 —— 至少是给外国士兵的性服务业 —— 而且更为透明更为卫生。都统衙门建立后不到一个月的时间，委员会便开始讨论为外国军队开设妓院的问题。[2] 为军队设立由卫生监管的妓院是具有争议性的，但却是帝国不可或缺的一个方面。[3] 尽管众所熟知，性接触会导致性病的传播，但是细菌理论支持了对妓女实行身体检查和隔离的逻辑。到 1900 年 8 月底，都统衙门决议为日本、美国和英国军队分别建立一所妓院，为俄国军队建立三所妓院。[4]

---

[1] Mori Etsuko, "'Tenshinto tôgamon notauite'", 321.

[2]《都统衙门会议纪要》，译自 *Procès-verbaux desséance du gouvernement proviso ire de Tientsin*（天津：天津社会科学院手抄本）译本的部分内容出版为《天津都统衙门会议纪要选》，刘海岩与郝克路编：《近代史资料》79（1991）：34–75 页。关于妓院的建立，参见 1900 年 8 月 10 日到 1900 年 8 月 27 日的会议记录。

[3] 关于日本的性病医院和妓院，参见 Sheldon Garon, "The World's Oldest Debate? Prostitution and the State in Imperial Japan, 1900–1945", *American History Review* 98, no.3（1993）：710–733。关于英帝国的性病医院的争论，参见 Antoinette Burton, *Burdens of History: British Feminists, Indian Women, and Imperial Culure, 1865–1915*, Chapel Hill：北卡罗来纳大学出版社，1994.

[4] 储仁逊：《闻见录》，光绪二十六年十一月十七（1901 年 1 月 7 日）。

卫生部将数百名中国男子投入到为城市提供卫生服务中，它也将几乎同等数量的中国女子投入到为外国军队提供卫生的性服务中。在这些妓院中工作的女子当然不可能穿着胸前绣有**卫生**的制服，但是她们也有政府来规范她们的工作，还有政府医生来检查她们的身体——这是**卫生**的新意义在天津发出的又一道响亮的宣言。有趣的是，在都统衙门讨论开办"卫生妓院"的同时，它也商讨了有关关闭这个城市中存在的无数鸦片烟馆的事宜。不过后者从未成为现实。与傅兰雅的《卫生编》系列里表达的希望不同，由都统衙门监管的卫生并没有包括消灭鸦片。

以细菌为中心的公共卫生视点使政府的注意力集中在细菌存在和附着的东西（如城墙）和身体（如妓女）上，但是那些滋生细菌的身体往往被看成是中国人的，而那些遭受疾病威胁的往往是外国人。尽管科学已经证实，环境（污水）和昆虫（苍蝇、蚊子）是最重要的疾病传播源，但是在都统衙门预防瘟疫的措施中，对"当地人"进行管理和管制的需要才是最重要的。

就在都统衙门从清政府手里夺得了这座城市的控制权后，它对当地人是霍乱载体的恐惧很快就成为现实。1902年夏，霍乱席卷了整座天津城，外国占领政府试图对中国人口采取高度干预性的细菌管理技术。在它试图这样做的过程中，它遭遇了卫生的现代性的局限。

管制霍乱，1902

1902年2月，霍乱随着一艘从上海来的轮船来到了天津。作为应对，都统衙门建立了专门的"瘟疫防治局"，该局有权力进屋调查霍乱病例。日本人对这种霍乱防治的路数大概很熟悉，由几百名日本人来执行都统衙门的规定。一旦发现某人有疑似症状，瘟疫防治局便从卫生部招来一名医生，检查此人的病是否真的是亚洲霍乱。如果诊断结果是肯定的，那么防治局就把病人送到城周边的九所隔离医院之一。警察还要烧毁病人的床单和衣物，并对这家里的其他居民进行七天的防疫。卫生部的工人对霍乱患者的屋子进行消毒，把地面洒上石灰。霍乱死者的尸体和棺材上也覆盖着石灰，公共厕所、沟渠和垃圾堆上也是如此。很快整座城都覆上了一层白色，俄国的军队用火车运来成吨的石灰，作为大量消毒之用。①

都统衙门的中国人霍乱巡视队得到了一个执行卫生规定不力的名声。据说中国警察向霍乱患者的家庭勒索钱财，威胁他们，说如果不给钱，他们就会通知日本警官，他将会冷酷无情地对待病人和病人家庭。这些警察尤其会恐吓那些有商店的家庭，描述外国人如何将病人拖出去，送到隔离医院，在那里用厚厚的冰把病人盖起来并强迫他喝下毒药。为了避免在中国警察手上受勒索，也避免在外国人手上受到严厉的惩罚，许多中国家庭往往隐瞒霍乱死亡状况，并偷偷地把尸体处理掉。这就导致死者被可悲地抛尸在街道上和海河里，没有任何葬礼。②

中国城不是1902年霍乱暴发的唯一地点。新建立的日本租界，以及其中的大量中国居民，遭受霍乱的危害尤其严重（见表2）。日本租界里的中国居民霍乱发生率为12.15%，是全城最高。虽然只有几个日本人死于霍乱，但是这一事件对租界里的日本人的心理和记忆所造成的影响，要远远大于日本病例的数字（参见第九章）。

---

① 关于报告和指令，参见《都统衙门会议纪要》，1902年6月2-6日。
② 储仁逊：《闻见录》，光绪二十八年五月十一（1902年6月16日）。

表 2　天津的霍乱病例（1902）

	中国城	日本租界
总人口数（大概值）	326 552	11 184
中国人	326 552	10 064
日本人		
报告的霍乱病例总数	1 273	1 254
中国人	1 273	1 223
日本人	—	31
死亡总数	736	883
霍乱病例占人口的百分比	0.34%	11.21%
中国人	0.34%	12.51%
日本人	—	2.77%

来源：数据来自都筑甚之助（J. Tsuzuki），《1902 年中国北方霍乱疫情观察与霍乱防治措施记录及研究》（"Bericht über meine epidemiologischen Beobachtungen und Forchungen während der Choleraepidemie in Nordchina im Jahre 1902 und über die im Verlaufe derselben von mir durchgefürhrten prophylaktischen Massregeln mit besinderer Berücksightigung der Choleraschutzimpfung"），见《海军与热带卫生档案》（*Archiv für Schiffs und Tropen-Hygiene*, vol.8, 74）。

细菌、种族隔离和民族身份

1902 年霍乱的结果是，天津的外国人越来越渴望与中国人的身体进行分居和种族隔离，以此作为保持健康的战略——尽管他们已经理解了霍乱是由不干净的饮用水传播的。英国人开始重新思考中国仆人的利弊。《京津泰晤士报》（*Peking and Tientsin Times*）的编辑们向外国人保证，只要他们在日常生活中"遵照医学人士的简单指示"，一切都会好的。外国人要对霍乱免疫，只需把水烧开，烹饪蔬菜要完全熟透，避免生吃水果即可。该报称，如果外国人不是如此信赖这些无用的中国仆人来照顾他们饮食起居的话，这些措施会更具可行性。[①] 欧洲人相信，个人保持卫生的警惕性就可以阻止细菌进入消化器官，从而得到"一种我们的当地人邻居们所没有的免疫力"。尽管报纸提醒读者，"已故的巴斯德说，如果有人死于传染或肮脏的疾病，就会被看成是一个公共的污点，这种时代就要到来了"。但是这种"公共的污点"对于中国城里的死者而言，没有任何意义。欧洲在细菌学方面的最近进步已经证明，保证社区免于霍乱危害的唯一办法便是为全体人口提供清洁的水源。然而在天津，大多数外国人仍然坚持个人的卫生警惕性是保护他们免于霍乱的法宝。在外国人的思想中，中国人是没有能力执行这种警惕的，而且最好要避开他们，尤其在家庭活动的亲密范围内。[②]

日本的医生和细菌学家都筑甚之助也得出了关于天津的本地人口的相似结论，尽管他是通过完全不同的方法。日本帝国战争部在 1902 年的瘟疫期间将都筑派往天津进行细菌和瘟疫观察。都筑是在德国声望很高的马尔堡大学学习的细菌学，他带着显微镜、陪替氏培养皿、琼脂、染料、试剂和对科赫原理的深刻了解来到了天津。[③] 他运用这些装备和知识检测了天津的水源、苍蝇和中国霍乱患者的粪便。都筑发现，从海河取的水样本里存在着霍乱病原体，这就证明（因为有人可能会怀疑）海河是主要的传染源。他尤其引以为傲的是，通过他的精确实验，证明苍蝇可以用它们细小而毛绒的脚将人类粪便里的霍乱杆菌传播到远处没有保护

---

① 《京津泰晤士报》，评论，1902 年 6 月 7 日。

② 同上，评论，1902 年 6 月 14 日。

③ Tezuka Akira, Bakumatsu, Meiji kigai tokôsha sôran, 东京：Kashiwa Shobô, 1992，2：82. 我要感谢东京大学的 Yoshizawa Seiichirô 教授帮我厘清了 Dr. Tsuzuki 的身份。

的食物上——警告了那些从中国市场上购买食物的人。他在德国首要的热病杂志《海军与热带卫生档案》(*Archiv für Schiffs und Tropen-Hygiene*)上发表了《观察与研究》(*Beobachtungen und Forschungen*, 1904)一文。[①]

都筑对于中国人的卫生习惯持有相当公正的看法。他坦白地得出结论："中国人有能力执行卫生预防"。他也提醒中国人口中的卫生警察并不足以保证租界里的外国人的健康。关于天津的公共卫生，都筑警告说每一个殖民和军事据点都要行动起来保护自己。他建议日本人不要购买中国商人的蔬菜、肉类，尤其是水。尽管他精确地指出苍蝇是传播霍乱的带菌者，但他仍然严厉的警告天津的日本居民，如果想要避免疾病传染，就尽量停止一切与中国人的不必要接触。对都筑而言，卫生意味着隔离细菌，但是同时它也意味着捍卫清洁与不洁、日本人和清国人之间的边界。

都筑对于中日接触的警告在霍乱期间得到了在天津的许多日本精英的共鸣。在日本租界内，中国人与日本人的人口比例是10∶1。与那些欧洲租界不同，日本租界与中国城区有着一条长长的边界，其中有人口最密集（也最贫穷）的地区。与中国城的紧密相连，以及日租界里大量的中国人，都使日本精英分外担忧疾病的威胁。

日本租界的地点，据文件上说是嵌在中国区与欧洲区之间，对于在天津的日本人的经历而言，同样也象征着另一种引起焦虑的原因。日本的精英们决定要向西方观者们证明，日本人是亚洲人的一种高级形式，远比中国人更有能力达到现代文明的目标。然

---

① 所有关于 Dr. Tsuzuki 的信息都来自 J. Tsuzuki, "Bericht uber meine epidemioligischen Beobachtungen und Forschundgen wahrend der Choleraepedemie im Nordchina im Jshre 1902", in *Archiv für Schiffs und Tropen-Hygiene*《海军与热带卫生档案》(Leipzig, 1904)。

而租界的地点,还有 1900 年时日本居民的贫穷,使得这种区别难以体现。最初,占领天津后不久,日本司令秋山上校就接到了一份英国军队当局发来的正式投诉,关于日本地区的不卫生和对欧洲租界造成了威胁。在回复中,这位受过法国教育的陆军军官承认,租界里有少数日本人的确有所不足,没能充分理解卫生的重要性。然而,他告诉英国人说认为**所有的**日本人肮脏和无知是错误的,并且向他们保证当局一定会采取适当的防范措施。[1] 在日本"未成型"帝国的许多地方,大多数移民到天津的日本人都是贫穷的冒险者,是到海外碰运气来的。在欧洲观者和日本当局的眼里,这些移民是低等的阶级,既不懂得个人卫生,也不明公共卫生为何物。要尽快在外国人的眼里把他们与中国人区别开来,这一紧迫任务势必导致卫生成为日本租界管理的重要部分(参见第九章)。

183

在 20 世纪初天津特殊的环境里,外国列强不光是通过与本地中国人的关系来定义自己。每个租界都构建着自己的身份特性,并且形成了一个复杂的关系网,既有竞争,也有合作。帝国主义后来者的日本对此形势尤其敏感,而且更重要的是,作为"亚洲人",日本寻求成为亚洲的帝国。1895 年对清战争的胜利(以及 1905 年打败俄国)有助于欧洲和美国重新评估日本,但是声名需要小心维护,尤其是当同胞之间的阶级分野可能会引起国别之间的分野混淆的时候。[2] 紧守住卫生现代性的原则 —— 至少在国家精英的

---

[1] *Tenshin kyoryû mindan nijû shûnen kinenshi*(《天津日本居留民团第 20 次年会报告》),天津:未注明出版商,1930,543.

[2] 关于日本国民性／种族性构成与西方的对比,参见 Stefan Tanaka, *Japan's Orient : Rendering Pasts into History*,伯克利:加利福尼亚大学出版社,1993;Louise Young, *Japan's Total Empire: Manchuria and the Culture of Wartime Imperialism*,伯克利:加利福尼亚大学出版社,1998;冯客编, *The Construction of Racial Identities in China and Japan: Historical and: Contemporary Perspectives*,伦敦:Hurst and Co.,1997. 关于殖民地具有日本人身份的日本居留者的不同阶级背景,参见 Babara Brooks, "Colonial Power and Public Health in Japanese-Held Korea",发表于亚洲研究年会上的论文,华盛顿,2002 年 5 月。

立场上——是进入高等文明之列的先决条件。关注细菌、实验科学和医学警察是政治权威合法化的一部分。这将被证明是适用于日本的金科玉律，最终也适用于清朝。

被占领的天津的统治和霸权

如果认为所有天津的中国人对于都统衙门统治的感受是纯粹的暴政，那就错了。有一些具有改革思想的天津精英学者与新的统治秩序合作，甚至信奉了它的哲学。天津社会的各个部分都涌现出了介于当权者和当地人之间的中间人。有一些绅士们充当了天津喉舌的角色，将军事犯罪和难民救济等问题反映到都统衙门那里。这一角色至关重要，因为都统衙门从一开始就拒绝了清朝官员在城市管理中担任何职务。[①] 都统衙门的控制主要是通过由外国人员组成的街区警察局，但是它也与街区的董事一起协作，他们是本地商人或者有身份的人，其工作是确保都统衙门的布告——最经常的是有关公共保健和卫生的发布并能为民众所理解。

184 对于天津的精英们而言，很可能天津被外国人占领总好过被义和团占领。有一些精英有意地忽略了都统衙门强制命令背后的高压政治，甚至私下里还明白地表达了对这些规定的赞誉。天津的精英们在1900—1902年被占领期间写的文章揭示，对于一些人而言，尽管在外国军队最初造访这座城市时带来了伤病、经济损失和死亡，占领期间的生活大部分还是照旧。都统衙门关于禁止公共场合便溺和乞讨的规定不会影响到精英，而且他们通过行会和

①《都统衙门会议纪要》，96 页。

本地会堂，有自己的私人墓地和棺木安葬服务，尽可以避开来势汹汹的坟墓现代化。不但没有直接遭受都统衙门的高压统治，一些天津精英们还发现，占领使他们与外国人接触的机会增多了，尤其是日本人，自清朝在中日战争中被打败以来，他们就一直在主动地学习日本的语言和知识。

例如，由盐商转为教育家的严修在占领期间经常在家款待至少一打以上的日本熟人们。其中有些人的交情在拳乱之前就开始了，其他则是在1900年后结识相熟的。严修和他的日本客人们喝着茶，讨论教育和现代化的问题，还互相交换书法作品以巩固交谊。严修自己也在1902年秋的时候首次前往日本旅游。[1] 天津盐商望族华家的华学澜的日记也表明，他的生活几乎没有什么改变，除了与日本人的交往增多了。华学澜以及家族经常招待日本的军官们，他们会来吃饭、喝酒和闲聊。玩兴大发的时候，华学澜和他的日本客人甚至会在庭院里玩相扑角力。借助这位商人的好客，他的中国朋友圈里的人也会与日本人互相交换书法和礼物，甚至也会从日本熟人那里寻求建议，问如何理解都统衙门的命令。[2]

华学澜确实也看见了城市街道上由外国士兵带领着的一队队戴脚镣的人，但是他对此却表现出惊人的冷淡。与那些观者相反，他赞成都统衙门的规定所带来的进步，比如垃圾收集、交通管制，以及天津火车站引人注目的排成长队买票的现象，这队形是由警察来保持的，谁乱了队形就会吃鞭子。1936年版的华学澜日记里有一篇序言，为华与日本人在占领期间的友爱进行辩护。这位中

---

① 严修：《严修先生年谱》，济南：齐鲁书社，1990，130页。
② 华学澜：《辛丑日记》，上海，商务印书馆，1936，1—17页。华于1886年中了进士功名，与严家等有力的盐商家族联姻。他后来在教育改革和数学和化学等书的出版方面很活跃。

国编辑，写于 1937 年日本侵华的前夜，解释说那时的绅士们"缺乏民族意识"并不鲜见。考虑到那个时期的氛围，不应该对华学澜和其他的绅士们苛责过甚，他们也许"还没能够懂得帝国主义的真实本性"。

华学澜可能相当懂得帝国主义的本性，但是他所做出的反应却不符合一个 1936 年的民族主义者的期望。在义和团被暴力镇压下去后，许多中国精英，尤其是通商口岸的精英，开始切断自己与他们视之为以农民为中心的中国文化中落后与迷信之间的联系。从这些精英的角度来看，虽然外国军队在中国北方的暴力行为诚然可悲，但是这无疑是中国惹祸上身，因为它天朝上国的自大，以及愚昧的清廷对拳民无理性的支持。这些精英将拳民的行为批评为精神迷信，并不是受到"科学的"西方的影响；晚清时代的许多精英和政府官员都将此等邪门歪道看作骗局，认为其只会愚弄无知的人民，导致社会混乱。[①] 然而，义和团引起的反应，以及其后的外国模式对于身体和自然的思考，这两者导致人们越来越倾向于将中国的宇宙观模式看成是"迷信"，并开始建构出一种非科学的中国"传统"。对于许多口岸的精英们而言，义和团及其被暴力镇压开启了文化分流的进程，新政改革使这一进程愈发浩大，辛亥革命又给它火上浇油，最后在反传统的五四运动中达到了顶点。

因为这样的心态，所以中国的精英们会在义和团刚刚被镇压下去后愉快地在家里款待日本客人。除了惺惺相惜的中国传统之外，这两种群体都在进行同一项事业：将他们自己与混乱的他者区别开来，并且作为亚洲同伴，跻身"现代文明"的新秩序之列。对于中国和日本精英而言，这个混乱的他者主要被定义为"迷信"、"落

---

① 韩书瑞, *Millenarian Rebellion in China: The Eight Trigrams Uprising of 1813*, 纽黑文：耶鲁大学出版社, 1976.

后"、有缺陷的中国人—— 日本在海外的精英们也试图把自己，尤其是为着西方观者的看法，与租界里那些不文的乡下人区别开来。日本人参与了对中国城市的占领，成为国际警力的组成部分，并为公共卫生提供指导，以这样"文明和启蒙"的方式教化着中国人。中国的精英们渴望在他们自己的土地上发挥这样的功能，并寻求机会建立全新的地方会议和省议会。这一情景并没有在殖民统治下发生，而是在清收复了天津的主权后产生了。即使在收复之后，仍有大量的日本顾问留在天津，帮助建立这个城市的警察、公共卫生和教育系统。在都统衙门统治下，中国精英与日本精英会一起品茗和举行相扑比赛，而在 20 世纪初，他们一起合作建设了一个现代的天津。

186

侵略和占领天津的暴力与高压统治造成了与过去的断裂，但是许多中国精英对此并不排斥。外国人提出了条件，依照此条件清朝恢复了在天津的主权，但这并不能阻止中国人和外国人亲密合作建立现代行政。将这个叫做合作看起来有些不甚准确，因为这发生在本土主权的结构下，而且眼前就是极端的暴力与明显的霸权，或者说在 1900 年时，列强施加于该城，并为精英们所信奉的目标是如此的暴力。这种"统治的霸权"的建立，部分是由于中国精英与那些有缺陷的中国人保持距离，加上当下被一支包括"亚洲同道（*fellow Asians*）"的多国军队殖民的经历所致。[1] 中国精英对于殖民者的目标迅速而明确的信奉得益于日本的推动，日本既是一个殖民国家，又是手足兄弟。在这种复杂交织的主权，统治与现代性里，**卫生**成为 20 世纪早期，天津的中国精英与外国人之间的共识和协商。

---

① Ranajit Guha, *Dominance Without Hegemony: History and Power in Colonial India*, 剑桥, Mass. : 哈佛大学出版社, 1997.

卫生的现代性，清朝主权和日本模式

外国人最终不能也不愿在天津建立完全的殖民统治。于是，他们将中国城还归清朝统治，而每个国家，带着一些担忧，退回到它们自己的租界地内。到 1902 年，天津成为，用贺萧（Gail Hershatter）的话来说，一座"破碎的城市"[①]。奥匈帝国、比利时、法国、德国、英国、意大利、日本和俄国现在分别在中国城的南边、东北和东边有了自己的租界，占据了海河两岸的大片土地。这些外国列强没有一个表现出要做天津的主人的意愿，但是它们都担心把几乎有 50 万人口的中国城归还清政府将对它们这些临近的租界是一场灾难。在它们看来，义和团运动和 1902 年的瘟疫证明，天津不仅滋生着暴力的排外分子，还滋生着致命的细菌。

清政府在维持外国观念的卫生方面的无能一直以来（尽管很少有人研究）都是外国列强在通商口岸要求增加领土和治外法权的理由。[②]借助义和团之后外国的入侵，英租界的范围从海河向内扩展了几个街区。这一地产扩展了它的边界，但是也将在原边界以西，潮湿的"当地"区域纳入了卫生管辖之下。瘟疫发生的可能性不仅对于口岸城市的外国扩张势力是一种恐惧，对于整个清帝国也是如此。

清朝在 1900 年后争取政治自治，努力使其从列强手中收回了天津，重新建立了清的统治。为了成功地做到这一点，清政权必须证明自己有这样的决心，会以符合外国期望的市政政策来管理天

---

① 贺萧，*Workers of Tianjin*，25.

② 卫生警力和领地声明之间的关系，见顾德曼：《家乡》。同样可参见 Bridie Andrews，*The Making of Modern Chinese Medicine*，剑桥：剑桥大学出版社，2004.

津,这一期望主要体现在都统衙门的政策之中。其中最要紧的便是建立一支警察力量和一个卫生部门。如果没有能力实施卫生现代性的话,那么清政府将不被允许管理天津,以及可能整个帝国。

天津最终在 1902 年 8 月 15 日收复。袁世凯作为总督采取了一系列的措施来重建这个城市,以符合外国列强的意愿。就如斯蒂芬·麦金农(Stephen MacKinnon)所描述的,天津成为清朝领导的现代性的实验基地,包括警察、交通、城市建筑、教育、军事和政府机构。[①] 这些实验中最核心的便是建立一个基础性组织,不仅能保护天津的卫生,并且能证明给那些忧心忡忡的外国人看,没有他们的干预,清朝自己也能控制疾病。天津成为中国近代史上第一个建立政府领导的市政卫生部门的地方。

卫生系统的建立是清朝新的自治中最紧迫而又最复杂的任务之一。卫生部的出现向外国人保证,清政府会运用所有的科学工具 —— 从显微镜到穿制服的警察 —— 来检查疾病。这建立在政府对细菌理论的信赖、为了城市卫生而改变环境的决心,以及进入天津的千家万户接触到所有男女老幼的身体的意愿上。把这些完全视为殖民者缺席情况下的一种荒唐的自我殖民可能是误解,清政府主动地聘请外国顾问 —— 尤其是日本人 —— 来帮助检查这些新系统的创立,而同时清朝官员也运用适当的手段,使卫生现代性的命令能够适应中国人的需要和中国人的身体。

袁世凯将天津变成一个为全国生成多样化的卫生现代性模式的中心。首先,他在主要港口和北部沿海的铁路沿线建立区域性的传染病检查体系。其次,他将军队**卫生**作为新军现代化的一个

188

---

① 对于这些改革的总体看法,参见 Stephen R. MacKinnon, *Power and Politics in Late Imperial China : Yuan Shikai in Beijing and Tianjin, 1901—1908*,伯克利与洛杉矶:加利福尼亚大学出版社,1980,第 4、5 章。

主要因素。最后，天津成立了一个市卫生局，承担起塑造卫生的现代公民的任务，同时阻止八国租界以细菌作为借口扩大领地的企图。在这个环环相扣的系统的三个层面上，卫生的现代性被有意识地塑造成符合中国人的样子。在这个新系统的每一个层面上，日本顾问指导清政府量裁出符合"亚洲"同伴需要的卫生（eisei）。

北洋防疫处确保了外国人不能在港口直接接触中国人的身体。按照口岸管理的规定，对船只和火车上的乘客进行卫生检查的行为应当由中国人和西方人合作完成，但是更常见的是，外国人并不是"用西方的方法来管理中国人"。情形好的话，外国人会尊重和适当地对中国女乘客进行身体检查，但是情形不好的话，他们的方式可能是"极其残酷的"。尤其是外国的隔离医院对中国病人施行的治疗被看成是不适合中国人体质的。袁世凯想要建立一个地区港口检查体系，在所有职位上都安排中国医生，从而"中国可以有效而彻底地进行自己的瘟疫预防"，而不需要外来干涉。[①]

和他的前任李鸿章一样，袁世凯也以天津为中心建立了一支新的地区军事力量，并为他的新军建立了一所新的军医学校。袁世凯的北洋军医学堂创办于1902年，以日本的军事模式为基础，并从日本军队里聘请教员。[②] 学校的总教习是平贺精次郎（Higara Seijrô），一位高阶军医官，随着1900年八国联军里的日本军队来到了天津。平贺参与创建了同仁会——一个日本团体，旨在传播日本的医学模式来对抗英美在中国的医学霸权。[③] 理所当然，卫生

① 甘厚慈编：《北洋公牍类纂》，1907；重印，台北：文海出版社，1966，25，1836 页。
② 关于天津医学堂最详细的描述，见《二十世纪初的天津概况》，译自日本中国驻屯军司令部编：《天津志》，东京：Hakubunkan，1909，侯振彤译，天津：天津地方史志编修委员会总编辑室出版，1986，318-319 页。我要感谢 Yoshizawa Seiichirô 教授提供了原始资料的引用。
③ 关于 Dôjinkai，参见 Ming-Cheng M. Lo, *Doctors Within Borders: Profession, Ethnicity, and Modernity in Colonial Taiwan*, 伯克利：加利福尼亚大学出版社，2002，151-179。

是天津学校教育中主要的部分。四年制的课程反映了森欧外《卫生新论》里的分类理念：它包括的课程有传染病学、细菌学、大众卫生、军营卫生、军队卫生管理、学校卫生和工业卫生。这所军医学堂培养出了三代医生，他们会说日语，并崇尚日本军队的卫生现代性。另外，这些医生通过告诉新军士兵们纪律、情节和细菌的重要性，向成千上万的士兵传播了卫生现代性的信息。作为中国近代史上最早成功将现代生物医学运用于政权职能的组织之一，日本顾问在其建立过程中发挥了中心的作用。

　　清朝的第一个市卫生局于 1902 年在天津成立，也同样表现出了日本（和德国）模式在卫生现代性方面的影响。天津卫生局公牍汇编揭示，清朝首个现代卫生管理机构被设计为一个无所不包的功能实体，就如彼得·弗兰克、爱德华·莱克和长与专斋所设想的那样。卫生局的全部使命便是"保卫民生"。这个令人印象深刻的目标包含了各种各样的任务，提供"街道清扫、救济穷人、医疗和检查及预防瘟疫"①。这个新卫生局希望创立一个为所有救济中心提供庇护的管理机构，包括那些曾处于不同的政府衙门和商会绅董治下的善会善堂。这种福利控制有实际性的一面，就如都统衙门所做过的那样，清管理的卫生局也将街上的穷人集合起来，清洗其身体，为其剃头和消毒，然后安排他们去清扫他们各自的街道。卫生局直接领导的救济发放，虽说也属于"保卫民生"的崇高理念的一部分，但也有利于创造一个"内部的"稳定而廉价的劳动力源泉，以满足卫生局的需要。②

　　按照日本模式，天津的警察也有着许多与**卫生**相关的任务。③

---

　　① 甘厚慈编：《北洋公牍类纂》，1825 页。
　　② 同上，1828—1830 页。
　　③ 下面关于天津警察职责的讨论来自警察规章，《天津南段巡查总局章程》，1907，天津社会科学院，历史研究所副本。同样可参见甘厚慈编：《北洋公牍类纂》，卷 8。

天津 5 000 人的新警力是在保定警察学堂接受的卫生培训,这所学校由清朝官员创办,是一所新的省级警察培训中心,该校的指导是川岛浪速（Kawashima Naniwa）,他曾因改革北京警察制度而著名。[1] 天津的卫生只有在中国警察的手中才能深入下去。警察"鼓励"居民们保持房屋整洁,使用公共浴室,并把垃圾倒在指定地点。他们确保挑粪夫把桶盖盖紧,会逮捕那些宣称具有治愈疾病的神力的"和尚和虔婆"。最后,警察是城市瘟疫预防的第一线,他们检查市场上腐坏的食物,看所出售的肉类是否来自屠宰前就已死的动物。在他们巡视时,会注意那些有严重病征的人 —— 全身生疮的儿童、在街上呕吐的苦力 —— 并将这些疑似病人带往卫生局的隔离医院。

20 世纪的最初十年,新的清朝卫生局在天津分外活跃。在中国城里,居民们通过卫生警察和穿制服清扫街道的卫生苦力意识到了一种新的**卫生**的开端。虽然警察总是会收受贿赂,扫街道的也没有得到很好的监管,但是新的卫生局已经无可置疑地给日常生活带来改变,即使仅仅是改变了一个苦力大小便的地点。毕竟,对公共便溺的约束并不是一件小事。规训个人行为是**卫生**的中心因素,而**卫生**又是清朝主权的中心先决条件。在外国的占领之后,**卫生**对于中国精英完全成为卫生的现代性。到 1902 年,**卫生**已经清楚地表明,它不仅意味着一种关于个人健康的新思想,它还是将最贫穷的个人与国家在新的全球秩序中的存亡联系起来的纽带。

---

[1] 关于日本在北京和保定警察学校的影响,参见 Douglas Reynolds, *China : 1898—1912*, 剑桥, Mass. : 哈佛大学出版社, 1933, 161-174 ; 和 David Strand, *Rickshaw Beijing : City People and Politics in the 1920s*, 伯克利与洛杉矶 : 加利福尼亚大学出版社, 1989, 67-69。根据 Reyn-olds, 川岛浪速曾在保定短短待过十天, 为直隶警察学校打下了基础。关于中国的现代警察体系的发展, 参见魏斐德,《上海警察, 1927-1937》, 伯克利与洛杉矶 : 加利福尼亚大学出版社, 1995. 关于天津警察, 参见 Soshizawa Seiichirô, *Tenshin on kindai*, 名古屋 : 名古屋大学出版社, 2002.

总　结

　　卫生作为卫生的现代性是在外国军队对天津的占领期间暴力地引进的，但是清朝的改革者尽可能地将它"本土化"：首先，采用了一个同为亚洲国家的日本模式，其次，努力将中国人安排在权力职位上。天津的卫生局，和它的军医学堂一样，主要依据的是日本的**卫生**模式，一种由长与专斋、后藤新平及其他人从欧洲借鉴重构起来的模式。清朝的改革者也采取了特定的步骤创造一个具有"中国特性"的**卫生**。培训中国医生是一个重要的优先权，保证了外国人不是唯一能够接触、检查和治疗中国身体的人。主权——即使是在巨大的暴力阴影下的主权——使得清政府能够在模式中进行选择，并做出承诺（尽管难以实现），将卫生完全由中国人管理。

　　尽管有这些抱负，但是天津的新主权很明显的是一种殖民统治的形式。在1902—1911年间，天津的各个官署雇用了来自世界各国的外国专家。在这些官方雇员里，英语是德国人、比利时人、法国人和广东人之间的常用语言。有人可能会误会天津是"国际化城市"，但实际上它不是，之所以会有外国专家，是因为清政府是在枪口之下被迫采用现代性。占领天津的国际军队最初的暴力行径直接而显著，而且这种新秩序还在天津的精英中得到了许多人的拥护。

　　就如义和团运动及其后续事件见证了**卫生**作为卫生的现代性作为一种优秀文明的中心标准的地位是如何逐渐巩固一样，义和团事件也见证了**卫生**是如何被重构为中国的缺陷的标记。外国军队进攻了中国城市，毁掉了它的建筑，扰乱了社会，然后宣称中国人是一个混乱而肮脏的民族。中国人的缺陷不仅体现在清洁、天

191

生的混乱无序和对细菌的无知方面，他们还无法预防瘟疫，拳民自己就证明中国人关于人体刀枪不入的观点是荒谬、迷信和不科学的。在义和团之后，卫生成为由外国人教导的科学。须臾之间，那个彼时以为自己能凭气打败洋人洋枪的少年此时就会被一个持枪的外国人以卫生的名义，命令他把自己的粪便用手移到一个更卫生的地方去。

卫生作为缺陷的话语使得中国的精英们将自己与镇压义和团的暴力分隔开来。外国的占领可能带来了与过去的暴力决裂，同时它也加剧了口岸的精英们与内地的居民们业已存在的裂痕。这些精英们不会担负起缺陷、卫生或者别的什么的标签，而且通过转向现代性，并成为其帝国代言人的方法抵制了这些污名。中国的农民（和城市下层）被打上卫生缺陷的标签，而中国的精英们则在那些污秽的大众与全球卫生秩序的"高级成员"之间转化着自己的身份。日本军队在炸开了城墙和砍下中国青年的头颅之后，又成为中国精英的中介桥梁。

当然，中国的精英们看到了卫生的现代性对于城市健康的益处。卫生不能简单地简化为话语和暴力，因为生物医学和公共卫生设施最终带来了更长的寿命和更少的病痛。无论如何，卫生的现代性在中国的道路是与剧烈暴力的到来紧密相连的。查克拉巴尔蒂（Dipesh Chakrabarty）已经质疑学者们"在写现代性的历史时往往着眼于爱憎交织、矛盾、武力的作用，注意其中的悲剧和讽刺因素"。他认为现代性的讽刺最明显的体现莫过于公共卫生、现代医学和个人卫生的历史。查克拉巴尔蒂指出，一种最终有益和仁慈的现代卫生的成功"总是依赖于现代化，是身体政治的有效方法的代表"。① 尽管也许很难说这适宜于全球所有的状况，但无疑在天津，现代性是随着破坏的脚步而来，在枪口下建立起来的。其中的暴力给口岸社会的不同群体带来的不同体验说明，20 世纪的中国发生着分裂、变动及对帝国主义的矛盾体验。

---

① Dipesh Chakrabarty, "Postcoloniality and the Artifice of History : Who Speaks for 'Indian' Past？" in *A Subaltern Studues Reader, 1986-1995*, Ranajit Guha 编，明尼阿波利斯：明尼苏达大学出版社，1997，263-293（288）.

第七章 可见与不可见:城市景观和卫生的边界

193　　在义和团运动之后,卫生的现代性不仅接触到了天津的身体,它还接触到了这个城市,并在接触中改变了它。20世纪最初十年,整个中国的城市都在发生剧烈的变化。高耸的城墙倒塌了,火车呼啸驶入,街道上运行了电车。乡村里的平房被夷平,拔地而起的是多层的楼房,有栏杆、大门和拱顶。外国人建起昭示着资本主义与帝国主义的建筑,中国的改革者们也想通过建设公共空间、公共景观和合理的城市秩序来展示政治进步的新价值。①

　　在中国城市空间的变革中,常常被忽略掉的便是卫生的现代性在其中所扮演的关键角色。卫生的现代性要求城市景观进行功能性分离区划,创造可见与不可见的事物。与一个现代城市的地面建筑相对应的便是地下的城市,一个由管道、下水道、水槽和坡

---

　　① 关于20世纪最初几十年中国城市的自然转变,参见这些人的研究,包括周锡瑞编, *Remaking Chinese City: Modernity and National Indentity*, *1900-1950*,火奴鲁鲁:夏威夷大学出版社,2000. 各个城市的专论有 Michael Tsin, *Nation, Governance, and Modernity in China: Canton*,1900-1927, 斯坦福:斯坦福大学出版社,1999; Kristen Stapleton, *Civilizing Chengdu: Chinese Urban Reform*,1895-1937,剑桥:哈佛发行出版社,2000; David Strand, *Rickshaw Beijing: City People and Politics in the 1920s*,伯克利:加利福尼亚大学出版社,1989.

道构成的城市,可以使垃圾和污水变得无影无踪。[①] 城市的各种经济功能是彼此独立的,所以那些背后的不卫生的行为既不能被看到,也不能被闻到。卫生的现代性甚至命令了人的景观的改变:可能的病人不能在街上出现,可能的污染行为比如卖、买、洗、排泄和倒垃圾都只能在墙内或容器内进行。最后形成的**卫生**环境将产生一种前所未有的视觉景观:整齐、光洁和有序。

　　如果19和20世纪的欧洲人很难对中国的城市景观做出改变,那主要是因为卫生的现代性还没有在中国的城市表现出势在必行的态势,还没有成为一种必要,能够促使政府忽略经济、个人和习惯等因素。在天津,这种必要性是随着八国联军及其后的外国统治到来的,天津的外国租界又对此产生着超越它们的边界和主权之外的持久影响力。天津并不仅仅只有"殖民者"和"被殖民者"之间简单的二元对立,而是产生了一种在多国之间的不稳定和竞争性的局面。每个租界都试图确立自己的特性 —— 对中国和相对于其他外国列强 —— 通过空间的精心安排和卫生技术。尽管它们共享着同样潮湿的土壤,同样被污染的河流,同样的人口和同样的空气,天津的每个地区主权都努力寻求着自己的城市卫生问题解决之道。带有卫生特性的视觉布置成为表达国家特性和骄傲的表现。卫生的现代性成为这样一种意义:在**卫生**与**不卫生**之间创建等级的区分,这种区分不仅存在于外国人与中国人之间,也存

194

---

① 关于下水道、水管和城市,参见 Lewis Mumford, *The City in History: Its Origins, Its Transformations, and Its Prospects*, 纽约: Harcourt Brace, 1961; Richard Sennet, *Flesh and Stone: The Body and the City in Western Civilization*, 纽约: W. W. Norton, 1994; David Jordon, *Trans forming Paris: The Life and Labors of Baron Haussmann*, 纽约: The Free Press, 1995; Donald Reid, *Paris Sewers and Sewermen: Realities and Representations*, 剑桥: 哈佛大学出版社, 1991; Jean-Pierre Goubert, *The Conquest of Water: The Advent of Health in the Industrial Age*, 剑桥: Polity Press, 1986; Christopher Hamlin, *A Science of Impurity: Water Analysis in Nineteenth Century Britain*, 伯克利: 加利福尼亚大学出版社, 1991.

在于各帝国主义列强之间。

打破这种区分和卫生分隔意愿的来自自然和人类环境的冲击，水、风、人群、疾病和城市粪便的收集和流通。在日常的基础上，城区领土之间界限的模糊从那些挑水和挑粪的人身上便可得到证明。在20世纪以前，在天津的每个人（最穷苦的人除外）都是由这个相同的"水系统"供水和这个相同的"下水道系统"服务的，他们叫做挑水夫和挑粪夫。这些瘦长、精干的男人，用他们的手推车和扁担，形成了一种在城市的大街小巷无处不在的存在。技术性的卫生现代性势必会与这些人顽强的谋生需求产生矛盾，这些人脾气古怪而具有暴力倾向，因此得了一个"混混儿"的诨名。这些劳力，通过使整个城市不同纯净度的液体进行循环，成为在义和团之前的天津城里联系富人和穷人、外国人与中国人的纽带。在20世纪，想要通过隔离来产生卫生和民族特性，就会与这个城市日常生活中一个最基本的现状产生冲突。

天津卫生状况中的这种紧张和模糊，以混混儿为代表，之所以会保持正是因为这个城市多元的政治分区。尽管改革者通过卫生来定义文明与不文明，但是无论中国人还是外国人都没能成功地让那些有缺陷的"传统"从城市里消失。挑水夫在天津一直存在到1950年代，他们职业的长寿不是得益于其买卖和生存的好斗战略，而是由于那些政治边界使得天津成为中国最复杂的通商口岸，正是如此才保证了他们的长期存在。20世纪的卫生最为现代的特点便是，它与共享和公共这两个卫生的概念联系了起来。这些市政单元里有如此之多的分区，因而一个真正"公共的"行政是不可能在口岸天津出现的。卫生的现代性，一个被帝国主义创造的概念，又被帝国主义本身所产生的碎片化割裂。

多样化的天津城

帝国的城市

1900 年后，天津成为八个不同帝国的共同家园，每个帝国都通 196
过精心的空间安排和宏伟建筑宣告着自己的存在。英国、法国、日
本、德国、俄国、奥匈帝国、意大利和比利时利用它们在联军里的位
置在天津新建或者扩张了原有的租界。在 1900—1902 年间，俄国、
意大利、比利时和奥匈帝国都在海河北岸确立了租界地，而英国、
法国、德国和日本则将它们在南岸已有的领土扩大了两倍有余。
到 1902 年，外国租界地的总面积已达（原来的）中国城的八倍（参
见图 4）。①

1900 年的义和团运动将天津变为我称之为"超殖民地"
（*hyper-colony*）的形式，一种帝国主义的建筑、行政和文化表征的
碎片。在天津的外国列强不仅与中国人管理的空间发生联系，它
们还各个矗立，肩并肩地紧挨着其他列强的代表空间。随着外国
人将他们的控制地沿着海河扩张，一种新的城市环境在天津产生
了，这种城市环境类似于蒂莫西·韦彻尔（Timothy Witchell）所说
的"展览的世界"（*world-as-exhibition*）②。韦彻尔用这个短语来描
述 19 世纪的欧洲城市，在那里一幢建筑不仅仅是简单的大厦，还
象征着某种超越自身的东西，而城市则是"一块有规划和视觉安排
的地方 …… 所有事物的组织和组织起来的所有事物都在代表、在
回响，犹如一种更大意义的展览"。在天津，建筑物是在展示一个
民族的精华，不仅存在于中国人的视野内，还有多个欧洲和亚洲帝 197

---

① 来新夏编：《天津近代史》，天津：南开大学出版社，1987，196—197 页的图。
② Timothy Mitchell, *Colonising Egypt*，剑桥：剑桥大学出版社，1991，12.

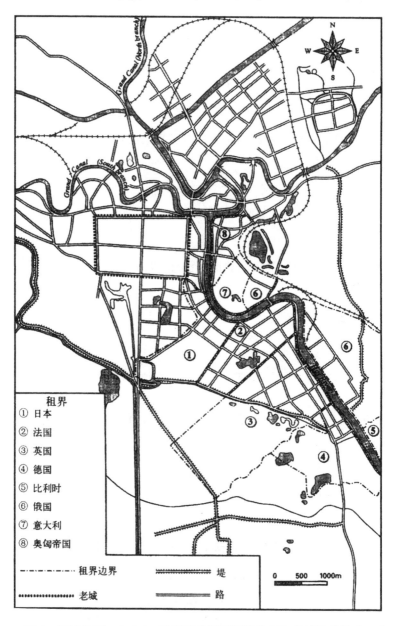

图 4　天津地图，1915 年，展示了外国租界的位置和老城区的轮廓。来自周锡瑞编：《重建中国城市：现代性和国家认同，1900—1950》，火奴鲁鲁：夏威夷大学出版社，2000，35 页。

国的观众。天津成为"展览的世界"，一个世纪之交的高度帝国主义世界的展览。

到 1920 年代，天津的多元外国租界里矗立着一座座典型的欧洲和日本建筑。如果一位路人要在一天内将它们都饱览完毕，则要沿着海河岸边精力充沛地走上六英里。从南岸开始这趟旅程，会依次经过德租界里的康科迪亚俱乐部（Club Concordian），英租界里有着巨大栏杆和塔楼的戈登堂，法租界里粉色砖墙的俱乐部（Hôtel du ville），以及日租界里大和公园（Yamato Park）中壮观的木制鸟居（torii）。在海河的另一边，袁世凯宅第的奇特塔楼和狭长尖顶为奥租界平添了几分蒂落儿（Tyrolian）式风范；在意租界的罗马道（Via Roma）和马可波罗道（Via Marco Polo）交会处，是一个圆形的广场，其中有一尊黄铜的天使雕像，用来纪念在与拳民的战斗中遇难的意大利人。俄租界里有几座洋葱形圆顶的教堂，其中的公共建筑与法租界很像。在这趟旅程的尽头是最东边的外国据点，比利时租界。因为几乎没有什么比国人对在中国北方生活有兴趣，所有这片土地被开发者作为工业用地。所以，比租界里的烟囱比居民多，而且我们假想的这个路人可能会感到很失望，因为这个旅程的终点租界，与布鲁塞尔或者安特卫普没有任何的相似之处（参见图 5—7）。①

随着租界和马路的建成，天津成为中国北方的新兴城市。在 20 世纪前十五年，军阀、农民和外国商人一波接一波地来到这个新扩张的城市，或来碰运气，或来谋生。②1902—1927 年，该城的人口从 30 万猛增到 50 多万。其间人口增长最快的是外国租界，从

198

① 关于天津 1920 年代的外国建筑的照片，参见 O. D. Rasmussen, *Tientsin: An Illustrated Outline History*，天津：天津出版社，1925，同样可参见天津近代建筑编写组：《天津近代建筑》，天津：天津科学出版社，1990。
② 贺萧, *The Workers of Tianjin, 1900–1949*，斯坦福：斯坦福大学出版社，1986，17.

198

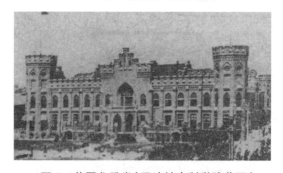

图 5　英国戈登堂（天津社会科学院藏图）

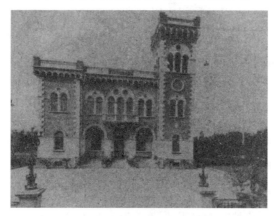

图 6　意租界工部局（天津社会科学院藏图）

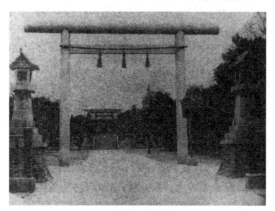

图 7　日租界通往大和公园的鸟居（天津社会科学院藏图）

1920 年的大约 5 万增加到 1927 年的 15 万。虽然租界里的建筑
样式是外国的,但是其中最主要的居民是中国人。到 1929 年,英
租界里居住着大约 3 000 名外国人和 36 000 名中国人。较小一点
的法租界和日租界是人口最密集的,分别有 5 万和 35 000 居民。
法租界里有 1 000 法国人,日租界里有 5 000—6 000 名日本人,
是天津为数最多的外国人。[①]

　　不同的租界与不同的城市功能相联系。法租界成为天津零售
和商业中心,其中有多层的现代百货公司和办公楼。英租界是天
津的金融中心,而且随着其在市郊的延伸,这里又成为英国和中国
资本家的豪华居所。建筑优美的意租界是军阀(如曹锟)和知识
分子(梁启超的"饮冰室"实际上是一栋小巧的意式别墅)的最爱。
日租界在它的方寸之地里有着最大的反差,既有败落的满族王孙
的宅第,也有天津最大众化的红灯区,其中狭窄的街道上排列着妓
院、赌坊和烟馆。[②] 奥租界和俄租界存在时间很短,在一战后和俄
国革命后被清政府回收。天津的租界是混杂之地,其中极少数的
法国人、意大利人、日本人、俄国人和美国人生活在 100 万中国人
之中,成为帝国主义建筑的背景。

199

---

　　①《天津人口史》,6。同样可参见罗澍伟等编《天津近代城市史》中的表,北京:中
国社会科学出版社,1993,455 页。
　　② 因其繁荣的毒品贸易,日租界成为"中国北方海洛因带的中心"。关于日租界
的黑社会,参见 Marus Mervine, "The Japanese Concession on Tientsin and the Narcotics
Trade", *Infor-mation Bulletin of the Council on International Affairs* 3, no. 4（1937）: 83-
95;孙立民与辛公显,《天津日租界概况》,《天津文史资料选辑》,18（1982）: 11-151 页;
及 Motohiro Kobayashi, "Drug Operations by Resident Japanese in Tianjin", in Timothy
Brook and Bob Tadashi Wakabayashi 编, *Opium Regimes*,伯克利:加利福尼亚大学出版
社,2000。

中国新城

　　1900 年后,正在现代化的清政府抛弃了老城区。当 1902 年夏袁世凯从都统衙门手中接管天津时,清朝的官衙是一片被外国侵略者劫掠和烧毁的废墟。与其在老城重建,袁世凯索性选择了一大片叫做"窑洼"的空地,在老城北边,作为他的新政府的地点。选定后六个月内,袁世凯像四十年前的英国人和法国人建立租界时那样,草草清理了这片地上无数的坟墓,又花了两年时间建设主要道路和建筑,于是一个全新的城区建成了。[①] 道路和笔直的街道交错成有体系的格子,南北方向的叫做经路,东西方向的叫做纬路。建筑则是中国风格和外国样式的杂糅,如直隶总督衙门、天津海关、长芦盐厅、省市法院和袁世凯的北洋行政办公室。1910—1920 年代,新式学校如渔业学校和直隶女子师范学堂的建立,使这里成为天津教育的中心。公园、博物馆和火车站给这个袁式的城区增加了西方市区的氛围。1924 年的一本指导手册盛赞此地为"天津文士荟萃之地"[②]。

　　但是,袁世凯的"中国新城"不论离中国人口最密集的地方还是里城市经济最活跃的地方都很远。现代官员、年轻学生和渔业学教授是这个井然有序的地区的主要人口,但他们的现代性工程却发生在广大多数天津居民的视野之外。市公园的博物馆展示着艺术、工业和卫生,但是因此受益的人却只是少数"天津的文士"。与英租界里那些无名而限制多多的公园不同,新城的市公园允许中国人免费进入。但是,它离天津的金匠、理猪鬃的和磨坊工人的距离却使得这片整洁的土地和现代的建筑仍然是安静、精美而空

---

① 罗澍伟等编:《天津近代城市史》,335 页。
② 孙学谦:《天津指南》,天津:中华书局,1923,6 页。

白的。[①]

中国老城

1902 年之后，中国城的城墙没有了，但是它原来的轮廓却被环城电车线标记了出来。外街上排列着西式的建筑，但是在老城里面，建筑和空间大多与以前一样。到 1920 年代，政府和商业都转移到了城里那些具有"现代"特点的地方。随着法租界里的现代百货公司和办公楼的开张，曾经繁荣的北门里成为劳工阶层的住所。交通工人、商店店员、人力车夫、皮匠、妓女和郎中都在这一片地方谋生，这里曾经包含了天津最繁华的几条街道。北门并非完全没有商业：外地商人的大本营仍然在这儿，包括闽粤会馆和山西会馆，天津商业会总部也建在此地。但是与法租界的百货公司大楼和咖啡馆比起来，老城区的商业开始成为"传统经济"的代表。

这些商业街西边有块地方，曾经是香火鼎盛之所，但是现在却已败落不堪。西北里的主要风景仍然是天津主要的清真寺，是这个地区数千名穆斯林的朝拜中心。但是城中的许多道家庙宇，包括城隍庙、龙王庙、吕祖堂、双忠庙（即关帝和岳飞，又叫双庙）和大药王庙不是被毁，就是被改成了学校或警局。[②]大药王庙已经废弃，但是数百名中医和卖草药的仍然住在这里或附近以它为名的街道上。在 1920—1930 年代，药王街上的医生面临着越来越严重的行业挑战。不仅有受过外国教育的医生拉走了他们的一些客人，而

①关于"新城"的图片，参见《近代天津图志》，141 页。
②关于占用庙宇作为警局的名单，参见宋蕴璞编：《天津志略》，1931，重印，台北：成文出版社，1969，41 页。关于指派道观作为政府用途，参见杜赞奇：《文化、权力和国家：1900–1942 年的华北农村》，斯坦福：斯坦福大学出版社，1988；《从民族国家拯救历史：民族主义话语与中国现代史研究》，芝加哥：芝加哥大学出版社，1995。到 1904 年，天津有香火的庙宇的数量从 324 所（1870 年）降到 169 所。见《20 世纪初的天津概况》，130 页。

且那些有钱而且信赖中医的主顾宁愿去光顾那些在租界里开业的中医。[1]

外国租界和更西化的城区的诱惑力部分缘于这些地区更干净、更健康、更有序——比起老城墙里的北区更具有卫生的现代性。到1920年代，西北角地区被打上了不卫生的标签。中文的指导手册使用这种卫生现代性的新词汇，说这一地区的贫民"有着不卫生的习惯"，并劝说中国的旅游者离此地远点。[2] 仅仅在天津被占领20年后，文雅的中国旅行者就被劝告，要保卫他们的健康，就要将自己与他们"不卫生"的同胞分开。

讽刺的是，这种标记身体和人口的方法发生的同时，大量的私人和政府投资却在创造着卫生的现代性：建筑、下水道、水管和铺砌的街道。卫生并不是中产阶级与生俱来的财富——它要求持续的规范和警惕的管制。人流、疾病、臭气和水在城市中流动。要保持卫生的现代性，就得坚持不懈地规范这些流动，越是想要在一个无边界的超殖民地中保持边界，对这些流动的担忧就越是与日俱增。

规范流民：在英租界建立卫生

英租界的地名都是纪念其帝国和英雄的。围墙道（额尔金道）与离伦敦道不远的戈登道相交，被称为"中国北方的华尔街"。在墙子河以外，在义和团之后得到的地区，这里没有高大的金融建筑，而是绿树掩映，广场宽阔，爱丁堡道和新加坡道上都是巨大的宅邸。尽管这些路名都是颂扬英国伟业的，但是英租界里90%以

---

[1] 中医医生在法租界开业的包括多产的医学作家丁子良（见第八章）。
[2] 甘眠羊编：《新天津指南》，天津：绛雪斋书局，1927，8页。

上的人口都是中国人。到 1920 年代，超过 3 万中国人居住在这个试图再现英国首都景象的环境中。

　　丹尼尔·汉德里克（Daniel Headrick）注意到，在殖民地达喀尔，隔离是以建筑形式和卫生习惯为判断的。达喀尔的所有非洲人都被称为法国公民，但是分为两种类型："能遵守欧洲人的卫生习惯"的非洲人和不能遵守的。[①] 相反，英租界里的中国人直到 1928 年才有在市议会投票的权利，但是所有的人都遵守有关他们的房屋的规模、建筑和用途的规定。因为无法以种族为基础进行排除，英租界的规划者们便想通过建筑的卫生标准将隔离合法化。

　　1919 年英租界的绝大部分议事都与保洁、卫生和建筑规划相关。通过这些议事大写的段落和黑体的标题可以判断出，英国的商人们正焦虑地试图规划一个中产阶级的城市空间，与先前中国式底色对抗。危险的建筑（*DANGEROUS STRUCTURES*）建在街区广场的本地人一带。中国人的锅炉（*CHINESE-OWNED BOILERS*）和机器如果不是由外国工程师操作就会爆炸。倒满了中国人污水的污水塘（*STAGNANT POOLS*）淹没了街道。猪下水和其他讨厌的东西（*OFFENSIVE MATTER*）堆积，或另一种讨厌的东西（*OFFENSIVE MATTER*）从中国挑粪夫的桶里泼出来溅到了街道上。传统郎中既无知识，也无执照，"赌坊"和"卖淫场所"在高墙后面猖獗。总之，有对过度拥挤（*OVERCROWDING*）的恐惧，还有对霍乱、白喉、麻疹、猩红热、天花、伤寒热、腹股沟腺炎和肺炎瘟疫，丹毒和脑膜炎（*CHOLERA, DIPHTHERIA, MEASLES, SCARLET FEVER, SMALLPOX, TYPHUS FEVER, BUBONIC AND PNEUMONIC PLAGUE, ERYSIPELAS, AND MENINGITIS*）的恐惧。

203

---

　　① Daniel Headrick, *The Tentacles of Progress: Technology Transfer in the Age of Imperialism, 1850-1940*, 纽约：牛津大学出版社, 1988, 166-167.

这可以反映出这样一幅图景，1910 年代，占少数的英国人对被包围在一大群肮脏且容易发生事故、拥挤、赌博和卖淫和瘟疫的中国人之中，是何等的焦虑。[1]

20 世纪最初 20 年，英租界还是相当健康的，但是包围着这个健康孤岛的瘟疫增加了对中国人作为传染携带者的恐惧。霍乱在 1895、1902、1907 和 1909 年袭击了这个城市。1911 年的瘟疫使满洲死亡人数达成千上万，天津也死了数百人。1917 年，永定河的大洪水淹没了这个城市，带来了霍乱、痢疾和瘟疫的暴发。尽管英租界里的外国人基本没有受到影响（部分是因为他们有稳定的处理过的水供应），儿童的猩红热和白喉仍然是一个问题。而且虽然天津的许多中国居民都注射了天花疫苗，但是 1917 年洪水期间来城里避难的乡下穷人还是感染了天花，这更使得外国观察者确信，他们受到了充满瘟疫和寄生虫的中国人的威胁。

到 1920 年代末，英租界的世界变得越来越复杂，需要更多的秩序和更多的边界，但是似乎对于种族性的卫生缺乏的恐惧却减少了。在 1920 年代期间，随着英租界的贸易增长，建筑繁多，富裕的中国人流入英租界。租界安静而优美的南部地区成为无数富有的退休军阀最爱的居住之地。被打败的军阀——孙传芳的大宅第（从外表看来，犹如一座欧洲的骑士学院）与军阀王占元的最新式居所只有一箭之遥。前清外交官周学熙极具地中海式风采的意式别墅与孙松驿的西班牙式住宅同在新加坡道上，只有两个街区之隔。在这些华丽的居所内，中国人比租界内的绝大多数欧洲人和美国人住得更气派。天津日渐增长的中产阶级专业人士居住在大楼舒适的多套房公寓，或者街区一排排的独立公寓内，看起来犹

---

[1] 英国市政区，天津：《市政条例（原文如此），1919》，天津：天津出版社，未注明出版日期。

如布鲁克林的褐石街区。[①]

　　租界里的财富在增长（中国人和外国人都是），卫生现代性的技术复杂性也越来越高，这两者都在建筑法令的卫生规定中体现出来。规定使用一套特定直径的特制管道来连接水箱、水槽和沟渠，形成一个下水道体系。斜坡要进行仔细测量，通道各出口间要有一定间隔，通烟雾的管道要经过测试确保坚固无虞。[②] 傅兰雅的《居宅卫生论》里的世界，带着它对于家庭污物排放的多管道蓝图，最终登陆天津成为现实。屋内管道并没有法律规定，但是市议事没有再特意提到挑粪夫，这说明在英租界里，挑粪夫正逐渐消失在人们视野中。

　　总之，到 1920 年代，英租界似乎在它们的规定里擦掉了许多有种族分别的痕迹，条规不再专指天生就危险而肮脏的中国人。租界里的中国居民直到 1928 年才能发出自己作为纳税人的声音，但是甚至在那之前，一部分中国中产和商人阶层就已经舒适地居住在英租界的林荫道和整洁褐石街区里了。工部局不断地对管道和烟囱的直径做出规定，似乎也没有引起中国人群起而攻之。种族等级在那些为着卫生现代性，看似中立的建筑要求中消失了。英租界居大不易，为了建成最卫生的外国区域，英工部制定了英国中产阶级的房屋建造标准，几乎很少有中国人能够负担得起。通过建筑法令，英租界合法地排除了中国贫民，保持了它的英国外观。居住在其中的 36 000 中国人大都比他们住在中国城的 100 万同胞要富裕得多。卫生的现代性为租界里的欧洲和中国居民提供了两大服务：它帮助欧洲在一个中国世界里建立了可见的英国边界，此外它也使得中国精英能够以建筑和清洁的标记将自己与同

205

[①] 天津近代建筑编写组：《天津近代建筑》。
[②] 英国工部局，天津：《市政条例（原文如此）》：卫生部，天津：天津出版社，1929。

胞区别开来。

卫生的现代性不是租界自然的特性,而是通过谨慎的管制得到保持的。1922—1928 年间,天津的统治权几度易手,而且每一场军阀战争都会带来新一波的难民潮涌入租界。难民们被集中到教会救济营里,而且逗留者中每年大概有数百人会被租界警察以"不遵卫生规定"为由逮捕。[1] 工部局也保留了关闭任何"蜡烛坊,冶炼坊,冶炼场,肥皂坊,屠宰场,煮猪下水或猪血,熬煮碎骨的地方;猪栏,首饰坊,粪堆,粪肥场,皮场或木料厂"的权力,这一规定显示对于中国的经济生活侵入要保持警惕的必要。[2] 英租界里的卫生现代性命令筑起了一道由石头和混凝土构成的边界。同时,它也试图通过自己在天津的地位,阻止不加选择的气体、液体和人群的流入,即使这些流动源于或者基于城市的生计。

规范气体和臭气:中国城的卫生局

英租界并不是天津唯一为了卫生和外观,想要规范建筑环境和阻止混乱流通的地方。在中国人管理的城区,这些任务落到了新成立的卫生局 —— 都统衙门卫生部的继承者身上。从 1907 年卫生局的规定可以看出,很明显卫生已经包含了一切,从城市的视觉秩序到细菌控制。通过其卫生监察官、卫生警察和街道清洁工的力量,卫生局推倒了脏污的城墙,管理垃圾,集中乞丐并监管了食品贩子。

卫生局也想要控制中国城的臭气。为了达到这个目标,它给城市的公共厕所铺上石灰和焦油,它的另一项措施是管理那些产

---

① 英国工部局,天津:《1929 年年度报告》,72 页。
② 英国工部局,天津:《1929 年年度报告》,32 页。

生废气的小工厂。直接以一本卫生手册 —— 或者傅兰雅的《化学卫生论》—— 为原理，卫生局的规定认为工厂里产生的废气是导致疾病的罪魁祸首。不幸的是，这些废气也是天津主要的经济支柱的产物。与上海不一样，1920 年代的天津几乎没有大工厂，它的经济规模更小、更臭，与内地联系更为紧密。工场收的是从蒙古和满洲来的猪鬃、羊皮，一捆捆的骆驼毛和羊毛，然后进行加工再出口。工场主把来自城外无数牛、羊和山羊的杂碎和骨头放在巨大的桶里熬煮成糨糊。用来染家织布的化学燃料来自城市近郊的工厂。[①] 卫生局要规范这些繁多的小工厂排放的废气，就是要影响到城市的生计。要推进卫生的现代性，就只得使用多种战略，与城市商业利益进行谈判，使用卫生科学的现代话语和"公众"，并动用国家的强制权。

在 20 世纪最初十年，中国城的卫生局开始全力推行一项行动，要搬迁城中的颜料行，认为它们散发出的烟雾对城市**卫生**有害，并且会导致肺病。作为回应，颜料行通过天津商业局向卫生局陈情，请求说搬迁具有经济上的不便，因为会失去在市中心的潜在客户。卫生局则在公共利益与经济要求的对抗中占了上风，强调一种新的现象的重要性 —— 城市的**卫生**："本局责在卫生，则凡有碍卫生者，尤不得不悉力祛除。如徇数商之私便，而不顾阖城民生之大不便，甚非本局设立之初心。"[②]

作为最后一搏，颜料行提出，它们可以安设烟筒数，又使油烟排放在高空，可以"随风涣散"。卫生局回答，"化学家考之最详"，在染制过程中产生的碳气无上升之理，所以烟囱根本无用。卫生

---

① 关于天津的工场，参见贺萧，*The Workers of Tianjin*.
② 天津卫生部致天津商会，光绪三十二年二月初四（1906 年 2 月 24 日），天津档案馆编，《天津商会档案汇编》（卷 2），天津：天津商会，1903-1911，2276 页。

局坚持计商业局命令这些行业将它们的设备搬到围墙以外,远离城市的居住区,最后成功实现。[①] 政府的行为说明,维护城市**卫生**胜过了经济利益。

　　卫生局也对那些卫生规定的较小违反者处以惊人的重罚。熬炼猪皮膏会被处罚带枷示众十天[②],屠宰场场主被罚款,并搬出中国精英们抱怨有"疫气"的街区。[③] 卫生局成了实际上的地区规定执行者,将小工厂搬出中国城中较富足街区的大街小巷。这些举动不光减少了天津某些街道上的臭气熏人和脏乱,也将一些在这些工厂里工作的人搬离了此地:买卖粪便的、烧锅炉的、搬运屠宰牲畜的。尽管天津那些更高尚的街区的人们仍然可以享用这些工厂生产的产品,但是制造过程本身,以及参与制造的劳动者们都在卫生现代性的命令下从他们的街区消失了。精英居民和政府官员同归而殊途:卫生检查者的目标是细菌,而街区的管理者害怕的则是疫气。这两者利益的结合将工人们搬到了城市外围:大运河北岸的三石板、南市区、墙子河以外的南部和东部郊区,以及老城区的北部和西部。因为贫穷的劳动者和污染工业都集中到了这些街区,"不卫生"的标签也与它们贴合得愈加紧密。保卫一些中国人的**卫生**则意味着进一步干涉其他人的生活。

规范水和粪便的流动

　　不光是气体在城市肆无忌惮的排放是有害的,水也是如此。水是疾病的主要携带者,尤其需要加以控制和审慎的监管。而同

---

　　① 天津卫生部致天津商会,光绪三十二年二月初四(1906年2月24日),天津档案馆编:《天津商会档案汇编》(卷2),天津:天津商会,1903—1911,2276页。
　　② 同上,2277—2278页。
　　③《大公报》,天津,1907年2月9日。

时，大量自由流动的水 —— 饮用、烹饪、洗刷物件和身体，还有最重要的，冲走污物 —— 是卫生现代性的基础。每个租界都在寻求自己的水和垃圾管理之道，但是以卫生为名义创造区别边界的举动却不断地遭到人和自然的自发破坏。

水决定了哪些地区**卫生**哪些地区**不卫生**。将水和垃圾搬离视野之外而不需要借助人的媒介，是卫生现代性的最终体现。有些地区在地下铺设管道，将清洁的水送到家中，并将垃圾带走，不仅消灭了街区里令人厌恶的污水桶和粪坑，还使得那些不体面的劳动者也从街上消失。然而，尽管有这样的卫生理念，由于口岸城市的政治分区和经济实体林立，最终导致了多样性的卫生。因为分属不同的公司和租界政府建造和管理，下水道和水管分布并不均匀，起点和终点也很突兀。有些地区有进水管却没有下水道：自来水从闪闪发光的黄铜龙头里流出，但是却没有管道将厕所和水坑的污水带走。在其他街区，市政府可能提供了水管和下水道，但是居民却无力负担在家里装修一个铺砌瓷砖的卫生间。水是卫生中的联系不同阶层和政府功能的因素，卫生现代性的一个完整链条 —— 室内卫生间是不可缺少的一环，它是净化的水流动的起点，而地下下水道则是终点 —— 成为外国租界里仅仅一部分人独享的便利。但是，这种独享也只有通过与天津强大的挑水夫与挑粪行会的激烈斗争才得以实现。

混混儿

在天津，许多人以搬运东西为生。[1] 天津是一个商业城市，而

---

[1] 关于天津的苦力，参见贺萧，*The Workers of Tianjin*.

商品是需要搬运的。从海河和大运河驶来的驳船必须在此卸货并将货物运到仓库中。仓库里的大货包需要被分运到零售店里去。与外国开展贸易意味着更多的货物通过人力在城市街道上搬运：大捆的棉花，大包的猪鬃，一袋袋的干草药，一担担的煤在码头和城市的商店里往来穿梭。或者背，或者担，或者用独轮车推，商品就这样通过上千上万的脚夫苦力在城市里流通。

水也不例外，像棉花、谷物或煤一样，饮用水也是一种商品，通过推着独轮车的人来运输。天津独特的地理催生了这一产业。天津靠海，是一个主要的产盐区，所以井水都是咸而涩的。这个城市周围有几条河流，但是大多数被这里的百万人口用作垃圾倾倒之所。大运河的南端没有流经城市及其污水沟，所以在南运河取水比海河要更合适。全城都需要运河的水，而大多数街区距运河有数英里之遥。挑水夫从运河岸边的特定地点取水，把水装在桶里放到独轮车上，然后按照早已设定好的路线将水运到城里城外的人家。成千上万的顾客为这有规律地送水上门的便利付费。

粪便也是一种宝贵的商品，同样装在推独轮车上的木桶里由工人推着在城市里运转。这种食道与农田之间的联系每天一大早便在城市中开始，由一个勤快的男人或女人将家庭马桶里的粪便倒进负责这一带的挑粪夫的木桶里。挑粪夫挨家挨户地走，大声地吆喝着告诉那些熟睡的居民自己的到来，确保每家每户的粪便都倒进了他的大木桶里。他们会把不要的液体倒进附近的运河或河里，把保留下来较干的粪便运到一定的地点，在那里它们会被铺开晒干。接着粪行的管理者便将这些宝贵的肥料卖给农民，农民用这些粪便生产出更多的食物，反过来再制造出更多的粪便。这种粪便交易是任何一个中国城市与其近郊乡下之间的重要经济和生态联系。①

　　在天津的任何一条街上，人们都可以看见挑水夫和挑粪夫持续地来往经过，从郊区到市中心，再带着他们的独轮车或者扁担和木桶回来（参见图8）。② 他们中大部分都属于一定的行会，由这些行会规定运送路线和定价。不同的行会在运河的岸边标定了自己的地盘，并宣称自己在这些地点独有的取水权。行会还在城里的不同街区划定了路线和顾客地盘。虽然这些领地常常会被上一级的行会代表人谈判转手，劳动者中间有时仍会因地盘纷争而爆发暴力械斗。③ 在人们看来，运水行会里的打架往往是传说中的混混儿所为。

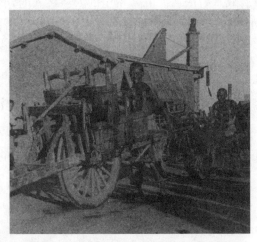

图8　20 世纪早期天津的挑水夫（国家图书馆藏图）

　　天津闻名整个中国北方的便是它的街上恶棍，叫做混混儿，一

---

　　① 关于挑粪夫令人惊异的娴熟技巧，参见卢汉超：《霓虹灯外：20 世纪初日常生活中的上海》，伯克利：加利福尼亚大学出版社，1999，189—198 页。
　　② 关于水夫组织的例子，参见罗威廉：《汉口：一个中国城市的商业和社会，1796—1895》，斯坦福：斯坦福大学出版社，1986；卢汉超：《霓虹灯外》。
　　③ 古道绅：《天津城区卖水和买水旧俗》，《天津史志》，2（1990），49—50 页。

个奇怪的中国词语,词源不明,贺萧将其译为"黑流浪汉"（Dark Drifters）。[1] 混混儿是白工、骗子和赌鬼组成的松散群体,遍布 19 世纪天津的大街小巷,他们走路大摇大摆,衣着光鲜,很容易辨认出来。尽管他们并不是只与挑水夫和掏粪的有关联,但一般认为他们在这两者中都存在。混混儿的存在是天津街区上暴力的边缘。在不参加街头打架的时候,他们也保持着他们无畏的打架者的名声,大摇大摆地走,扎着长布条,敞着怀,当众展示他们不怕皮肉痛。关于混混儿的传说有,他们敢把自己的肉割成一片片,跳进滚热的油缸或者袒露胸口对着刺来的刀,这些传说可能有夸张,也可能不夸张。比较确定的是混混儿群体之间的冲突常常通过在天津街头的暴力混战来解决。混混儿帮里的人从挑粪的到较高阶层的商人都有,从而使得他们在城市的街道上无所不在。[2]

在许多天津的外国居民思想中,这些强壮而骄傲的挑水夫与卫生现代性的理念实在相去甚远 —— 而且也缺少被殖民者应有的谦卑。尽管在多数外国家庭中,家里的中国仆人是混混儿和优雅的下午茶之间的媒介,但是这水源和运输到家里的方式却是相当令人担忧的根源。试图在租界地区找水是不可能的 —— 井水含硫太重而且苦咸,根本不能喝。从 19 世纪末开始,各种外国租界当局都在寻求切断天津的水与平民之间联系的方法,但不是所有的努力都能如愿以偿。

---

① 贺萧, *The Workers of Tianjin*, 125–128. Man-bun Kwan, "Order in Chaos: Tianjin's Hunhuner and Urban Identity in Modern China", *Journal of Urban History* 27, no.1（2000）: 75–91.

② Ke Chen, "Nongovernment Organizations and the Urban Control and Management System in Tianjin at the End of Nineteenth Century", *Social Science in China* 11, no.4（1990）: 54–77.

英租界：液体的独立

英租界里的居民都担心水和运送水的中国人，但是他们更在意的是政府应当扮演适当的角色来解决这一问题。从 1880 年代开始，天津的英国工部局就在讨论这一问题，但是直到 1895 年的霍乱之后才开始正式地讨论政府干预水供应的优点。尽管英租界里的许多人都接受霍乱是由饮用水里的细菌引起的解释，但是仍然没有形成政府应当负责将细菌和其他污染物从水中清除的共识。1889 年，《时事新报》（China Times）上的一篇社论力主对英租界的水供应实行"市政干预"，注意到英帝国的前沿阵地如香港、孟买、上海和悉尼，"英国侨民可以 …… 喝水而不必害怕水罐里藏着死神"。编辑承认有些英国居民认为水的过滤和净化是个人的责任和义务，但是他将其称为"一种浅见"。为了深入阐述这个观点，编辑随即提出了这样一种恐慌：英国人依靠中国挑水夫和家仆来供应、沉淀和烧水，而那些"以无能而臭名昭著的中国仆人"便是对那些反对市政供水系统的最好反驳。[1]

在 1895 年的霍乱之后，问题的焦点已经不在于工部局是否应当负责供水，而在于供水的水源应当从何处来。有些乐观的居民（和园艺爱好者）认为，海河就可以作为供应点，除去卫生的饮用水外，剩下的还足以"将稀稀拉拉的小草地变成碧绿的大草坪，我们蔫蔫的花儿会成为绚烂的花园"[2]。其他人将海河称为"仅是一条容纳天津城百万人口的粪便和垃圾的水沟"，这种水源"没有一个文明的社区"会加以考虑。[3] 因为自信有能力运用卫生技术将海河的水净化得可以饮用，用海河水的计划通过了。到 1899 年 1 月，英

212

---

[1]《时事新报》，1889 年 10 月 12 日。
[2]《京津泰晤士报》，1895 年 9 月 14 日。
[3] 同上，1895 年 8 月 21 日。

租界市政供水系统沿河建起了工厂,包括水塔、泵房、过滤池和沉淀池。经过处理的水由主干道下埋着的十英寸口径的主管抽出,然后流进租界各街道下四英寸口径的分支里。[①] 有钱的人很快就将自己的屋子里装上了室内管道,而到了世纪之交时,多数英租界的居民都用上了从屋内水龙头里流出的水。

很快,英租界的居民就发现,有了自己的市政供水系统并没有产生原先预期的影响,他们仍然得与中国人打交道,并未完全独立。尽管供应的水经过多次过滤,但是它仍然需要烧开,这项任务在多数家庭里是中国仆人负责的。于是英国的居民们被警告说虽然有市政府供应的水,但是他们仍然不可以对他们的中国家仆掉以轻心:"虽然经过供水系统,水已经相当的洁净了,但是中国人可能会使先前的净化努力化为乌有 …… 这是对公共卫生的威胁而不是福音。"[②]

英国居民还发现,尽管供水系统通过公共管道给他们供应了水,但是他们仍然得与中国人媒介打交道来处理用过的水。在供水系统产生之前,中国的挑水夫与外国家庭的合作是,他带来新鲜的水,也负责倒掉脏水。但是这些人现在拒绝给那些不再用他们的新鲜水服务的家庭挑脏水,或者要求过高的费用才肯做。[③] 英国工部局将建成下水道系统作为当务之急。到 1930 年代,水处理方面的技术进步使得英国人可以仅从租界的井里取水,海河的水只是作为应急之需。[④] 讽刺的是,就在英租界最后实现了自己的液体独立之时,它却撤出了在这个英帝国的分站之一,其主权先是给了日本,然后又给了中国的国民政府。

213

---

① 同上,1898 年 2 月 26 日。
②《京津泰晤士报》,1898 年 12 月 31 日。
③ 同上,1899 年 8 月 26 日。
④ 英国工部局,天津:《1939 年年度报告》,天津:天津出版社,1940。

日租界:谈判与妥协

　　与英租界相比,日租界的做法可堪效仿。从日租界建立的 1896 年之始,中国人就远远多于日本人,除了在日据时期外(1937—1945)。中国社会的某部分人与日租界当局的联系、谈判和合作是不可避免的统治模式。都筑博士在 1902 年霍乱中提出的卫生建议 —— 与中国人实行分离和隔离 —— 事实上是不可能的。

　　日租界的合作环境可以从居留民团的组成体现出来。租界里的任何一个向市政府纳了最低数目的税款的居民都可以投票选代表,而且纳税居民,不管何种国籍,都可以被选为代表。到 1914 年,居留民团里的中国代表数目超过了日本代表。到 1925 年,在租界中保留决定权的日本领事将代表的数目削减到 60 人,并命令至少要有一半是日本公民。[①]在某些方面,日租界在口岸天津的环境里是作为一个独特的“东亚合作”形式存在的。居留民团的记录中充斥着有名的日本商人、外交官和医生的名字,但是在最高领导层之下,次一级的职位则是由不出名的中国人担任的。这种日租界的“东亚合作”更像是一种在日本人主导下的“东亚教导”。

　　从它正式建立的第一年 1907 年起,居留民团的卫生部就一直在对租界的传染病进行仔细地统计。最赫然醒目的便是肠道类失调的病例,包括伤寒、痢疾和婴儿腹泻。仅次于肠道疾病的是“神经失调”,包括“神经衰弱”和癔病,这与居住海外的“特殊环境”有

214

---

　　① 尚克强、刘海岩编:《天津租界社会研究》,天津:天津人民出版社,1994,126-127 页; Katsuragawa Mitsumasa, "Sokai zaijû Nihon no Chûgoku ninshiki, Tenshin o ichirei to shite"(《租界里的日本居民对中国的认识:以天津为例》); Kindai Nihon no Ajia ninshiki(《近代日本人对中国的认识》),Furuya Tetsuo 编,京都: Kyoto daigaku kenkyûj, 1994.

关。当局指出了许多导致租界不健康的因素，它们指责天津的气候，因为追根溯源，疾病的暴发往往在天气变化剧烈的春秋两季。卫生官员也强调家庭卫生对于克服疾病的重要性，并鼓励日本居民改变他们的私人习惯以适应天津的气候。日本人必须得习惯住在有室内供暖的"外国式"房子，并且不要在屋内使用火盆。但是经历过 1902 年的霍乱与都筑博士的警告之后，卫生当局把导致日租界肠胃疾病高发作率的主要矛头指向了不干净的水供应和不适当的粪便处理。[1]

租界关心的公共卫生中心问题成为对污水和粪便的处理。在租界成立的最初几年，日本居民和住在老城区的中国居民一样，与私人挑水夫进行合作，他们挑走粪便作肥料。然而，在租界当局的眼中看来，挑粪夫很不注意卫生，经常让粪便从桶里泼溅到大街上。另外，他们是"最低等的人"，满口污言秽语，干活奇慢无比，而且还向各家索要额外报酬。整个 1910 年代，租界当局中都在讨论最有效和最经济的粪便处理计划。一个可行的战略不仅要与租界的预算相符合，还要把中国粪行的力量也考虑进来。[2]

最后在 1920 年代，居留民团成立了保净科（日文叫做 hojôka），是在中国挑粪夫的利益与卫生现代性的利益之间所做的妥协。租界的居留民团与挑粪夫签订垄断合同，后者在前者的监管下工作。每天清晨，保净科工人将租界的厕所和马桶里的粪便收集起来，将它们运到福岛街的一个指定站点，在租界西南边界，与清朝管理的土地接壤。在那里，固体和液体的粪便被分开，固体的被农民装车运走，而液体的则被倒进埋在街道之下的排污管，进

---

① *Tenshin kyoryû mindan nijishshûnen kinenshi*（《天津日本居留民团第 20 次年会报告》，天津：未注明出版商，1930，648.

② *Tenshin kyoryû mindan nijishshûnen kinenshi*（《天津日本居留民团第 20 次年会报告》，天津：未注明出版商，1930，649.

入租界尚未完备的下水道系统。[①]

在日租界里建造下水道是一项工程挑战，需要动用日本帝国 215
最精良的资源。天津的**卫生**需要持续不断的努力，部分是因为自
然环境本身就是抗拒边界和分隔的。坐落在九条河流入海口的一
块平地上，天津是一个充满坑洼的城市，洼指的是地上聚水的凹
陷：一个池塘，一块沼泽或者一个污水池。水与陆地有着亲密的联
系，而天津人与他们的洼有着亲密的联系。天津的洼都有名字，城
内四角的洼甚至在诗歌里得到歌颂。在有些地方，洼是城市排污
系统的一部分：洼里蓄着家家户户倒入的污水，等到夏天下大雨
时，污水便被冲刷到护城河和海河里面去。在其他地方，它们则自
生自灭。但是从地上抽水的代价可能很高。普遍的经验认为，人
不可能完全使地上的水消失 —— 在一个地区消灭一个洼就意味
着在附近产生一个新的洼。日租界的早期地图清楚地显示，是环
境阻碍了日租界的发展。日租界看起来就是在两大水体中的一小
片街道：一边是海河，一边是一系列断断续续的洼。想要扩张就要
把水与陆地分开。

日本人在海河附近的主要街道下铺设下水道 —— 山口街、
旭街和福岛街 —— 早在 1908 年就开始了。[②]但是日租界里的市
政下水道铺设受到了另一边的中国管辖区私人建筑扩张的影响。
这个地区，本来是一块无人居住的湿地，后来成为著名的"三不
管"—— 因为不管是中国、日本还是西方当局都没有想管理这块地
区的意愿。1910 年代，这里挤满了私人搭建的建筑，改变了此地的
排水状况，很快日租界的主干道旭街就被三不管地区推挤过来的

---

① *Tenshin kyoryû mindan nijishshûnen kinenshi*《天津日本居留民团第 20 次年会报
告》），天津：未注明出版商，1930，650.
② 和英租界一样，日租界的几条街道也以"征服"中国的几位军人的名字命名，如
福岛安正、秋山好古。

水淹没了。最后，在满铁工程师的帮助下，为租界量身定做了一套整体的下水道规划。到 1929 年，居留民团在租界的所有街道下共埋下了十公里有余的管道网络。这是一项巨大的工程。尽管日租界在历史上以它在卫生方面的成就而自傲，但是从租界正式建立的 1896 年开始，它花了总共三十年的时间才在该地区铺设了有限的下水道。[1]

216

这个令人望穿秋水的下水道系统仍然没有否定保净科的必要性，因为租界的大多数家庭没有室内管道。购买和安装这类设备代价高昂，而且还需要水费和维护的额外费用，因而限制了可以将废水冲刷进地下排水系统的家庭的数目。直至 1928 年，只有 800 户人家和商业拥有室内冲洗设备。结果，租界里 3 万以上的家庭还是使用保净科的服务，大约占户口数的 70%。在这 800 户拥有冲水厕所的家庭中，有 100 户仍然便用保净科的服务，因为，如居留民团所解释的，"许多中国女人仍然有用马桶的习惯"[2]。租界当局仍然收到关于中国挑粪夫的无数抱怨，据报告他们仍然使用粗话和暴力来反抗日本监管者。但是因为租界的经济和中国劳工组织的力量，保净科系统继续运行着。日租界的卫生官署是由细菌学家来掌管的，但是最终他们的卫生现代性观念在与中国生活方式的博弈中妥协了。

驾驭帝国主义的水：济安自来水公司

单独的租界无力解决水问题的状况给天津的中国和外国企业

---

[1] Tenshin kyoryū mindan jimu hōkoku（《天津日租界企业年报》），天津：未注明出版商；1928，293、511.

[2] 同上，294.

家提供了商机。济安自来水公司成立于 1903 年,最后向天津的中国管辖区和城中所有的租界供水 —— 英租界除外,它们宁愿用自己的水。济安自来水公司是一个独立的公司,向城市中任何愿意付费的地区供水。在它四十年的历史中,该公司灵活地与城市各个复杂的政治势力进行谈判,在中国人、法国人、德国人、日本人、比利时人、俄国人和奥国人管辖的土地上签订合同、铺设管道和修建下水道。在它作为几乎全城的饮用水供应者的角色上,济安自来水公司在民国时期几乎比任何其他组织都更接近于一个真正的市政卫生机构。在一个统一的市政府缺席的状况下,一家私人公司也许是唯一能用水网将麻烦的政治边界连接起来的实体。

217

　　和城中其他的用水供应者一样,济安自来水公司不得不和挑水夫争夺经济利益。在全城铺设管道不光没有消除城里的传统挑水夫,还产生了一个新的中国商业中介群体,通过开设水铺和维护水龙头为业。在一个生计很难谋到和坚定被捍卫的城市,供水的自来水公司不仅要与各政府官署和租界不断地谈判,也得和个人在这一生意中竞争一席之地。

　　济安自来水公司是中西方投资者合办的。中国投资人包括一个外国火柴公司的买办马玉清和上海自来水公司的创办者之一陈济易。西方投资者包括都统衙门的秘书,美国人田夏礼(Charles Denby),一个德国商人威廉·潘普(Wilhelm Pappe)和一位荷兰工程师霍姆斯伯格(J. Holmsburg)。公司于 1901 年 11 月成立,其时还处于外国占领期间。两年半以后,1903 年 3 月,该公司开始向中国城供应过滤过的水。①

　　该公司没有从不堪重负的海河取水,而是像世世代代的天津

────────────

① 关于天津自来水公司的成立,参见李绍泌,倪晋均:《天津自来水事业简史》,《天津文史资料选辑》(21),1982 年 8 月,36-37 页。

人一样，在较小的南运河取水。这个公司将它的水厂建在运河南岸，城市人口集中区域上游的地点，叫做芥园，曾经是18世纪早期盐商查日乾的私家花园所在地。到19世纪晚期，这处花园年久失修，1900年被占领军作为兵营之用。[①]最后这所曾经恢宏壮丽，还接待过乾隆皇帝的花园被夷平，取而代之的是一座现代的水厂，包括一座以煤为燃料，可容纳6 000加仑的蒸汽泵，三个巨大的沉淀池和两个慢滤池。[②]该公司将它的总部设在老城的西北角，城隍庙的对面。20世纪早期的城隍庙照片上可以看到自来水公司高达110英尺的水塔，使这个帝国时期的天津宗教生活中心相形见绌。[③]

得到天津海关主管，毕业于哥伦比亚大学的唐绍仪的支持，公司开始在中国城里人口最密集的地区铺设水管。从1904—1910年，天津的街道处在持续不断的建设之中。先是自来水公司工人挖开地面铺设水管，接着是政府公事局将它们盖上并铺砌街道。接着电车公司在新砌的街道上安装电车轨道，而同时电话公司和电力公司在街道上空安装电线。[④]

这样一种快速而全面的现代化工程，由几个独立的实体同时进行，相互间极难以协调。自来水公司和政府官署之间频频冲突，争论谁该为作业负责和付费。官署和公司之间的合作因为多种国籍和多种语言的情况变得分外复杂——运营电车公司的是比利时人，电力公司的老板是法国人，而自来水公司则是由英国人和荷兰人负责。中国市政府本身在20世纪早期仍然雇用了许多外国

---

① 关于查家花园，参见王华棠：《天津——一个城市的崛起》，天津：人民出版社，1990，54页；及天津历史博物馆等编：《近代天津图志》（9）。

② 李绍泌、倪晋均：《天津自来水事业简史》，37页。

③ 参见天津历史博物馆等编《近代天津图志》中的图片，天津：天津古籍出版社，1992，8页。

④ 参见自来水公司给公共事业部的单据上所列的街道名单，从1910年5月5日到1912年1月29日，《济安自来水档案》，卷宗23，天津市档案馆。

管理者和技术顾问，有德国人、法国人和日本人。这些官署和公司所雇用的中国工程师和雇员中，有许多是来自广东、福建或上海的南方人。英语是这个巴别塔式集合的黏合剂，直到1911年革命后仍然是许多官方交流中所用的语言。这些不同部门和自来水公司的交流表明，雇员和经理们不仅在与英语勇敢地作斗争，同时也在争论费用和责任问题。① 1910年代的供水系统建设揭示了超殖民地的奇怪结合（丹麦人、俄国人、法国人和美国人既相互合作，又相互猜忌），外地商团（天津早期"现代化者"中许多人是南方人），以及世纪之交的天津的清朝主权的特点。然而，现代化精英们是多样性的，他们所处的环境也是复杂的。口岸天津的精英之间的合作与冲突一直受到由天津的工人、挑水夫和混混儿组成的环境左右。

现代水中的人的因素

从管理者的角度来看，中国城的自来水公司要一直警惕的一个因素，是水质量最严重的威胁，也是它们事业最具挑战的竞争——无数的劳力、店主和"买卖人"，有受雇于公司的，也有不受雇于公司的，想要从天津的水供应中获利。要理解这种"威胁"对于公司的严重程度，我们必须先弄清水是如何输送到城市的大多数顾客的。与当代的水直接流进私人水池和浴盆的形式不同，天津的水在到达中国居民的茶杯和煮饭锅之前，要经过三层中间人。

与较新的西式建筑不同，中国城的居民和商店几乎都没有室内管道。到1910年代，自来水公司的管网遍及了老城中大多数主

_219_

---

① 从公共事业部，经 Tsaolong Lee，致济安自来水公司，1904年7月5日，《济安自来水档案》，卷宗23。

要街道和邻近的商业区，伸出地面的管子却不是在居民的私人房屋内，而是竖立在街角，有水栓和龙头。如果有谁要想要用自来水，他们就得买"水票"，买了水票才能在龙头底下接水，每十加仑水一文钱。[①] 最初这些水栓是由自来水公司雇人管理的，负责收水票和操作龙头。随着计量技术的进步，自来水公司从直接管理龙头改为将龙头租给那些在龙头旁开"水店"的店主。公司将收水票和分水的工作交给了水店店主，他们只需派读表员到各个水店看卖出了多少水并依量向店主收费即可。水店的增长速度比城市中国地区的屋内管道增长速度要快得多。到 1929 年，中国城里有 558 家水店，大约占自来水公司业务的 78%。[②]

虽然城中一些地区遍布水店，但是挑水夫仍然在向许多家庭提供服务。自来水公司似乎并不在意挑水夫之间关于地盘或其他东西的争夺，它在意的是他们可能在挑运过程中在它们的产品中掺入别的水。水一旦离开水店里的龙头，它就不受自来水公司控制了。公司只能请求市政和租界当局处罚那些挑水夫只在桶里挑一半自来水，另一半掺入海河水的行为。[③] 这些水店和挑水夫将自流井的水掺入自来水，对公共卫生没有大碍，但是却严重影响了自来水公司的利润。自流井里的水与自来水公司过滤过的水一样清澈，但是要咸得多，而且这混合水冒充自来水，使得顾客对公司的投诉增多。对公司而言最严重的是，井水的价钱是平均每千加仑

220

---

① 根据公司说法，每元 1 000 加仑水，按照中国人的理解即每元 140 担水。这个价格似乎在公司的整个历史中一直保持，虽然我并没有在本章中讨论自来水公司的赢利，但是值得注意的是，1931 年的内部函件上显示，每 1 000 加仑水的生产成本是 0.08 元，由此可见公司的盈利相当之丰厚。

② 总工程师 Hanson 致董事局的报告，1931 年 1 月 27 日，《济安自来水档案》，卷宗 36。这个 78% 的数据还包括向公共浴室的水供应。这个数据主要表明中国城里私人家庭水表装置的比例很小。

③ 参见总工程师，济安自来水公司致法租界工部局秘书处的函件，1926 年 4 月 7 日，《济安自来水档案》，卷宗 28。

三十文,比自来水每千加仑一元的价格要低得多,但是挑水夫却以自来水的价钱卖混合水,他们自己在这种价格差中获得了更高的利润,但却降低了公司的销售量。因为无法控制挑水夫的行为,公司决定打"价格战"来对抗井水,它阶段性地降低价格,试图将他们从业务中驱逐出去,但是这种战略只取得了部分的成功。[①]

私人水对公共利益

自来水公司与挑水夫之间的冲突与另一种相类似,不过这种冲突的一端是中国和外国精英,另一端则是城市的中国工人。口岸环境中私人自来水公司与清朝/中国主权之间的裂痕。从辛亥革命之前到国民政府时期,自来水公司与市政当局频繁发生冲突。一个外国人管理的私有自来水公司违背了许多中国官员关于其城市的"公共"观念。随着20世纪最初三十年中国民族主义的发展,自来水公司与政府的冲突变得愈加紧张。

在瘟疫期间,自来水公司与市政当局合作,改变了它的价格结构。在1907年霍乱暴发期间,公司将它在较贫穷和人口较多的地区的价格削减了2/3,并告诉卫生局它们自愿亏本卖水以协助公共卫生。同时,公司也对卫生局建议天津人使用自来水公司的水作为避疾之道而感到相当高兴。[②]

但当天津的警察总长杨以德要求公司为中国城提供更多的消防水栓时,公司却不愿意顺从。国民政府刚成立便发出了这条命令,在中国政府与公司的第一批通信之中,而且是中文写的而不是英

---

① 参加总工程师致董事局的报告,"The Effect Artesian Wells upon the Sale of Water in the Hopei District",1931年2月26日,《济安自来水档案》,卷宗36。
② 自来水公司致卫生部主管Dr. K. Y. Kwan,1907年7月29日,《济安自来水档案》,卷宗23。

文。该公司被迫雇用了一名中国雇员来为其董事会的外国主管将信翻译成中文。在信中，杨以德，袁世凯的手下，将日本的城市现代化作为公司应效仿的榜样：

> 房舍愈多，就需更多的消防水栓，需在地下铺设更多管道。明治三十二年时，在日本东京，其国民开始改进其供水系统，并竖五六十个消防水栓，免费作为救火之用 …… 现在该城立着 2 500 个消防栓 ……
>
> 而今，天津自来水公司只在卖水有利可图的地方铺设管道，人口密集及重要之地往往全无，自来水公司应当使公众用水方便易得，且应协助消防，不应只图赢利。①

公司回信的原文中特别表达了作为一个私人的、外国管理的机构在中国的隐忧。回信开头阐述公司具有公的良好意愿，愿意免费提供消防栓，并责备由于"旧式救火会""一着火便各自张皇奔散，这些无用之人只会让火越烧越大"，造成损失。信里继续说道：

> 您接下来写到日本的东京，说那里有 2 500 个消防栓。现在我们必须告诉您，东京比天津大许多倍，**而且，那里的自来水公司是由日本政府建立的市自来水公司**。②

最后一段话指出，东京的自来水公司是由政府管理的企业，这段话在原文草稿中被划掉，而且很可能在送到天津警察局的文本

---

① 天津警局道台致济安自来水公司，1910 年 2 月 22 日，公司根据中文原件的译本，《济安自来水档案》，卷宗 23（强调加黑）。

② 自来水公司致天津警察局主管，1910 年 2 月 22 日，《济安自来水档案》，卷宗 23。

中去掉了这段话。公司并不想提醒杨以德这个他已经十分明白的
事情——明治日本的现代化工程受到中国人的无比推崇，但其中
多数都是由日本政府直接构思和完成的。要一个像济安自来水公
司这样拥有资本和设备的公司来完成清政府和国民政府都无力完
成的现代化事业——最后的结果将是许多中国官员会自尝苦果。
口岸中国的一个相当明显的情形是，尽管自来水公司与国民政府
卫生局在 1920 和 1930 年代一直持续着冲突，公司还是保持了它
的业务直到 1941 年。自来水公司最后于 1945 年被国民政府接管，
但那是在其1941 年被日本人占掘之后。在口岸天津的政治环境中，
许多中国爱国者的国有化之梦都是在胜利的美国人将"日本人的"
公司交还给他们，作为二战的战利品之后才得以实现。

222

总　结

　　在 19 世纪中期的欧洲，有一些声音表达了对于人类粪便流通
和循环的"东方"办法的赞赏。维克多·雨果（Victor Hugo）将巴
黎的下水道称为一套浪费的系统，致使"土地贫瘠和水被污染"。
著名的化学家李比希赞赏中国和日本文明几千年来运用人类粪便
来使土地肥沃，保持农业高产量的方法。相反，李比希将英国在全
世界搜集骨头和鸟粪的做法称为"一个吸血鬼……伏在欧洲的胸
膛上，甚至全世界，吸走它们的生命之血，既非出于真正必要，实际
上对自己也无甚益处"[1]。但是这些观点并没有持续多久，时代就开

---

① 关于这些观点，参见 Erland Marald, "Everything Circulates : Agriculture
Chemistry and Recycling Theories in the Second Half of Nineteenth Century"（发表在 IFF
社会经学学，自然，社会，历史年会：Long Term Dynamics of Social Metabolism, Vienna,
Austria 上的论文，1999 年 9 月），http : // www. univie. ac. at/ iffsocec/ conference99/ pdf/
poMarald. pdf.

始将粪便和水的隐形看成"西方文明"的一个显著标志。

水和粪便揭示了一个中国口岸的奇特殖民政治的复杂性。多个帝国主义在天津建立了碎片化的市政府。一个由中英投资者合办的公司成为城中各个"小帝国"之间联系的桥梁。成千上万的中国居民得到了经过处理的水，但是经济情况的不同使得他们得到水的方式与其更加富裕的同胞有所差别。在天津的"超殖民地"情况下，"公共的"卫生几乎完全存在于"私人的"领域中——一个私人的公司向那些买得起的人提供清洁的水，而且室内卫生设备只有那些负担得起的人才能拥有。这些分别和不同，不完全地勾勒出了外国人与中国人之间的区别。1930年代，日租界里的一个日本居民可能仍然得把他的粪便交给中国掏粪的；而英国人已经有了一套完整的供水系统，消除了街上掏粪夫的身影。从管道和龙头里流出来的水将有钱的中国人与他们从混混儿的水桶里得到水的同胞区分了开来。中国官员创造一个公共供水系统的梦想在当时的环境里不可能实现，因为中国人也是私有自来水公司的拥有者之一，而实权的力量其实掌握在租界背后的那些国家手里。如果说后义和团时代的**卫生**是新的，那是因为它在卫生的概念里加入了公共的尺度。帝国主义将**卫生**作为公共卫生带入天津，但是之后它的做法却与创造一个总体的公共卫生管理机构的理念背道而驰，从而产生了天津城里千差万别的卫生。

1900年后，随着外国租界领地和影响力的增长，天津的改革者开始在城市内创造多种多样的内部区分：在人和水之间，在臭和香之间，在公共和私人之间以及在富与贫之间。在20世纪早期以前，天津的街区，尽管总体说来有富有贫，但是基本上呈现出一种阶级与功能的高度混合。富裕商人的房子可能在一户棚户或者仆人的房子附近，或者与屠宰场和熬胶的在同一街区。有些房屋可能远远没有别的宏伟，但是它们都共享着同样的总体结构和功能。在义和团运动之后，地区法令和卫生局将居住和工业进行了功能性区分，而卫生的现代性则规定了特定地区的建筑的形状、外观和用途。尽管从未能够阻止人员流动或河流流过城市，有些租界花了很大力气从街道上消除了任何粪便和水的迹象，以及担着它们的人。通过将卫生的现代性作用于城市空间，城市的一些地区将日常生活的功能变为不可见的。屠宰场、颜料行、熬猪皮的被搬走，水和粪便悄悄地在街道下流过。卫生的现代性决定了什么是可见的，而什么是不可见的。

1900 年后的天津成为欧洲人和日本人在东亚的统治雄心的展示。新租界里建造起来的环境不仅是在向中国人展示这样的雄心，也是在给别的列强看。这个各式建筑的拼盘是卫生现代性的承诺，表达了在**卫生**与**不卫生**之间保持边界的含义。不可见的制度定义了卫生的分级。那些日常生活的产物清晰可见的地区被看成和宣布为**不卫生**，标志着与卫生理念相反的缺陷。尽管在官样文辞中倾向于把卫生说成是与生俱来的品质，但是**卫生**与**不卫生**之间的边界要求持续地巡视，持续地努力，持续地投入资本和劳动力。天津城中只有少数地区，最著名的是英租界，才有能力通过建立独立的供水和下水道系统达到真正的卫生现代性。通过接纳外国建筑及外国的浴室装置，中国的精英们可以继续通过**卫生**的战略将自己与"有缺陷的"同胞分开。但是对于大多数人而言，这种区分是不完全和不可能的。由粪便和水创造的人的纽带连接着天津的富人和穷人、中国人和外国人，直到 1950 年代。

224

第八章 卫生和现代性的渴望

健康是远逃了的。

—— 刘呐鸥（1900—1939）

《礼仪与卫生》

　　在 1930 年的短篇小说《礼仪与卫生》里，作者刘呐鸥把对现代上海的想象寄予在一个美丽有文化的女性可琼及其时髦的律师丈夫启明身上。在故事的结尾，启明走在风光明媚的公共租界通往中国商业街的路上。曾经启明走到中国街区就进入了"危险地带"，他的鼻孔里充斥着"阴森森的气味"。买春客充斥的弄堂里满是阿摩尼亚（尿）的奇臭。刘呐鸥的观察者所看到的中国城，"健康是远逃了的"，只留下一个嘈杂而恶臭的世界。史书美在她对《礼仪与卫生》的分析中注意到，启明"很愿意将自己与中国的人群分离开来"以显示他自己文化上的优越性，但是他自己的卫生习惯也颇可质疑：读者们知道启明经常光顾上海的妓女，很可能他自己就是病菌的藏污纳垢之所。[1]

----

①刘呐鸥：《礼仪与卫生》，引自史书美，*The Lure of the Modern: Writing Modernism in Semicolonial China*，*1917—1937*，伯克利：加利福尼亚大学出版社，2001，291.

　　上海的现代生活,以外滩上的建筑为代表,标志着它令人艳羡的**卫生**状况。刘呐鸥的主角通过他自己高雅的**卫生**意识,证明他可以将自己与其他贫穷的中国人分开。但是通过讽刺地描写了启明光顾可能有隐疾的妓女的嗜好,刘呐鸥似乎在质疑中国的精英们将自己区隔并安置于**卫生**现代性境地的可行性。对于中国城区和中国的精英两者而言,"健康是远逃了的"。对于**卫生**现代性的渴望可能随时会受到挫折,因为穷人的存在,或者因为现代中国人身体中固有的病菌。

　　刘呐鸥的短篇小说,以及该篇题目中偶然包含的**卫生**二字,提供了一种叙述框架,即民国时期天津对于**卫生**的滥用的思考。在 1920—1930 年间,天津的大众媒体充斥着此类似是而非又复杂的**卫生**叙述。**卫生**存在于广告、讲演厅、电影剧场、招贴画、报纸、杂志文章和政府宣传中,许多行动者用这个词来帮助他们来想象现代性的条件。**卫生**的意义不是固定的,主导卫生流通领域里的力量也不是唯一的。然而最终,**卫生**与渴望缠绕在一起,成为一种现代性的渴望 —— 经常被标志成外国的 —— 确实存在只是无法达到。 这种渴望的卫生现代性的距离因人而异。对于文雅的中产阶级而言,它可以通过购买一种商品轻而易举地达到。对于那些俯瞰着中国大众的精英而言,**卫生**的现代性离得很远,要得到它,只有通过一场把西方的标准带到中国来的医学革命或者道德革命。**卫生**甚至用来指责隐藏在中国人遗传体质中生物学的欠缺。到 1930 年代,有些人认为"健康是远逃了的",逃到了一个隐秘、微观的地方,只有通过改变"民族"的遗传体质,或者征服那些散布于皮肤和血液中的细菌才能达到。这种想象卫生现代性的参照标准往往是一个遥远而理想化了的西方 / 日本,那里的人们都是健康的,不受细菌困扰。

本章思考了 1920—1930 年代天津卫生的四个"事件"。第一个事件是从民国时期大津主要的报纸《大公报》上的广告中探寻卫生的证据。在此卫生一词常常被用来唤起对一系列商品的渴望，这些商品向顾客承诺会给他们带来健康与/或性感，并且杀灭细菌。第二个事件国民党雄心壮志的计划，以及天津的新医学精英发起的批评。1928 年国民党的来临点燃了人们对于一个现代国家卫生政权的希望，但这些希望随着南京政府的衰落而回落。到 1930 年代，天津一小群受过外国教育的医生用卫生来表达他们对于国民政府和中国人的失望。第三个事件由一次关于民族卫生的演讲开始，由"中国优生学之父"潘光旦 1935 年在天津所做。潘 1920 年代早期在常春藤联合学校学习，回国后他相信国民党式的改革决不能给处于欠缺困境中的中国找到一条"出路"。潘光旦认为，关键不在于教化思想，而在于通过优生学改变中华"民族"的身体。最后一个事件讲述的是一位中医医生丁子良，他批判现代卫生的媚外，提倡中医的新生，将其作为达到健康和抵御帝国主义之道。丁子良所反驳的理念，在其他三个事件中都清楚地表达过，那就是卫生是一种实体"一直已经"为一个可企盼的、现代的西方/日本所独有。意味深长的是，丁子良也反对疾病的细菌理论，该理论到 1930 年代已经成为中国精英理解他们"民族"缺陷的共识。

事件 1. 顾客

在 1920 和 1930 年代，卫生可以在天津的许多商店里轻易地买到。花一块半，就可以买到一片药丸里的卫生。再多花几块，就可以买到卫生衣，穿在西装里面。要有家庭卫生就必须多投资一些购买卫生器具，如抽水马桶和瓷浴缸。一旦把浴室改为卫生间，一系列的卫生化工制品可以保持身体处于卫生的现代状态。卫生产品的广告充斥在天津最主要的报纸《大公报》上。这些产品所倡导的卫生理念随着时间和受众的性别而改变。重要的是,所有这些商品都宣称给顾客提供的卫生现代性是进口的。英国的内衣、日本的牙膏和美国的药丸保证顾客可以像一个外国人一样舒适、芳香和强壮。这种对于外国他者的渴望信息并不一定在卫生商品广告中直接地表达出来,但是卫生的外国性质却从不含糊。

　　广告中患病和健康的男女画像揭示了卫生现代性世界的想象结构。由加拿大的制药企业制造,在英语国家和英帝国的广告网络中行销的韦廉士大医生红色补丸承诺,为从圣路易斯到新加坡的男女老少提供更好的健康。[①] 在 1920 年代早期,韦廉士大医生红色补丸是天津的报纸上打广告最频繁的"外国商品",或者,照此情况,在全世界的报纸上都是如此。红色补丸给中国的顾客提供了一条卫生之道:中国的患者可以通过这条道路通向光明、健康的未来。[②] 韦廉士大医生红色补丸在中国也和它在英国和美国一样采用证明式广告手段。广告主体是一封感谢信,在生病 — 健康的描述中插入广告者想象中国顾客所遭受的身体苦痛,并表现男女顾客有了这一外国药所能享受的幸福健康之人生。[③]

228

---

　　①关于红色大补丸的创造者,参见 L. Loeb, "George Fulford and Victorian Patent Medicine Men : Quack Mercenaries or Smilesian Entrepreneurs ?" *Canadian Bulletin of Medical Hisory* 16, no. 1 (1999): 125-145. 关于类似的专利药物,参见 Sarah Stage, *Female Complaints: Lydia Pinkham and the Business of Women's Medicine*, 纽 约: W. W. Norton, 1979.

　　②《大公报》(天津),1920 年 9 月 9 日,1。

　　③ 中国的市场商人为迎合观众为外国产品度身定做广告的能力,可以从 Sherman Cochran 关于中国商业的著作得到了解,参见 *Big Business in China: Sino-Foreign Rivalry in the Cigarette Industry, 1890-1930*, 剑桥, Mass. : 哈佛大学出版社, 1980; 和 *Encountering Chinese Networks: Western, Japanese, and Chinese Corporations in China, 1880-1937*, 伯克利: 加利福尼亚大学出版社, 2000. 关于民国时期的中国医药广告,参见 Sherman Cochran, "Medicine and Advertising Dreams in China, 1900-1950," in *Becoming Chinese: Passages to Modernity and Beyond*, 叶文心编, 伯克利: 加利福尼亚大学出版社, 2000; 黄克武:《从申报医药广告看民初社会的医疗文化和社会生活, 1912—1926》,《中央研究院近代史研究所集刊》17 (1989 年 12 月), 141-194。

在 1920 年代早期的广告中,塑造出的一个理想的顾客是一个几代同堂的传统家庭的男性家长。他受过外国教育,拥有政治进步主义的现代理念,但是从社会角度看,他也是他的家庭的主人,他所做出的正确决定可以促进其家中女性、小辈和长者的健康。往往男性家长是广告假定的顾客,而女性和孩童的健康是广告所针对的问题:"尊夫人瘦怯多病否? 或阁下小儿孱弱无力乎?"[1] 进一步阅读韦廉士大医生红色补丸的广告,可以看出女性是主要的目标人群。女性会有头痛、胃口不开、耳鸣、月经不调和血薄气衰的毛病。新手母亲会有四肢无力和乳汁不足的问题,孩童会瘦弱、号啼和痿弱不堪。有这些不健康的症候,女性就不能为强健之母亲、妻子,也不能侍奉高堂。[2]

所有这些不适归根结底是一个问题:血虚,血文字上可以译为 blood（血液）,但是对于中国读者而言却是别的东西。费侠莉（Charlotte Furth）已经证明,中医里血的概念与西医概念里的不同,不是从心脏出发在血管中进行全身循环的红色液体[3],相反,血是与气对应的阴的形式,一种能量物质的基本形式,在所有人的体内流动、聚合,是人体的组成部分之一,但是对于女性的健康问题尤其重要。补丸宣称可以补血,这个概念在中医里很普遍,意即"补养血液"。尽管用了这个中医里熟悉的概念,然而,韦廉士补丸的血明确地是一种红色的,循环的液体,必须得"鲜红浓稠",如此男性方可肌肉筋骨强健有力,女性方可有活泼健壮之儿女。[4] 按照这种专利药物的特点,红色补丸可以治疗从失眠健忘到肠胃生虫的一切疾病,这个

①《大公报》,1920 年 9 月 28 日,1。
②《大公报》,1920 年 6 月 14 日,1；1920 年 8 月 8 日,1。
③ 费侠莉:《繁盛之阴:中国医学史中的性（960—1665）》,伯克利:加利福尼亚大学出版社,1998。
④《大公报》,1920 年 7 月 14 日,1。

产品所有的优点在于它能够补养中国男性女性血液中天生的虚弱。

　　将韦廉士大医生红色补丸广告里面描述的这些症状都归结于日益增长的现代口岸生活的压力可能不完全正确。栗山茂久在他对东西方医学思想基础的比较中指出，中国的病理学一直在强调虚。与希腊医学不一样，希腊医学害怕多血症和身体中物质过多，而中国医学则强调，缺失是失调的主要原因。[①]传统的中国药理中满是补血的方子：丰富血液。红色补丸广告里塑造的身体问题与中医似曾相识，但是它们在同时期英国和美国的广告中也有相呼应的虚弱描述。红色补丸代表了一种信仰，那就是世界上的身体基本上都是一样的——而西药对于所有的身体最为有益。

　　在1920年代早期，日本药品也宣称可以通过提神和减轻身体虚弱向中国顾客传送一种**卫生**的状态。仁丹是东亚市场上最早以及最普遍的日本药物之一。[②]仁丹以卫生之道的形式出现，宣称自己是一种对胃痛、头痛、苍白、感冒和一般不适的灵验药物。在仁丹醒目的商标中，传达出一种精力充沛的日本现代性的暗示和承诺：它画着一个日本海军军官的半身像，戴着神气的肩章，舰队司令的帽子，络腮胡子。很明显，仁丹是在日本取得日俄战争的胜利后发展起来的，而它雄赳赳的军官商标刻画出亚洲健康的胜利。"时代到来了！"一则广告这样宣称，而仁丹就是时代的标志。羸弱的中国学者和纤弱的中国美人可以用一种代表着现代日本的药物来激发他们的鲜活生命力。[③]

　　尽管在这些广告中，所有的男女都遭受疲累的血液、消化失调和普遍不适的困扰，对两性的健康理念却是有区别的。达到健康

---

　　① 栗山茂久，"Interpreting the History of Bloodletting"，*Journal of the History of Medicine and the Allied Science* 50（1995）：11—46.
　　② 仁丹于1905年由大阪森下公司研制。它后来成为日本最著名的专利药物之一。
　　③《大公报》，1920年10月28日，1920年5月1日。

状态的女人是好妻子、高尚的母亲，而快乐而健康的男子则是成功的生意人、球员，以及最重要的军队军官。首创者是 1920 年代天津广告中的一个时髦的蓄须男子，穿着哈撒韦牌（Hathaway）衬衫宣传"卫生的"西方服饰。何为卫生的？不是画上这个西方专业人士所穿的西装或衬衫，而是在他们之下穿的内衣。中国男人也可以得到这个给予西方商人自信的暖和、舒适和卫生，只要他去买这个经过医学证明，从"英国和美国"进口的内衣，三元一套。另外，中国人可以拥有自信的男子气概，只要他们吃西药保持他们肠道规律。韦廉士医生清导丸是"卫生的秘密战略"，可以克服"卫生和生理的最大敌人"——便秘。一位带着肩章、络腮胡、穿着制服的中国军官在他开始服用韦廉士医生的药丸之前，曾饱受便秘之苦长达十年之久。在这个军阀混战的时代。在中国口岸，一个现代男性顾客的健康状态的理想便是一个现代战士，精力充沛，勇敢无畏，且有着规律的肠胃。

1920 年代的男性患者往往被塑造成消瘦、佝偻的中国学者，在狭窄的书斋里摇着他们阵阵作痛的头，或者抓着他们疼痛的后背。他们身体的缺陷常常来源于其道德或习惯方面的弱点。鸦片瘾使人虚弱不堪，在街上走时都会晕过去。学者们把大量的时间用在教室或者伏案写作，忽视了身体锻炼，结果便患上头痛和背痛（背痛也暗示着性功能衰弱），以及便秘。[①]在 1920 年代早期售卖卫生的广告中，东亚病夫一定是知识分子，而理想的状态则相反：一位没有缺陷的男人，强壮且有力。

到 1930 年代，用来售卖卫生产品和卫生本身性质的性别想象发生了有趣的转变。尽管 1920 年代的卫生与高尚、慈祥的母亲相

---

①《大公报》，1920 年 9 月 20 日。关于下后背痛与男性性能力不足的联系，参见 Hugh Shapiro, "The Puzzle of Spermatorrhea in Republican China" in *positions* 6, no. 3（1998）: 551-596.

关联,但十年后,**卫生**的象征则变成一个年轻的女子,清洁、健康,同时又性感。**卫生**不那么强调内在的健康和道德的正直,更多地与外表、身体的吸引力,以及重要的,消除皮肤上的细菌和气味联系了起来。到 1930 年代,迷人的上海电影明星认可力士香皂能保持她们的皮肤娇嫩和卫生。美丽的中国模特称赞利华卫生药皂可以长久的保持肌肤柔软和祛除身体异味。① 偶尔也会有广告说到身体异味是由细菌产生的,但是谢天谢地,细菌可以消除,消除细菌使人变得性感。在 1937 年的一则广告中,往现代的陶瓷浴缸里倒几滴"德国杀菌药水"来沙而(Lysol),可以帮助一位裸体的洗浴美女保持个人卫生(参见图 9)。来沙而通过杀灭这位女子皮肤上的细菌而使其美丽。它对于消毒和祛除阴道异味尤其有效。在广告底部,一个拟人化的来沙而瓶子挥舞着拳头,踢开一群魔鬼样的细菌,使它们逃之夭夭。病菌散布在女性的体表和私处,但是通过在现代卫生间里,舒适地泡在美国标准的浴缸中,并使用德国消毒药水,性的卫生现代性便可以达到。②

到 1930 年代,**卫生**产品的广告经

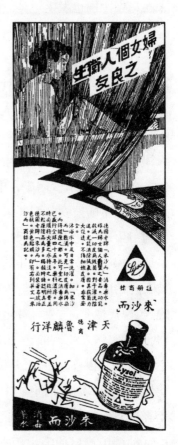

图 9 "妇女个人卫生之良友",天津主要报纸《大公报》上来沙而的广告,1937 年 7 月 26 日

231

------

①《大公报》,1932 年 6 月 9 日,1932 年 5 月 23 日,1937 年 7 月 14 日。
②《大公报》,1937 年 7 月 26 日。

常与性相关，而不是家庭生活。南茜·托姆斯（Nancy Tomes）在她关于美国大众对于细菌理论的接受的研究中展示了健康、卫生和"细菌的福音"是如何在 20 世纪上半期成为美国家庭主妇的生活重心的。[1] 要保持屋子清洁和家人安全，主妇们需要有细菌的知识。看起来在口岸中国也发生了类似的中产阶级家庭现象。广告被设计出来是为着吸引主妇了解美国标准的厕所的卫生益处，以及雀巢的巧克力、波顿（Borden）的牛奶和朝日牌（Asahi）啤酒卫生的制造过程。然而，在口岸中国，报纸上针对大众精英和中产阶级观众的广告中，1930 年代的卫生似乎较少与家庭相关，而更多与性相关。服务于个人公共和家庭义务的卫生渴望让位于一种可以促进欲望的健康。在天津，来沙而是被宣传为清洁阴道的，而不是厨房柜台。

在 1937 年来沙而广告中的洗浴美人给自己消毒以便使自己与那些不卫生的妓女分别开来。冯客已经展示了，1920—1930 年代的中国卫生现代化者中，一种焦虑的话语是如何出现的，其表现形式便是他们探索了女性新的生物学标准。[2] 贺萧已经指出，在同一时期，妓女开始成为性的诱惑与传染和疾病混合体的象征。用贺萧的话来说，当现代性允许"女性冲击由家庭施加的社会控制"，妓女立刻成为"可怕的灾病之源"和产生焦虑的象征。[3] 刘呐鸥《礼仪与卫生》里的主角——光顾妓女的丈夫和性自由的妻子——恰好抓住了这些现代性、欲望和疾病之间看似悖论的关系。《大公报》上描绘的这位年轻的、冰清玉洁的女子，泡在加了来沙而的浴缸里面，试图通过用这种德国进口的消毒药水将这些令人不快的悖论消除。药品和

---

[1] Nancy Tomes, *The Gospel of Germs: Men, Women, and the Microbe in American Life*, 剑桥，Mass.：哈佛大学出版社，1998.

[2] 冯客，*Sex, Culture, and Modernity in China: Medical Science and the Construction of Sexual Identities in the Early Republican Period*，伦敦：Hurst and Co., 1995.

[3] 贺萧：《危险的愉悦》，伯克利：加利福尼亚大学出版社，1997，226、324.

个人用品等商品暗示了 1930 年代口岸的现代性的焦虑,但是通过传达这些外国科学和卫生动员的益处,这些产品承诺了一条笃定的通向卫生现代性的道路。

事件 2. 国民党医生

进口商品也许可以满足天津一小部分中产阶级的人的**卫生**愿望,但是许多专业人士和爱国者则期望有一个强大的政府能够给全城带来卫生的现代性。天津袁世凯时代有力的卫生局在辛亥革命后逐渐式微,将监管天津卫生的工作留给了市警察局和既无人力也无资金的北洋防疫处。天津对于卫生的渴望和希望随着 1928 年现代化意识的国民党政权来到这个城市被点燃。

安克强(Christian Henriot)、魏斐德(Frederic Wakeman)、贺萧、柯伟林(William Kirby)和其他学者已经展示了蒋介石政府是如何在 1927—1937 年的南京时期试图在南方城市建立一个现代中国的。[①] 在上海、南京和长江下游的其他城市,国民党控制的市政府建立了现代官署,改进城市基础设施,进行选举和人口登记,扩充警力,建立政府领导的社会组织,构建广泛的宣传网络。医学和公共卫生是国民党观念中中国现代性的基石之一。无数受过现代西医教育的医生支持国民政权,并寻求在给中国引进一场医学革命中扮演积极的角色。按照南京的医学现代化者的观点,这样的医学革命需要建立现代医院,创建一个强大的医学教育系统,压制"旧式"中医,推进

---

① 安 克 强, Shanghai, 1927–1937: Municipal Power, Locality, and Modernization, 伯克利:加利福尼亚大学出版社,1993;贺萧,《危险的愉悦》,伯克利:加利福尼亚大学出版社,1997;魏斐德,《上海警察,1927—1937》,伯克利:加利福尼亚大学出版社,1995; William Kirby, "Engineering China: Birth of the Developmental State", in *Becoming Chinese: Passages to Modernity and Beyond*,叶文心编,伯克利:加利福尼亚大学出版社,2000,137–160.

建立在疾病细菌理论基础上的国家公共卫生政策。[1] 细菌知识不仅能促进大众的卫生习惯，还能辅助政府在瘟疫事件中进行干预，从而巩固新国家的主权。

南京中央卫生部医生的理想观念也为天津的许多西医所认同，但是天津在 1920—1930 年代动荡的政治局势没有给医学革命的发展提供理想的条件。天津不在国民政府的直接控制之下，而是处在那些勾心斗角而表面上归顺于蒋介石的军阀手中。在 1928 年，国民党召集城中八百名党员成立了市政府，但在表面的统一之下却存在着各种各样与阎锡山、冯玉祥或蒋介石的亲属联合的小派系。[2] 1928年成立的公共卫生局饱受政府支持断续、医学人员的变动和资金不足的困扰。在天津建立医学现代性的梦想也和南京时期的其他中国城市一样，因为局势动荡而未能付诸实现。民国时期市政卫生部门理想主义的官员们的确建设了天津的公共卫生基础设施，作为**卫生**系统的基础一直保存到今天。不幸的是，改革者们既无时间也无资金，而因为资源的匮乏，更多的是空谈**卫生**而不是提供**卫生**。

提供卫生

1928 年来到天津的国民党复兴了世纪之交新政时期的卫生现代性理念。然而，与袁世凯的"半殖民地"卫生部形成强烈对比的是，国民政府在天津的卫生部全部由中国医生组成，其中有些人曾在西方最有名望的医学院校受过教育。该部门最活跃的卫生改革者的背景说明，一个新的卫生世界在天津诞生了。天津的国民政府卫生

---

[1] Ralph Croizier, *Traditional Medicine in Modern China: Science, Nationalism, and the Tensions of Culture Change*, 剑桥, Mass. : 哈佛大学出版社, 1998 ; Sean Hsiang-lin Lei, "When Chinese Medicine Encountered the State : 1910–1949", Ph. D. diss., 芝加哥大学, 1999.

[2] 要对国民党时期天津的军阀之间的争斗有一个总体认识，参见天津社会科学院历史研究所编：《天津简史》，天津：天津人民出版社，1987，302–303 页。

部第一位部长是全绍清。他的医学教育始于李鸿章的北洋医学堂，后来成为袁世凯的军医学校的教师和教务长。1920 年代，他在哈佛大学完成了公共卫生的研究生学业。根据中国人的记录，全绍清曾经在波士顿市政府里担任卫生检查员的职务。卫生部官方照片里的全绍清，是一个极其整洁和严明的人，穿着朴素的西装、马甲和怀表。从他圆形的角架眼镜、极短的平头和修剪整齐的胡子来看，全很容易被误认为是一个日本官员。[①] 国民政权的公立医院的第一任院长李云科，于 1926—1929 年在柏林大学学习，是天津后来发展为"德国 - 日本"医学派的最著名人物之一。[②] 全和李联合了一批在国外学习然后归国的人，带着共同雄心壮志的目标，要转变中国的**卫生**。

在国民政府在天津的头两年，卫生部成立了两所公立医院，创办了"卫生站"来监管城中各区的疾病暴发，开展免费的接种活动，登记医生和制药商，监查工厂，建立了国家公务员的医学合同体系，并为穷人提供医疗服务。从规划的层面来看，为天津的卫生现代性制定的这些蓝图看起来几乎是无所不包，但是它们的实现程度却是有限的。虽然在基础的计划方面迈出了重要的脚步，但是中国北方政治动荡，资金不足，使得国民政府时期理想主义的卫生官员们大大受挫。卫生部对天津的许多人而言都很紧要，但是它既没有时间也没有资源来改变城市的卫生。

天津第一市医院是国民党改革者们来到天津的远大抱负的象征，亦是他们所面临的局限的体现。1928 年，天津的穷人可以从城周围的许多小教会医院得到救治。作为确立新的国家主权计划的一部分，国民党希望建立一座医院，可以作为新政府出资的医疗体系的基础。原本在 1928 年计划时，包括几栋新建筑和 20 万元的政

---

① 关于全的信息，参见《卫生杂志》，卷 2（1929），1—2 页。
② 关于李，参见第一医院志编会编：《第一医院志》，天津：未注明出版商，1990。

府拨款，但是到 1930 年，医院的预算削减到 3 万元，其中只有一半直接来自政府拨款。市医院只好在意租界败落的军阀曹锟宅第的地基上，依靠几栋建筑运营。① 组成人员只有三十人（包括医生、护士和医疗技术人员），市医院诊室平均每天治疗两百名病人。许多患者来到医院是为了治疗筋骨损伤、肿瘤、皮肤感染和眼疾 —— 这些病都是中国人认为西医可以成功治好的。病人中包括被车撞倒的人力车夫，面粉厂里受伤的工人，堕胎手术的受害者，偶尔还有患结核的办公室职员。② 平均来说，90% 以上的病人都是公费的，只需持有他们区的政府委员会开出的居住和贫困证明介绍，便可以得到免费治疗。

　　每月多达 1 万名病人，但却只有少得可怜的预算，这实在是一项困难而令人精疲力竭的事业。在瘟疫期间，如 1932 年霍乱暴发时，诊室每星期接待 25 000 名病人。医院常常疫苗用尽，不得不限量供应。医院和天津最大的纺织厂和面粉厂签订了提供医疗服务和监察的合约，此举更增加了医院资源的沉重负担，哪怕削减一毛钱的资金，医院管理部门也得斗争一番。③ 市医院的人员是全力奉献的卫生工作者，但是对于这些受过外国教育的人而言，这种用极小的政府支持来为城中成千上万的穷人提供服务的状况，委实是一种磨人的体验。

谈卫生

　　在市医院试图改进城市病患的状况时，其他的卫生工作者则在天津的公立学校和展览厅中发表演讲，散布"细菌的福音"。这些

---

① 关于李，参见第一医院志编会编：《第一医院志》，天津：未注明出版商，1990。
② 参见天津市立第一医院的各种病例，记录组 123，卷宗 22，天津市档案馆。
③ 同上。

关于传染病和卫生的言论对于天津市民而言,并不是第一次。早在三十年前,就已经有外国传教士和中国基督教徒宣扬过健康的身体的重要性。建立于 1895 年的天津基督教青年会,是传播一种特别的现代卫生信息的中心,这种卫生包括洗手、穿西式服装和打篮球。[①]卫生和体能教育是中小学堂课程的重点,如南开中学,是一些著名的政治人物如周恩来开始接受进步教育的地方。[②] 这些教育机构的活动促进了卫生知识在中产阶级中的普及,它还有助于产生了天津几位现代西医,他们在外国或者北京、上海、天津的外国学院中学习,少数还曾远赴柏林和波士顿深造。在民国时期,这些人代表了天津医生中的一小部分。到 1931 年,城市人口达 150 万,而只有 115 名登记的西医。在 1920—1930 年代末,这一小部分中的一些成员试图将卫生现代性的词语传播给城中的大众。

　　国民政府卫生部的演讲是针对各个年龄层的人,旨在消除瘟疫时期的行政危机。[③] 这些演讲的内容与其说是关于城市主要问题的长期地方疾病 —— 例如肺结核和营养不良 —— 不如说主要是关于霍乱、天花和瘟疫。演讲者想要使听众相信,是细菌引起了疾病,希望人们一旦懂得了这个原则,便会与政府合作而不是对抗,接受政府监察,接种疫苗和检疫隔离措施。首先要使听众相信他们对于疾病的"传统"理解是错误而危险的。卫生部的演讲者告诫居民们,霍乱是一种非常严重、异常可怕的疾病,不是每年发作一次的普通热伤风那么简单。从乡下来的新居民必须抛弃他们所有关于严重的肠胃病

---

① 要对中国的基督教青年会有一个总体认识,参见 Shirley Garret, Social Reformers in Urban China : The Chinese Y. M. C. A. ,1895-1926,剑桥, Mass. :哈佛大学出版社,1970.

② 关于南开中学和天津的教育改革家严修和张伯苓,参见 Sarah Coles-McElroy, "Trans-forming China through Education : Yan Xiu , Zhang Boling, and the Effort to Build a New School System,1901-1927", Ph. D. diss. ,耶鲁大学,1997.关于南开最有名的男毕业生的经历,参见 Chae-Jin Lee, Zhou En-lai: The Early Years,斯坦福:斯坦福大学出版社,1994.

③ 关于这种演讲的例子,参见《天津特别市卫生局月刊》,卷 3,55 页。

的俗名："发痧""脚长痧""骆驼痧"或者"吊脚痧"。这只是一种疾病，霍乱由一种"逗号状的细菌"引起，别无其他。

卫生部医生接着继续解释细菌和政府的瘟疫预防技术之间的联系。演讲者呼吁天津人接受与邻居隔离，病人个人的检疫隔离，或者烧掉霍乱患者的衣物和财物。居民们必须抛弃他们"自私的观念"，为其他的居民着想，并允许卫生部进行它们的工作。演讲者将政府的干预都说成是积极的：即使隔离也从应积极的角度看待，医生和护士亲切犹如家庭成员，而且隔离总是暂时性的。在瘟疫的短暂持续期间，人们不必在乎非得看见彼此，这样既愚蠢，对城市卫生亦有害。卫生部医生警告天津人，那些售卖的"救济水"不可信，而使用中医的治疗法如针灸和刮痧将必死无疑。他们恳请天津人信任西医和政府在危机期间的英明。

因为无法给城中每个人都提供清洁的水和下水道服务，负担沉重的卫生部工作人员试图通过谈卫生来降低瘟疫的灾害。这种公共教育计划很重要，而且能够拯救生命：通过服从权威的"西方"治疗法，用针往皮肤里注射药水，严重的霍乱患者可以避免脱水而死。将这些知识传播给天津人民，一旦瘟疫暴发，可以减轻政府干预的压力，但是这种类型的"谈话疗法"只是卫生部的最终目标，瘟疫预防的最有效方法的一部分。真正的预防则需要比即将建立的国民党政权所提供的更多的资金、更多的人力和更多的基础设施投资。

谈卫生在国民政府的新生活运动中达到了高潮。新生活运动于1934年由蒋介石及其夫人宋美龄发起，目的在于通过重塑中国人的身体习惯使中国得到新生。[1] 蒋介石的运动在许多方面都是在试图

---

① 要对新生活运动有总体认识，参见 Lloyd Eastman, *The Abortive Revolution: China under Nationalist Rule*, *1927-1937*,剑桥, Mass.：哈佛大学出版社,1974；Arif Dirlik, "The Ideological Foundations of the New Life Movement: A Study in Counterrevolution", *Journal of Asian Studies* 34, no.4（1975）：945-980.

改进国家的"礼仪与卫生"。共产主义的威胁和日本战争威胁日益加剧,蒋介石及其夫人将基督教会的教条和日本、苏联及德国的组织方式融合起来,形成国家新生的规划。对于蒋介石而言,改变中国人在公共场合的样貌和举止,便是维护中国主权的关键。

尽管新生活运动声称是一场群众运动,但它所涉及的主要人群是那些国家附属的组织,如国民党青年团、政府机关、医院和学校。新生活运动的中心是一长串卫生方面的许可和不可。被禁止的行为包括当众吐痰、大声说话、在公共场合涂鸦、懒散和其他有违现代礼节的行为。其他的指导是关于个人和家庭清洁的益处的论述,包括沐浴、理发和修剪指甲的准则。有些规定则直指个人外表的细微之处,要求扣上衬衫的第一颗扣子、把鞋擦光亮。[1] 尽管新生活运动的某些方面关系到卫生改进,但是主要目的在于创造一个有纪律的民族,其个人习惯是由国家所监管的。

没有迹象表明新生活运动对天津产生了多大影响。它所大力宣传的地方是国家机关和中产阶级青年的机构,是社会上那些国民党组织 —— 和卫生现代性的信息 —— 已经渗透的区域。例如,在南开大学的新生活运动期间,学生们原本已经在教会学校和现代学堂里被灌输了数年的卫生概念,现在则被要求记得在从餐厅的菜盘里夹菜时使用"公筷"。每个星期,学生都要晾晒被褥,房间要喷洒石炭酸喷雾,杀灭细菌和臭虫。夏天,学生要参加强制性的接球训练。规律的训练和规律的洗浴,这本来一直是学校的规定,现在则成为政府的命令。[2] 甚至市医院也接到了新生活改进卫生面貌的指令。对于这些为天津群众的健康辛勤工作、面临着预算削减和无数

239

---

① Pei-kai Cheng, Michael Lestz,与 Jonathan D. Spence, *The Search for Modern China: A Documentary Collection*,纽约: W. W. Norton, 1999.

②《天津文史资料》,卷 8（1988）: 106。

困难的医生们，新生活在梳好头发、擦亮鞋子这些细枝末节的方面要求他们，但却并没有给公立医院带来急需的资金和人员。相反，医生们则被要求扣上衬衫或夹克的领子，新生活的活动家严厉地告诫勤杂和看门人，吐痰是恶劣的行为。[1]

天津一些具有改革思想的医生发现，政府的宣传是空洞而无效的，他们批评国民党政权没有为城市卫生做足够的工作。在一些人的眼中，政府将精力花在治疗少数人上面，但却对城市卫生环境的衰退置之不顾。天津的公共厕所很少有人清洁或消毒，水源分布不均匀，而且老城厢仍然缺少下水道系统。批评指责政府机关集中于建设高级的医疗工程如公立医院，而不是建设基础性的可用的下水道："建设新天津之呼声已充满人耳，吾意今日津市急待建设者，为多著地沟，使市内无积存之脏水 …… 他如卫生常识之宣传，公共医院之设立，民生问题之解决，亦为改良津市卫生之要务也。"[2]

对国民政府的这些严厉批评来自天津的一小群曾在海外受教育的医生。1930 年，他们创办了《卫生杂志》来表达他们对于城市和居民卫生的观点。每篇文章的字里行间都鲜明地体现出每位署名的投稿人的特征，以及最重要的，他们接收医学教育的国家的特点。因为头脑中一直以西方为标准，这些从法国、英国、美国和日本回来的医生围绕未实现的卫生现代性的承诺，对国民党进行了严厉的批评。

《卫生杂志》的作者常常将他们获得学位的外国工业国家与中国的缺陷进行对比。他们从来不把中国的人口死亡率与其他的发展中国家进行比较，而是与美国和欧洲进行比较。在这些国家，优良的公共卫生基础设施和细菌知识（而不是经济发展）使其死亡率只有中国的一半以下。关于传染病的文章常常使用英文术语，但许多注释

240

---

[1] 天津市立第一医院，记录组 123，卷宗 13，天津市档案馆。
[2]《卫生杂志》，卷 7（1930）：1-2 页。

却不甚精确,他们加入这些术语是为了突出外国的权威,而不是产生任何实际的技术解释。[1]货币金额——例如开办现代公共卫生署的花费,或者人的生命的经济价值——首先是用美元表示,然后才是中国的元,说明卫生和医学的适用性和期望值都是用世界上最富裕的国家标准设定的。[2]

《卫生杂志》那群受过外国训练的医生不仅仅批评政府,许多文章也斥责中国人的缺陷。"一般的天津人"表现出对卫生的极其无知。因为他们的无知,所以讲疾病的暴发归因于天气,却把马桶放在炕头上,喝着从天津被污染的河里取的水,最糟糕的是,吃那些不卫生和不文明的东西,如炸蝗虫。[3]但是,即使中国人无知、有病,这也是政府没有提供改进人们生活的现代基础设施之责。

天津受外国教育的医生似乎永远生活在对于中国人的缺陷和新的"现代"中国政府弱点的失望中。从他们的观点来看,健康在中国确实是"远逃了的"。在想象的西方标准和他们对于中国现实的认识之间横亘着一条鸿沟,不断地推动着他们对于渐行渐远的卫生现代性的渴望。

事件 3. 优生学家

1935 年,天津举办了一场由"中国的优生学之父",清华大学教授潘光旦发表的演讲。那些到场参加的人可能会注意到潘走向讲台的步履有些蹒跚;这位清瘦、书卷气的教授在他年幼时受过严重的伤,后来是靠一条假肢来走路。一站在讲台后,潘光旦便开门见山,

---

① 参见,例如冯骥顺:《论免疫传染法》,包括的细目有"细菌的数目"和"非病源论",《卫生杂志》,卷 8,16 页。
②钟惠澜:《论中国急宜发展公共卫生》,《卫生杂志》,卷 22,1-4 页。
③《卫生杂志》,卷 7（1930）：1-2 页。

清晰甚至直白地道出了他当晚的主题：用社会改革来改进中国人的健康欠缺是不可行的。对于潘光旦而言，只有优生学才是唯一对民族卫生有效的。[①]

"那么何为民族健康？"潘光旦问他的听众。接着他解释道，人人都在说健康，但是没有人真正理解它到底是什么。"我们把我们自己和西洋各民族以至于和日本民族相比，我们大都以为体格上很不健全，很不如人家。"[②]潘光旦认为没有必要详细阐述这一显而易见的事实。他接着认为健康的缺陷不仅限于个人的体格，而应当包括整个民族的心理和道德能力。潘光旦考察了中国人的抱负、精神、智力、科学地思考的能力、领导素质和组织才能等方面，然后得出结论：整个民族在各个方面都有着不足和欠缺。

简短地叙述了中国人的历史之后，潘光旦认为，自然选择已经产生了现有的中国人种，特别适宜于中国恶劣的气候。然而，这种天性却不足以使中国人应对 20 世纪的挑战，中国人现在得与全球的不同人种进行竞争。潘光旦承认，在中国的有些地区已经产生了相当健康的人口。这些生理上较优良的地区看起来是与国家经济较发达的地区是一致的，包括太湖周围、广东和湖南等省，以及满洲。[③]中国北方平原（包括北京和天津等主要城市）却明显地不包含在潘光旦的列表中。我们可能会猜想天津的听众对于这种有关他们遗传的适宜性的评价作何感想。但是潘光旦演讲里的地区特殊性完全被一串反复强调的，描述整个中华民族的词盖过了：不健全、欠缺和不足。

潘光旦直白而朴素的语言掩盖了他精英知识分子的背景。

---

① 关于潘光旦，参见冯客，*The Discourse of Race in Modern China*, 174–182. 关于潘的天津演讲的文稿，参见潘光旦：《民族特性与民族卫生》，上海，1937, 31–44 页。

② 潘光旦：《民族特性与民族卫生》，34 页。

③ 潘光旦：《民族特性与民族卫生》，43 页。

他的父亲是儒家知识分子的顶峰，曾任清廷的翰林院大学士。潘光旦自己在达特茅斯获得学士学位（1924级），在哥伦比亚获得硕士学位。[①] 即使他的优生学背景是来自他的美国教育，但是他却能量中国听众之体裁优生学信息之衣。潘关于中国面临大厦将倾危机的耸动之词得到了 1935 年的天津观众的强烈共鸣。几年前，日本的军队占领了东北，建立了伪满洲国。日本军队对中国北方的入侵增加了天津日租界里的日本士兵和警察的数量。日本人和朝鲜人现在越来越多地参与城中大宗的毒品交易。[②] 中国民族主义者发起对日本暴力的抗争，导致了日本秘密警察（及他们的中国合作者）与共产党和国民党特务之间的秘密地下战争，这场战争在日租界与附近的中国城里经久不息。[③] 吹着嘹亮的号角，国民政府在它的首都南京发起了许多改革和重建工程，但是看起来它并不愿，如果不是不能的话，对日本在北方的侵略进行任何实质性的抵抗。尽管潘光旦在他的演讲中没有一个字提到日本帝国主义，但是听的人自然而然便懂得潘光旦的言下之意，何谓中国在这个时代面临的"挑战"时的无能。

242

　　潘光旦的演讲接下来是尖锐地批评慈善机构和政府通过公共

----

① 关于潘的生平，参见冯客，*The Discourse of Race in Modern China*；Howard L. Boorman 编，Biographical Dictionary of Republic China，纽约：哥伦比亚大学出版社，1967-1979.

② 关于日本人和朝鲜人也参与到鸦片贸易的情况，参见 Timothy Brook and Bob Tadashi Wakabayashi 编，*Opium Regimes: China，Britain，and Japan，1839-1952*，伯克利、洛杉矶和伦敦：加利福尼亚大学出版社，2000；Kathryn Meyer 和 Terry Parssinen，*Webs of Smoke: Smugglers，Warlords，Spies，and the History of the International Drug Trade*，Lanham, Md.：Rowman and Littlefield，1998；Wataru Masuda，*Japan and China: Mutual Representations in the Modern Era*，Joshua Fogel 译，Richmond and Surrey：Curzon，2000；Edward Slack，*Opium，State，and Society: China's Narco-Economy and the Guomindang，1924-1937*，火奴鲁鲁：夏威夷大学出版社，2001.

③ 1937 年以前最大的事变是 1931 年 10 月的"天津暴乱"。关于上海的形势，参见魏斐德：《上海歹土：战时恐怖活动与城市犯罪（1937—1941）》，纽约：剑桥大学出版社，1996。

卫生计划改进中国人健康的意图。潘光旦立论的基础与那些批评政府卫生管理的留洋医生相去甚远。潘光旦并不谴责国民党没有承担起卫生的义务，但是他批评它们的意图恰好是错误的，那些相信改进环境和教育便能提高民族素质的人是幼稚的。实际上，按照潘光旦的观点，在医疗服务和卫生方面的改进是资源的错置。在中国如此进行的重建计划只会削弱整个民族的健康，因为此举增加了弱者存活的机会，改变了自然选择的进程，慈善事业和政府计划只是把钱都浪费到救助那些有生理缺陷的人。

潘光旦唤起了听众们最深沉的忧虑，贬斥了理想主义改革家们的卫生措施之后，接着他便提出优生学是唯一可以改进中国人**卫生**的可行之道。改进人民健康的最好办法便是通过增加那些生理优秀的人的数量来改变整个人口的血统。对于潘光旦而言，健康首要并最紧要的是基于遗传，而不是行为。因此，成功的卫生现代性，不是促进健康的行为和建设健康环境的问题，而是培育天生健康的民族的问题。[1]

潘的观点是，一个积极的优生学计划最大的主旨，就是鼓励那些生理上优秀的人早婚和多多生育。在他 1935 年的演讲中，潘光旦并没有清楚地涉及优生学在西方国家越来越普遍的负面影响，比如"生理不宜"人群的绝育。潘光旦似乎对于中国婴儿的高死亡率、饥荒和瘟疫等感到满意，认为这是"自然选择"的机制，可以从农民大众中将那些最虚弱的人种排除掉。但是仅有马尔萨斯机制是不足以为 20 世纪的中国人提供所需的素质突进，而且它还助长了那些他的优生学计划希望消灭的方面：自私、不科学、以貌取人、不承担义务的中国普通人。

这种中国普通人的特点在潘光旦准备他的天津演讲之前早

---

[1] 潘光旦：《民族特性与民族卫生》，35 页。

已胸有丘壑,因为他在 1933—1935 年全力翻译了美国传教士明恩溥(Arthur Smith)的经典著作《中国人的素质》(*Chinese Characteristics*,1894)。更早一些时候,潘光旦翻译了耶鲁大学教授埃斯罗斯·亨廷顿(Ellseorth Huntington)1924 年的著作《种族的特性》(*The Character of Races*),其中有几章是关于自然选择和中国人的进化的。① 亨廷顿的书促使潘光旦转到了明恩溥的著作。他从明恩溥的二十七章原文里翻译并选编了十五章,包括那些描述中国人的"没有神经的中国人""不求标准的中国人"和"有私无公的中国人"。1937 年,潘光旦将他翻译的亨廷顿和明恩溥的著作,加上他自己的文章一并出版,合成一卷《民族特性与民族卫生》。②

潘光旦不是中国近代唯一受到明恩溥影响的思想家。刘禾已经指出,鲁迅,中国最近代的文学家,在日本时读到了明恩溥著作的译本,并对其留下了深刻的印象。③ 鲁迅短篇小说里的人物无疑也是遵循着《中国人的素质》的分类。鲁迅塑造的最为人熟知的人物,阿 Q,是一个乡下的愚人,易怒、易满足,对别人的苦痛很麻木,甚至对自己的痛苦也很麻木。然而,鲁迅与潘光旦之间的不同在于他们各自用来解决中国困境的方法。鲁迅放弃了他的医学学业,因为他看到中国的疾病来自生了病的灵魂,而不是生病的身体。潘光旦和其他的优生学家则奉身体为中国找到其"出路"的凭借。当其他人慷慨激昂地说着要改进中国的教育、健康和环境的时候,潘光旦则宣称民族

---

① 亨廷顿后来成为美国的优生学最著名的倡导者之一。潘在天津作优生学演讲的这一年(1935),亨廷顿出版了他著名的优生学宣言 *Tomorrow's Children:The Goal of Eugenics*,纽约:J. Wiley and Sons, Inc.;伦敦:Chapman and Hall, Ltd.,1935.

② 明恩溥,*Chinese Characteristics*(纽约:Revell,1894)。关于 20 世纪的中国所能看到的明恩溥的著作译本的历史,参见刘禾:《跨语际实践:文学、民族文化与被译介的现代性》,斯坦福:斯坦福大学出版社,1995,28.

③ 明恩溥,*Chinese Characteristics*,纽约:Revell,1894. 关于 20 世纪的中国所能看到的明恩溥的著作译本的历史,参见刘禾:《跨语际实践:文学、民族文化与被译介的现代性》,斯坦福:斯坦福大学出版社,1995,29-35.

卫生是中国的根本解决之道。

潘光旦的《民族特性与民族卫生》结尾是对优生学的响亮号召，题为《民族卫生的出路》。[1] 将民族卫生作为一条"出路"，与《民族特性与民族卫生》的第一段，即社会学家李景汉所写的序言相呼应：

244

> 中国本来是一个闭关自守的国家。若没有与西洋民族接触，则我们仍然是自成为一个世界，也就无从得知自己的短长。自鸦片战争以后，门户洞开，节节失败，受着重重外力的压迫，于是我们才觉悟到我们的民族是病的，也都在寻找治病的药方，求得一条自救的出路。[2]

按照李景汉的逻辑，中国固然在帝国主义手下遭受了可怕的苦痛，但是如果没有帝国主义，中国人也不会知道自己的优缺点，或者按照李景汉所形容的，他们的"短长"。在中国向世界"开放"以后，事物的短长要用西方的标准来衡量。尽管李景汉批评帝国主义，但是他并不反对采用西方的标准。对于潘李二人而言，新的"统一"的标准是无可逃避的现实。那么，应该避免的不是西方标准本身，而是中国人没有能力适应这个标准。

潘光旦对于中国缺陷的生物学方法显示了他选择的"出路"。他那个时代的社会改革家们也认识到了同样的困境，但是他们的"出路"加入了人的意志的作为。对于基督教青年会的活动家或国民党医生而言，中国人的体格缺陷可以通过锻炼和增强身体来避免。对于外国和中国近代的教育家们而言，没有科学能力可以通过培养科学的"信仰"来避免。对于政治改革家们而言，没有组织和社会意识

---

[1] 潘光旦：《民族特性与民族卫生》，313–354 页。
[2] 李景汉，见同上，1 页。

可以通过强调个人对于社会的贡献来避免。所有这些"出路"都认定中国的问题是意志的问题,而不是能力的问题。潘光旦预言,当社会改革家们意识到他们的计划都是不起作用的时候,他们会极度失望。他们将必然发现中国人的主要问题在于生理的遗传 —— 他们的先天。一条生物学的出路是必要的,而这条出路就在民族卫生的道路之中。[①]

事件 4. 中国医生

并非所有天津的医学观察者都渴望着同样的卫生现代性。在20 世纪的头三十年,丁子良,天津的一名中医,在天津的报纸和杂志上四处发表他的**卫生之道**。丁的道路在于提高"中国知识"的地位,抵制细菌学的霸权。他对天津地区的中外专家们所用的瘟疫现代控制法感到愤怒。在丁看来,这些技术无非是在歪曲**卫生**。他的无数文章和著作都在提倡他自己对于卫生现代性的观点,这种观点结合了政府最少干预和中国传统的保卫生命。

丁对于卫生现代性的攻击是建立在坚实的地区、语言和天津人基础之上的。丁子良是天津回族社区的一员,中国的穆斯林,居住在天津老城厢东北角的大清真寺附近。丁与天津早期的许多社会改革家都熟识,他自己也是 20 世纪早期城中出版界的经常撰稿人。他是天津白话运动的主要支持者之一,提倡一种朴实的文风,包括使用天津方言。丁也致力于中医的存活,他认为中医自 1900 年八国联军到来,以及其后官方对于西医的支持后就一直遭受谩骂。[②]1905年,他在穆斯林区建立了天津医药研究会,为一种更严谨的中医的

---

① 潘光旦:《民族特性与民族卫生》,317-318 页。

② 关于丁的简介,参见中国人民政治协商会议天津市委员会,文史资料研究委员会编,《近代天津人物录》,天津:天津市地方史志编修委员会总编辑室,1987,1 页。

发展提供平台。①

尽管丁子良表现出学习西医的意愿，但是他对其视之为霸权的疾病细菌理论抵制得尤为激烈。在丁的理解中，细菌不过是中国长期以来叫作**疫气**，或者**厉气**的事物的西方叫法，无甚新意，也未见得精妙。在丁看来，西医过于强调了细菌在产生疾病这方面的角色，而忽略了其他明显的致病因素，如天气、饮食习惯和生活方式。这种细菌的霸权不仅在继续误导着医学，还被用作批评中医的政治性基础。按照丁的观点，细菌理论不是一种优越、现代的病理哲学，而是一种对人体的幼稚机械的认识。相反，中医的诊断法是一种复杂而精妙的体系，如果得到适当的理解和运用的话，会比西医更加优越。这种对照在丁对于西方的**卫生**译文的讨论中尤为突出，译文的作者是上海西医的主要倡导者之一，丁子良说：

> 我看丁福保先生的《卫生学问答》上，论论伤寒的病原，说中土所谓伤寒，即西土之所谓小肠发炎也。乃小肠内生疮。如疮底烂穿了么，包膜发炎……倘疮底生一薄衣么，渐生渐厚，就可以全愈了。哈哈，西土的小肠发炎病，我可不懂得治法，不知道病原。反正中国所谓的伤寒病，与此说决然不同，治法也不这么容易……十天也说不完。②

对于上海细菌理论的推广者丁福保（与丁子良没有关系）来说，**伤寒**是一种特别的传染病，叫做伤寒症。③对于丁子良，天津的中医

---

① 关于中医研究会的成立，参见丁子良编：《竹园丛话》，1923—1926，卷18，112-115页。关于协会会议的内容。参见光绪三十二年九月二十四（1906年10月10日）所开的月会的例行报告，见卷12，122-125页。天津市图书馆副本。

② 丁子良：《竹园丛话》，第10卷，71页。

③ 关于丁福保，参见 Bridie Andrews, *The Making of Modern Chinese Medicine*，剑桥：剑桥大学出版社，2004.

医生来说，伤寒是受寒的损伤，一种描述多种发热疾病的说法，每种热都有着不同的病理过程。在丁的概念中，可能细菌会对霍乱这种情形起作用，但是这些疾病总是多种因素联合作用的结果，包括不正常的天气、污物和吃了不合时令的食物。霍乱是一种普遍的疾病，与其他那些常见的季节性的肠胃紊乱如痧和痢是同一类，没有太大值得警戒的理由。丁主张的命名法和病源论方法恰好就是国民党时期的卫生部医学官员们费尽心思要消除的那种思想。现代西医医生曾经恳请天津人不要用痧和痢之类的概念，用一个可怖的词，霍乱，来代替它们。相反，丁却忠告他的读者们，"霍乱"并非"霍乱"。

丁告诫他的读者们不要被新霍乱的谣言所恐吓，并嘲笑那些赶时髦的人，用外国的词来描述着普通的疾病。"众位可千万要听清了，这目下的霍乱，是年年夏令常有的 …… 众位可别认成往年相互惊扰的传染病（日本名为虎列刺），那可就糟了糕了。"对丁而言，给疾病起的名字不仅仅是形式那么简单。按照丁的估计，疾病的细菌理论不仅误导行医者希图最简单的治疗法，它还误导政府认为卫生就是简单的控制细菌的散布。因为西医使人们相信霍乱是由一种可怕的虎列拉病菌引起，于是政府应对疾病便采取了轻率鲁莽的措施：

> 外国人把这病症看得最紧要，一听说有了霍乱症，就相顾失色，加意严防 …… 听说旅顺、营口一带，可就远不如天津了。不但检查烦苛，听说常把未死的病人，硬用石灰面子给埋上。也有偶尔受热，或感冒着一点小风寒，一带病容，就指为瘟疫，轻者抛弃郊外。嗳！这不是霍乱病，简直是霍乱政呕！ ①

对丁子良而言，疾病的细菌理论使外国当局对中国人采取不必

---

① 丁子良：《再说霍乱病》，《竹园丛话》，卷6，125 页。

要的暴力。他双关地使用霍乱这个词语，字面意思为"突发混乱的疾病"，兼指政府在霍乱期间的政策也和疾病本身一样混乱。在丁的思想中，最具误导性和暴力的西式卫生现代性政策非隔离莫属。[①] 丁说，在 1911—1918 年的满洲瘟疫期间，死于隔离影响的人比死于瘟疫本身的人还要多。外国士兵用枪迫使无辜的人离开屋子，一旦他们被关入破旧的隔离间，患者们便遭受着饥饿、隔绝和西药的折磨。在患者死后，其家人也不被允许举行适当的葬礼。尸体像无名的木头一样被扔进卡车运到公墓去，在那里他们被火化，骨灰四散。丁悲叹道，这结果就是中国人"不怕疫而怕防"。用一种更加阴谋论的论调来说，丁实际上在暗示外国人有意引进瘟疫防治政策是为了杀害中国人，削弱中国传统。外国的**卫生**不是拯救中国的方法，而是致使中国死亡的阴谋的一部分。[②] 人们可以想象一个国民政府的卫生官员听到丁对于隔离的形容将是何等愤怒。中国的卫生官员恳请他们的同胞们在瘟疫期间平静地服从政府的干预政策，而丁却坚持隔离是屠杀中国人的阴谋的一部分。

对丁而言，**卫生**很清楚是一种通过个人遵循中国卫生方案保卫生命之道。丁的方案，强调新鲜空气的流通和避开厉气，很明显是受到了温病派理论的影响，但它们可能更直接受到丁所阅读的美国 19 世纪晚期的卫生翻译文本的影响，如傅兰雅的《化学卫生论》，丁将此书收在他的中医研究会图书馆里。在他的文章《论夏天的卫生》里，丁提出了在炎热天气中防治瘟疫的方案，包括到乡下去、呼吸新鲜空气和多多睡眠。[③] 饮食对于丁而言是另一种导致夏瘟的祸首。丁告诉天津人，他们必须放弃嗜食油炸食物的爱好，在夏天吃更多的"清

248

---

①《说疫》序言，丁子良，再版《竹园丛话》，卷 10，113-116 页。
②丁子良：《对于外人防疫烦苛之感言》《竹园丛话》，卷 11，42-50 页。
③丁子良：《竹园丛话》，卷 1，114 页。

淡"饭菜。一顿包括韭菜羊肉馅儿饼或者炸虾和煎饼的饭,加上晚上睡在温暖的炕上,将会使翌日早晨上火,包括红眼、喉咙沙哑、鼻子干涩、牙痛和便秘。[①] 不过,食物因素不仅仅是个人节制的问题。丁认为市卫生部应当规范食品贩子、餐馆和屠夫,以确保不会有腐烂和病死的肉类被出售。但是只有教育和个人意志可以使天津人避开那些美味却对健康有害的煎炸食品。

　　丁子良著作的出版在 1920 年代的天津医学界激起了可以想见的争论。中医的批评者和政府公共卫生的支持者率先对丁的著作展开批驳,说它们"没有一句包含真正的**卫生**知识"。有些人认为丁的观点不仅是误导,而且是对公共卫生的真正威胁。其中充满了医学理论的错误信息,而且提倡使用那些无效的疗法,包括无用的草药方子和荒谬的人工技术,诸如刮痧,一种应对急性病,在皮肤上来回摩刮的方法。在他的批评者眼中,丁的著作不仅愚弄了中国人,而且煽动了民众与瘟疫防治措施的对立,而这些措施才是更为必需的。[②] 丁运用郑观应 19 世纪对西方卫生的批评所说的话语来回应他的批评者:

　　　　西医原理,是物质的文明,是器械的进化,详于有形,而略于无形 …… 至于内伤外感及内科一切杂症,中医实胜于西医。全国社会,早有定评。[③]

　　对丁看来,西医对身体机能的解析,在于将生理功能和病理令之化分而变其性,这并不能表现西医的优越性。西医一定得拘泥于一定的"形式",或者是解剖学家的解剖台,或者是生物学家的实验室,

249

------

① 同上,卷 17,106 页。
② 丁子良:《竹园丛话》,卷 2,128 页。
③ 同上,129 页。

其本身不过是一种有趣的智力练习而已。新的卫生现代性的问题在于追求生物学的"形式"——特别是细菌的显微形式——与政治和军事力量连接了起来，产生了一种破坏性的**卫生**的新定义。西医与政治力量的联盟在瘟疫期间最为强大，此时**卫生**对人类的攻击被美化为对细菌的攻击。

整个 1920 年代，直到 1930 年代，天津的其他中医也附和着丁子良对于卫生的现代性的批评。因为对国民政府信奉西医及其后对于中国医学传统的批评感到愤怒，有些医生明确地将细菌理论与帝国主义势力联系起来：

> 最可笑是西医将细菌作为一切病之病因。他们的疗法整个围绕着培养细菌和确认现在是这么细菌，这种或那种，A 式，B 式，杆状，球状，纺锤状，革兰氏阳性，革兰氏阴性…… 西医已经沉醉并跌入了细菌的大缸，畅游在细菌的世界里…… 现在它竟要来侵袭这黄帝之国了么？①

对这些人而言，与西方的现代性随之而来的是一个强大的政府，会暴力地干涉人们的生活以达到政治目的。他们自己对于卫生的想象是这样一幅图景：放松的男人和女人（分而群之，遵循男女大防）在一个炎热的天气里坐在凉爽的树荫下，吃着健康的食物，无须忧心太多。政府会通过规范食品贩子和提供卫生服务来保护他们，但是国家的代表不必去接触到生病者的身体，只要中国人用中国式的**卫生**来教育自己，他们就会百病不侵，无须西医的干涉。在微生细菌学里寻找中国人不足的根源，对于丁和其他中医活动家而言，将会导致中国人的毁灭。

250

———————

①《国医箴言》，卷 8，3—6 页，天津历史博物馆。

总　结

在 1920 和 1930 年代,改革者、医生、官僚和顾客都转向**卫生**,作为中国 20 世纪的困境,如高死亡率、频繁的瘟疫和帝国主义入侵等问题的解决之道。只是,**卫生**如何提供一条出路被激烈地争论着。争论的双方各执一词,阐发他们对于外国模式的看法,且在对比中对现代性的渴望与日俱增。顾客购买卫生产品来使他们强壮、果断和没有臭味,但是这种解决只是暂时的。即使在产品被消费后,人们依然对性功能的衰退和中国人 "血液" 中天生的虚弱忧心忡忡。受过西医训练的医生发现中国在公共和私人方面都缺乏卫生的现代性。中国人的无知是在中国实现个人健康的障碍,但是更令人烦恼的是国民政府没能使受过外国教育的精英们的卫生之梦得以实现。如潘光旦这样的优生学家批评任何不以优生理论为本试图改进民族健康的做法:重要的是民族卫生,或者是中国人遗传血统的纯净化。在所有这些例子中,越是与外国标准的相对照,越是显示中国人的欠缺。这种欠缺是如此可怕,因此有必要去寻觅一条出路,一种破除中国人的劣等状态的方法。虽然什么是最好的路线并没有达成一致,但**卫生**却既是环境的中心问题,又是出路的精髓。1920 和 1930 年代活跃于天津的评论家们几乎没有注意到这一追求中的吊诡之处。在卫生的表述中帝国主义或者民族差异是不可见且被忽略的,或者在潘光旦的例子中,甚至将它们奉为必然而然的真理。

在史书美近来关于半殖民地上海的现代作家们如何创造现在主观性的著作中,她考察了 "通过分裂而进行置换的战略",中国的知识分子采用这一战略来努力把自己想象成全球世界主义中的平等参与

者。① 第一个基本举动是将西方／日本作为一个自由的都市的理想
范本，而降低它们作为殖民掠夺者的特性。第二个举动是将上海作
为一个资本主义和现代性的地点，而割裂了其作为帝国主义和种族
主义的一面。其结果就是一群精英知识分子信奉了现代性，但却回
避或忽略了在这一现代性的构建中帝国主义和不平等的角色。我已
经指出，这些置换的战略还伴随着另一种重要的相关分裂，即城市精
英将自己与"落后的"不卫生的大众的脱离联系。

在**卫生**的领域里，也许那些卫生商品的中产阶级顾客最类似于
史书美的上海作家们那种无吊诡的现代主义者立场了。通过购买那
些在全球市场上流通的进口卫生商品（韦廉士大医生红色补丸、来沙
而、美国标准的厕所），这些有钱的口岸居民可以轻松地将自己想象
成全球卫生现代性的平等参与者。现代世界的所有公民都有着虚弱
的血液，对细菌的恐惧，以及都盼望用卫生的方法变得性感。通过里
里外外用上国际装备和消毒剂，中国人可以轻易地达到健康和幸福
的全球标准。在获得这种解脱的轻松背后（对于那些有钱买的人而
言），其潜在的却是其中的矛盾，它必然存在着口头宣传战略的分裂。
看起来，顾客从不思索卫生产品广告中显而易见的民族差异性。健
康和活力的标准是由日本和西方的产品设定的，是为了帮助克服其
中暗示的中国缺陷——虚弱和污秽。

在口岸书写健康的精英也采用了类似的置换战略，但是对他们
战略的分析却因他们对于现代西医的批评这一难题交得复杂化。尽
管世界现代性对于上海的作家而言，可能代表着个人自由的中产阶
级价值，虽然这种价值被堕落和性爱的锈斑映得有些褪色，对于那些
思考口岸中国的卫生的精英们而言，世界现代性代表着拯救新生儿

---

① 史书美，*The Lure of the Modern: Writing Modernism in Semicolonial China, 1917—
1937*，伯克利：加利福尼亚大学出版社，2001，304.

的生命和治疗那些患有身体痛苦的人。在许多改革者看来,**卫生**是理性和科学的完美化身,因此,不可能将其作为外国的强加物加以抵制。民国时期的卫生现代性是一种同样优秀的"衍生话语"①。它的来源是西方(和日本)是肯定的,它引进到中国,即使是伴随着暴力和种族主义,最终还是一种福音。

多数写作**卫生**的作家们不能或不愿采用的分裂战略便是与那些"不现代的"中国人分开。民国时期的精英医生和领导者们也深知有关缺陷的外国话语,但同时他们却将自己定位在肩负拯救和教育有欠缺的大众的重任的角色上。写作**卫生**的精英们不能完全接受一个独立的世界性的存在。对许多人而言,在外国接受教育使他们与一种全球现代性连接了起来,但是他们不能与他们民族"有欠缺"的成员脱离。正是这种不能使得西方/日本定义的现代性比起上海的现代主义者、作家或顾客们那种唾手可得的现代性,看起来更加遥不可及,令人沮丧。他们不像刘呐鸥《礼仪与卫生》里面的主角,用穷人作为他自己优越性的衬托,于是,民国时代的医生和改革者——甚至是优生学家潘光旦——负担起了穷人的责任,即使不免带有矛盾和轻视的情感。

另一方面,精英"置换"或者远离西医的帝国主义和种族主义的根源看起来是彻底而完全的。**卫生**是最终的全球商品。令人惊异的是,天津受过西方训练的医生中,几乎没有人提出阿希斯·南迪称之为对西方的医学和卫生现代性"经验主义的批评",这种批评集中于医学的政治性经济,尤其是其利益的分配不均。②这种批评也许会很容易令人思考帝国主义和外国租界对于天津卫生的影响,或者会

---

① Partha Chatterjee, *Nationalist Throught and the Colonial World: A Derivative Discourse*, Minneapolis:明尼苏达大学出版社,1986.

② Ashis Nandy, "Modern Medicine and Its Non-Modern Critics", in *The Savage Freud and Other Essays on Possible and Retrievable Selves*,普林斯顿:普林斯顿大学出版社,1995,159.

质疑为何强调细菌的恶劣影响大过贫穷和营养不良。相反，1920 和 1930 年代书写卫生的西医们把批评放主要在中国人的欠缺和中国政府的无能上。尽管天津这座城市标志着中国遭受帝国主义暴力的创伤，医学思想的精英们却将自己与 1860 或 1900 年的事件保持极其遥远的距离。与卫生的新瘟疫控制手段伴随而来的暴力是不可避免和仁慈的 —— 只不过如果由中国人自己执行的话会更好。

是中医医生丁子良在他对于现代**卫生**的批评中提出了帝国主义的暴力。他对于天津西医的暴力根源的了解糅合了他的怀疑论，产生了对现代西医的批评，南迪称之为"知识生态学"[1]。丁认为，除了现有的西方医学外，还有关于人体的"另一种理性"[2]。他坚持中医是一个理性的、复杂的体系，比他认为西医的分解主义要优越。丁抵制显微的逻辑，即将生命解析成小而更小的单元进行分析的现代倾向。他对帝国主义和西医的批评与他对细菌理论的抵制是一致的。对丁而言，细菌主要是外国政府的一种迷信和妄想，它们将微生物转化为控制身体的手段。丁并没有否定细菌的存在。但是，他反对将它们作为一种工具，如果它们掌握在外国人的手中，将最终导致中国人的毁灭。

在丁的著作中，很难看到他有任何将西方医学"本土化"以创造一种杂糅的、介乎于中西之间的医学现代性的意图。他也没有试图综合中医和细菌理论，安德鲁在同时期的其他许多医生的著作中都观察到了这种综合的倾向。他的方法可能更接近于普拉喀什提议的，我们应当将甘地的行为看成是用性的禁欲主义作为民族抵抗的形式。在甘地将禁欲（*brahma-charya*）作为民族强大的源泉的坚

---

① Ashis Nandy, "Modern Medicine and Its Non-Modern Critics", in *The Savage Freud and Other Essays on Possible and Retrievable Selves*, 普林斯顿：普林斯顿大学出版社, 1995, 159.

② Gyan Prakash, *Another Reason: Science and the Imagination of Modern India*, 普林斯顿：N. J.：普林斯顿大学出版社, 1999.

持中,普拉喀什看到他对殖民者的现代统治理念的接受。[①] 对于1920—1930 年的中医支持者而言,一种本土的**卫生**形式,私下发生在家庭中和集中于个人身体的行为,现在被拉进了民族和国家的"大竞技场"。也许丁维护中国**卫生**的行为实际上"是承认了国家的现状有某些欠缺",并信奉了殖民现代性的霸权。无论如何,与民国时代天津的其他卫生话语相比,丁定义的卫生要接近中国的实际得多:它并没有"远逃了的",而仍然在中国人自己所掌握的知识之中。

到 1930 年代晚期,几乎没有精英愿意将丁这种类型的抵制看成是一条可行的"出路"。对细菌的控制和对人的控制已经成为国家卫生和国家主权的模式。外国政权更精通于控制细菌——在西方和日本——这一认知仍然是中国精英对卫生现代性的渴望中的主导因素。

---

① Bridie Andrews, "Tuberculosis and the Assimilation of Germ Theory in China, 1895-1937", *Journal of the History of Medicine and Allied Sciences* 52, no.1 (1997), 114-157. Prakash, *Another Reason*, 158.

第九章　日本人在天津的细菌管理

1937 年 7 月 7 日,中日战争在北京城外的卢沟桥爆发。到 7 月 31 日,日本人已占领天津所有由中国人管理的地区。日本军官和中国平民合作组成了"新政府"。日本远征军构成的体系、地方日本租界的利害关系以及许多在日本接受教育的天津精英网络深深地影响到了新政府。

天津被日本人占领的记忆 —— 如同官方的中华人民共和国编年史家所说 —— 是一段深重的苦难和屈辱。从 1937 年中国北方沦陷到 1945 年日本帝国覆灭,城市生活的图景包括了铁丝网、刺刀、经济剥削、毒品扩散、屠杀平民和肆意的暴行等种种景象。尽管日军对天津的控制带来了许多残酷后果和剥削的新形式,但它也带来了多种日常规划,用于在中国创建更为便利的殖民地生活。日本的重要目标之一是在亚洲大陆危险的自然环境中拓展一个安全的卫生地带。自 19 世纪末 20 世纪初日本帝国形成以来,对细菌的控制就已成为日本在天津的存在不可或缺的部分,事实上也存在于其所有正式和非正式的帝国范围内。日本人的目标 —— 被中国观察者们认定是残忍和剥削性的 —— 实际上同中国 20 世纪历史上所有现代化政权的目标如出一辙。如果说现代医学技术与巨大的强制力量相结合是 1900 年以来天津**卫生**的目标的话,那么日本占领的那些年或许会被一些人认为是卫生现代性的巅峰。

日本殖民主义的体制

1936 年,天津的日本人仅管辖和控制日本租界的五十个街区。第二年,日本人控制了除法国、英国和意大利租界之外的整个城市。到 1941 年,日本人控制了天津的全部,连同从北方的满洲延伸至南方的香港的中国海岸线的广袤部分。日本人在天津的军事扩张是日本帝国在东亚的长期、连续且高度复杂的扩张过程中的一环。从在台湾成立第一个正式的殖民地开始,日本通过正式合并(朝鲜)、实际控制(广东的租界地,南满铁路沿线)、施加政治及经济影响的范围(福建、中国北部及东北部、内蒙古),以及后来世界大战之初和战争期间通过在中国和东南亚建立傀儡政权,逐渐一点点增加帝国未成形的轮廓。

近来对这五十年帝国历史(1895—1945)的研究,都在强调日本帝国主义的特殊性。和英国、法国、德国或美国的帝国经验不同,日本殖民的对象是生活在邻近、共享相同宗教和知识传统、生活在相近的气候环境中以及同殖民者具有共同的"种族"纽带的民族。被安·劳拉·斯托勒及其他学者描述为在欧洲/非欧洲殖民背景下,被殖民者和殖民者之间的紧张界限,在这种"亚洲人对亚洲人"的帝国主义情境下,甚至更加复杂、更具渗透性并且更变幻莫测。[1]

在日本帝国内部,文化优越性和优势从共性(sameness)的内

---

[1] Ann Laura Stoler 和 Frederick Cooper 编, Tensions of Empire : Colonial Cultures in Bourgeois World, 伯克利:加利福尼亚大学出版社,1997 ; Ann Laura Stoler, *Race and Education of Desire : Foucault's History of Sexuality and the Colonial Order of Things*,达勒姆,N.C.:杜克大学出版社,1995.

部产生然后日本本岛和海外的知识分子为日本种族同日本的"东方"分离做了精神上的准备。[1] 日本人或许同朝鲜人或玻利尼西亚人有着同样的血统，并且或许吸收了中国的文化，但其独特的、基本的日本传统与掌握西方力量奥秘的能力结合在一起，创造了一个独一无二的民族，准备领导亚洲其他国家走向现代化。值得注意的是，日本本土对民众现代生活方式的指导计划与其在殖民地对当地人口的安抚和管理计划是同时进行的。如同芭芭拉·布鲁克斯（Barbara Brooks）所注意到的，比起欧洲或美国的历史学家，日本的历史学家甚至更有理由将殖民地视为"现代性的实验室"。由于行政官员、军官、科学家和资本家在东京和邻近的殖民地之间频繁往来，"大都市"与"边缘"之间的界线经常是模糊的。同样地，数百万的日本农民、小商人、劳工、伶人和妓女从日本港口乘船到台北、上海和汉城去碰运气，导致某些与被殖民者具有相同经济和社会境遇的"无产阶级的殖民者"的四散流布。日本人的规训、教育和经济发展既在岛内运行着，同时也通过本岛和殖民地人口间的互动起作用。[2]

在定义模糊的帝国内部，殖民者和被殖民者之间可感知的差异程度导致了不同的殖民政策。殖民管理通过教育和公共卫生致力于殖民地的文化和身体进步：学校和诊所成为同化政策的标志。当地人口构成了行政机构的梯形底层的主要部分：数以千计的台

---

[1] Stefan Tanaka, *Japan's Orient: Rendering Pasts into History*，伯克利：加利福尼亚大学出版社，1993.

[2] Barbara Brooks, "Reading the Japanese Colonial Archive: Gender and Bourgeois Civility in Korea and Manchuria to 1932", in *Gendering Modern Japanese History*, Kathleen Uno and Barbara Molony 编，剑桥，Mass.：哈佛东亚专论，即将出版；还有 Barbara Brooks, "Colonial Power and Public Health in Japanese-Held Korea"，发表在亚洲研究年会上的论文，华盛顿，2002年4月. 同样可参见 Louise Young, *Japan's Total Empire: Manchuria and the Culture of Wartime Imperialism*，伯克利：加利福尼亚大学出版社，1998.

湾和朝鲜精英稳固地构成了地方社会和殖民政府之间的纽带,他们在殖民者和被殖民者之间调整着自己的身份。[1]

日本殖民统治的"利益"在整个帝国内分配并不均匀,也不是所有的日本人都对同化目标持乐观态度。在像满洲和口岸租界这样"非正式帝国"的前哨,教育、公共卫生和各项事业的发展并未扩展到全体中国人。官方较少强调要将"文明"带到当地人口中,在中国,隔离和边界控制更是一种规范,行政管理强调,要保护日本人口免受危险而有害的中国环境的影响,同时为本土攫取经济利益。但即使是在正式殖民地内部,也不是所有的日本人认同早期官方认为殖民者和被殖民者之间的界限应该消失的观点。认为朝鲜和中国劣等的不和谐声音通常基于清洁、疾病和卫生等话语,盛行于非正式和正式殖民地中的日本观察者和居民之中。一些参观满洲的知识分子看了一眼中国人就断定他们"很脏",并且,在中国期间,他们一直担忧卫生和潜伏在其周围的疾病媒介物。[2] 甚至在朝鲜,在官方的同化政策中,中产阶级的日本居民发表了朝鲜卫生低劣的种族主义话语,并批评日本当局在保护日本移民的利益方面行动不力。[3]

在这一正式和非正式帝国的复杂体系内,健康和卫生结合起来形成了现代文明身份的基础:卫生(eisei)。 作为卫生现代性的卫生是形塑和定义日本殖民主义性质的一个重要因素。日本医学

① Barbara Brooks, "Japanese Colonial Citizenship in Treaty-Port China: The Location of Koreans and Taiwanese in the Imperial Order", in *New Frontiers: Imperialism's New Communities in East Asian, 1843-1953*, Robert Bickers 和 Christian Henriot 编,曼彻斯特与纽约:曼彻斯特大学出版社,2000,109-124.

② Joshua Fogel, "Akutakaga Ryaûosuke in China", *Chinese Studies in History* 30, no. 4 (1997): 6-55 ; Inger Sigrun Brodey 和 Ikuo Tsunematsu 编, *Rediscovering Natsume Soseki*, Folkestone: Global Oriental, 2000.

③ Peter Duus, The Abacus and the Sword,伯克利:加利福尼亚大学出版社,1995,399-406 ; Barbara Brooks, "Reading the Japanese Colonial Archive".

精英将**卫生**改造为变革国内统治的强大工具,并利用它作为提升海外日本军队力量的关键策略(参见第五章)。在日本人仅仅控制城市一隅的 1900—1937 年期间,以及整个城市正式纳入日本"战时帝国"的 1937—1945 年的沦陷期间,可以充分地了解日本当局在整个帝国变化的卫生话语之下统治天津的医学经验。

卫生和日本的"帝国"

如同其他地方的殖民地医学,随着军队在第一个殖民地时遭遇传染病,日本的殖民地卫生政策出现了。在 1895 年刚刚征服台湾时,将近 8 000 的日本军队感染了霍乱。[①] 在岛上确立殖民统治的一年中,中国南方的腺鼠疫从香港蔓延到台湾。这两次大规模的卫生危机接踵而来,迫使台湾新的统治者将卫生和疾病预防作为最优先考虑的事宜。1897 年,军医部部长石黑横尾(Ishiguro Tadanori)确立了严格的方针以保护新殖民地的健康。首先,立即建立了饮用水处理设备和军事基地的地下下水道。必须维持公共的和个人的清洁,日本和中国居民区的边界要由日本军队监控。增加卫生工作者的数量,并且在岛上禁鸦片,在石黑看来,这样清洁、安定和安全饮用水的分界将保护日本社区免遭危险的环境和台湾当地人的危害。[②]

后藤新平为台湾的卫生统治带来了不同的方法。后藤新平于

258

---

① Paul Katz, "Germs of Disaster—The Impact of Epidemics on Japanese Military Cam-paigns in Taiwan, 1874 and 1895", *Annales de Demographie Historique* (1996): 195-220.

② Iijima Wataru 和 Wakamura Kohei, "Eisei to teikoku : Nichi-Ei shokuminchishugi no hikakushi teki kôsatsu ni mukete"(《卫生与帝国:日本与英国殖民主义历史的比较》), *Nihon shi kenkyu*(《日本史研究》)462(2001 年 2 月);刘士永:《"清洁""卫生"与"保健"——日治时期台湾社会公共观念之转变》,《台湾史研究》8, no.1(2000):41-88 页。

1896 年成为台湾民政长官时,他将在日本管理"国家身体"的几十年的经验带到了台湾。后藤新平并不强调隔离和监管,而是试图通过渐进主义的殖民统治来促进当地的人口进步。以严格意义上的日本经验为基础,后藤新平认为,更为可取的是通过原先已有当地结构,而不是向当地人口强加外国体制来进行统治。为了实现这一目标,后藤新平在台湾建立了与日本地方卫生委员会组织相对应的机构,利用已在岛上发挥作用的地方社会组织保甲(日语,hoko)制度。每一组一千个家庭,选出领导与日本行政官员合作,执行公共卫生政策,如报告传染病和疫苗管理。①

研究英帝国主义的学者指出,都市现代性的启蒙价值观与殖民地的专制统治政策之间存在深刻的矛盾。② 与大大脱离国内地方自治政策,在印度实行高度集权的殖民地公共卫生管理的英国不同,日本在台湾的殖民管理并未偏离严格意义上日本经验。然而,日本国内和殖民地卫生政策之间的矛盾较少,是因为在国内和殖民地,自治都是在强大的中央集权结构中实行的。这种集权倾向,与日本帝国不同的种族动态相结合,创造了一种在很多方面与印度建立的殖民政权不同的殖民地医学。

后藤新平的政策被有效地用于殖民地行政部门的疟疾预防计划。日本人并未试图将他们自己同当地带菌人口分离开来,而是实行了罗伯特·科赫的方法,对疑似带菌者进行血液检验和对患者施以奎宁治疗。"进步的"台湾保甲长有助于劝导台湾家庭服从政府血液检验和药物治疗计划。西方观察者对日本殖民政府不过分依赖强权的情况下所获得的民众顺从率印象极深。③ 通过在当

259

---

① Iijima Wataru 和 Wakamura Kohei, "Eisei to teikoku", 7-8.

② Gyan Prakash, *Another Reason*, 123-158.

③ Iijima Wataru and Wakamura Kohei, "Eisei to teikoku", 9.

地架设地方人口与日本当局间的桥梁，后藤新平的卫生之道使台湾成为日本公民居住的"卫生区"。

在朝鲜，日本当局将重点放在医学教育和公共卫生基础设施的发展上，作为有意识地教化和潜在地同化朝鲜人的政策的一部分。许多日本医师移居朝鲜，日本的机构训练了数百名朝鲜西医医师。到1938年，朝鲜的西医医师的数量超过了日本人。在直接的国家干涉和卫生教育相结合的基础上实行传染病控制。殖民地行政官员视朝鲜人如同日本人，为易于控制的人口，能够通过政府教育和动员政策被转化为卫生上现代的帝国国民。[1]

在朝鲜，普通的日本移民并不像殖民当局那样乐观并主张社会同化。他们不断谴责他们不讲卫生的朝鲜邻居，并批评政府在确保日本人卫生安全方面措施不力。布鲁克斯将这种忧虑归结于在朝鲜的殖民者和被殖民者之间阶级或种族不甚清晰的界线，并引用了在殖民地充当妓女并常常与朝鲜男性通婚的大量日本女性作为例子加以说明。[2] 然而，在一个由来自大都市的官员所管理的殖民地中，这些焦虑常常被来自东京的行政官员们理性的"科学"计划所掩盖。

最后，必须注意的是，日本在殖民地的卫生政策在整个殖民时期并不一成不变。刘士永阐明了20世纪前三十年中日本人在台湾的卫生之道的重大变化，这一转变反映了全世界现代生物医学的变化。日本统治头十年间的疾病预防集中于检疫和隔离技术。到1910年代，新一代的殖民行政官员从对人口的管理转向了对血液的管理。这种对实验室解决疾病问题能力的日益增长的信心，

---

① Barbara Brooks, "Colonial Power and Public Health in Japanese-Held Korea". 关于台湾受日本训练的医生，参见 Ming-cheng M. Lo, *Doctors Within Borders: Profession, Ethnicity, and Modernity in Colonial Taiwan*，伯克利：加利福尼亚大学出版社，2002.

② Barbara Brooks, "Reading the Japanese Colonial Archive".

在采用科赫的血液检测/奎宁疗法来控制台湾的疟疾时,就已初现
端倪。日本的公共卫生政策日益规定,在只要能使用疫苗,霍乱、
鼠疫、痢疾和其他疾病暴发之初就必须接种疫苗,即使疫苗的效用
受到质疑或作用有限。药物学和免疫学的疾病控制方法是日本试
图成为世界上最"科学进步"的殖民者的典型表现。[①]

在中国大陆的日本"非正式帝国",卫生起到了重要作用,但其
特征明显不同于台湾或朝鲜的卫生。日本的卫生行政是在军事和
移民活动的小范围内展开的,很少扩展到日本社区以外的中国人
口,除非后者变成卫生监管的对象。早在 1899 年,鼠疫侵袭辽东
半岛的通商口岸营口时,外国领事号召日本医师和日本警察维持
卫生秩序。[②]在 1902 年天津成立中国第一个公共卫生局的过程中,
日本军队和军医官起到了重要作用。随着 1906 年日本在南满租
借地成立管理机构,全面发展的卫生网络延伸到辽东半岛。关东
军的存在意味着军医官一直存在于满洲。但在很大程度上,该地
区的卫生不是由军队或殖民地行政机构,而是由南满铁路(满铁)
这样一个公司管理的。从 1910—1911 年毁灭性的满洲鼠疫流行
期间日本卫生警察的大规模动员开始,满铁的卫生基础设施逐渐
发展,包括在大连一个高端级的细菌学实验室(该实验室生产了大
量的疫苗)、两个医学校、一连串的铁路医院、主要城镇中的卫生基
础设施和所有铁路沿线地区的卫生警察力量。[③]在大连城内,在关
东军政府的行政管理下,卫生行政包括利用卫生警察对中国码头
劳工潜在的危险人群实行检疫,它也包括卫生协会,中国和日本精

260

---

① 刘士永:《"清洁""卫生"与"保健"》。
② Iijima Wataru , *Pesuto to kindai Chûgoku*,东京: Kenbun Shuppan,2000.
③ Iijima Wataru , *Pesuto to kindai Chûgoku*, 东京: Kenbun Shuppan,2000 ;
Robert Perrins, "Combating Illness and Constructing Public Health : Disease and
Hospitals in Japanese-Controlled Southern Manchuria",亚洲研究年会上发表的论文,华盛
顿,2002 年 4 月 .

英都在其中任职。[1] 满洲的日本当局呈现了同殖民地的日本相同的许多卫生特征：军队的重要作用，卫生基础设施的建立，强大的卫生监督力量，中国精英的合作，以及日益依赖实验室的发明来防止传染病。然而，在朝鲜和台湾，殖民当局通过基础教育、医学服务、训练台湾和朝鲜医师以及建立卫生基础设施，致力于当地人口的卫生"提升"而在天津则并不存在这种官方的乐观主义，认为中国人会像日本人一样在卫生上变得现代。

卫生和天津租界

尽管天津的日租界被誉为"日本在中国特权领地的宝石"，但对于其描述却很少。[2] 中华人民共和国的历史书将日本租界描述为一个五十个街区的邪恶之穴，充斥的全是肮脏的妓院、鸦片馆、黑帮匪徒和凶狠的日本秘密警察。相反，日本方面的记述将租界描述为正经的商人社区，受到强烈的中国民族主义的威胁。需要对日本报纸、回忆录和外国政府的档案进行更多的研究，以全面阐释日本帝国主义在天津日本租界所起的作用。日本租界的官方记录显示，日本军队、商业利益和公共卫生服务使其与众不同。其他资料显示，日本租界也是天津 —— 或许是整个中国北方人口和毒品交易的主要场所。这一复杂图景昭示了日本帝国主义在中国的矛盾之处，以及卫生在这些矛盾中所起的重要作用。

租界居留民团的官方历史确认了战前天津的第一批日本居民是一些小商人，他们倾向于接受中国"小市民"的生活方式和思维

---

[1] Iijima , *Pesuto to kindai Chûgoku.*

[2] Mark R. Peattie, "Japanese Treaty-Port Settlements in China, 1895-1937", *The Japanese Informal Empire in China, 1895-1937,* 普林斯顿, N. J. : 普林斯顿大学出版社, 1989, 166-209.

体系。[1] 接着记录表明租界的生活水平逐渐提高,这一过程与更富有的商人的到来和卫生基础设施的创设密不可分。

日本租界夹在法国租界和华界之间,从 1898 年开始沿海河岸修筑街道形成。一战以后,租界的房地产开始繁荣发展,其资金部分来自英法忙于欧战时日本船运和贸易公司的成功。[2] 到 1920 年代中期,租界的全貌已经形成。大约有 5 000 名日本人、200 名朝鲜人和 3 000 多名中国人居住在租界的 50 个街区内,使其成为该城人口最密集的地区之一。日本居民主要集中在三条街道周围:旭街、福岛街和荣街,是租界最繁荣的部分。很少有日本人居住在中国人密集的地区:租界的西北地带(毗邻华界)或东南地带(法租界附近)。[3] 这种分而居之的模式反映了部分日本居民一种极度的比欧洲人更深的排外倾向。欧洲人依靠中国仆人、司机和店主为他们服务,但中国通商口岸一小部分富裕的日本家庭却能利用一大批日本劳工阶级的旅居者提供他们所需的服务。

租界的中国居民也显示出一种类似的社会阶级的分隔,在包括商人、学者和前清官员的精英社区,一些人作为居留民团的成员与日本人交往。或许日本租界中最显赫的非日本居民是"末代皇帝"溥仪,在 1924 年被逐出紫禁城之后到 1934 年成为满洲国"皇帝"之前,他住在日租界的"静园"。但是中国人口也包括数万工人、小贩和服务人员。最贫穷的中国人集中在租界的西北角,沿着与华界的"南市"毗邻的街道。这一地区有大量的小饭馆和主要吸引中国客人的低级妓院。

262

---

① *Tenshi kyoryû mindan nijisshûnen kinenshi*(《天津日本居留民团第 20 次年会报告》),天津:未注明出版商,1930,618.

② Peattie,"Japanese Treaty-Port Settlements in China,1895-1937",178.

③ *Tenshi kyoryû mindan jimu kôkoku*(《天津日租界企业年度报告》),天津:未注明出版商,1928,120-121.

日本租界并非没有其独特的壮观建筑和显示帝国尊严的场所。日本贸易和船运公司的代表将他们办公室安置在沿山口街的西式建筑里。日本领事馆、警察总局、公园和福岛街边的剑道馆无不醒目地昭示日本的存在。但在许多中国人看来，日本租界最标志性的是沿着最繁华的大道旭街的许多妓院和"夜总会"。旭街上许多"药房"里能轻易弄到吗啡、海洛因和鸦片，这也是公开的秘密。早在1923年，中国的指南手册就将日本租界描述为一个能让游客在友好的环境中寻欢作乐的地方。不像英租界的维多利亚花园，日租界的公园体现了日本租界的包容性质，在这里，中国人能自由进入和随意漫步。但是，当旭街上"房子"紧闭的大门背后有另一番吸引人的景象时，大部分游客顾不上在公园里消磨时间。①

日本租界经济的一个重要部分是靠罪恶而繁荣的，但是管理租界的却是具有无可指摘的教育和社会背景的高贵的职业外交家。日本租界的最高权威是领事，他们由东京的外务省直接任命，并有权执行司法公正、调查罪行并在日本社区和中国当局之间进行仲裁。②租界的日常事务却是由日本居留民团负责的。③在这个中国人口占85%的租界里，中国纳税人被准许有权投票和竞选居留民团的职位，这比在欧洲租界里要早得多。不过，行政事务的日常工作中的权力职位只向日本居民开放。中国人在协会中可以占一半的席位，但是参与日本租界民间事业的重要的市民和官员公开出版的名册中却没有中国人的名字。学校、社会服务和警察的

---

① 孙学谦：《天津指南》，天津：中华书局，1923。

② Barbara Brooks, *Japan's Imperial Diplomacy: Consuls, Treaty Ports, and War in China, 1895-1938*, 火奴鲁鲁：夏威夷大学出版社，2000，关于领事，参见79-116.

③ 关于中国的日本居留民团，参见 Joshua Fogel, "Shanghai-Japan: The Japanese Residents 'Association of Shanghai", *Journal of Asian Studies* 59,4（2000）：927-950.

高层管理人员都是当地的日本精英,卫生也不例外。

如同在日本正式帝国的其他地方,天津的卫生组织始于军事征服和疾病——1900年的联军远征和1902年霍乱的暴发。义和团被镇压之后,日本军队将租界南端的海光寺变成了永久的军队驻防地。[①]日本军队的主要前哨都有现代化的医院和实验室,天津的司令部在驻地旁边修建了重要的设施。医院的大量实验室和医学人员对日本租界的卫生至关重要,日本甚至通过提供疫苗帮助维护其他外国租界的卫生。

1902年霍乱暴发的经历使日本租界居民和外交部亟盼为平民人口建立足够的卫生组织。1908年,居留民团成立了卫生部并从日本的国内疾病调查所请来专家担任领导。该部门进行生命统计、检查租界卫生、检验租界的供水、检查食物摊贩和市场、管理租界的火葬场并管制传染病病例。地方政府这一繁忙的工作经常受益于军方的支持和资源:瘟疫发生的危急时刻有士兵相助,军队医院的实验室常常为国民当局进行生物学化验。在卫生紧急状况期间,领事、警察和军队与卫生部的人员合作,共同协调瘟疫控制措施。

日本租界中的卫生、健康和疾病的情形是怎样的?在1928年时,只有一半的租界人口使用处理过的流水,不到1/4的人拥有抽水马桶。超过一半的人口使用不冲水的简易厕所,三百多户家庭单独使用尿壶。虽然统计数据未能提供使用卫生设施者的国籍,但逸闻杂谈方面的证据表明,大多数不使用流水或厕所的是中国人。[②]

卫生部对疾病的统计几乎完全集中在日本人口的急性传染病

_264_

---

① 关于天津的驻军,参见 Furuno Naoya, *Tenshin Gunshireibu: 1901–1937*,东京:Kokusho Kankôkai,1989.

② *Tenshi kyoryû mindan jimu kôkoku*(《天津日租界企业年度报告》),1928,285.

（霍乱、伤寒、猩红热）上，但是从统计数字中可以推断，肺结核是头号杀手。像白喉和猩红热这样的儿童病在租界的日本人口中很常见，并且，日本人没办法将天花阻挡在租界的边境之外。然而，从1927—1933年，通过使用疫苗和抗毒素，一些这样的儿童病似乎被租界控制住了。同样地，随着下水道和供水系统的改进，伤寒和痢疾的发病率在同一时期几乎减半。昭和时期（1925—1989）最初十几年的死亡率从大约22‰大幅下降到6‰。这种下降的趋势反映了同一时期日本国内的情况，使同一时期天津的日本租界的生活如同在大阪一样卫生（比东京的卫生要稍差一点）—— 至少对日本人而言是这样。[①]

中国居民并未享受到保护日本居民的同样的救命疫苗和抗生素。1937年前的疫苗统计（通常是天花）显示，日本的疫苗接种者在数量上远远超过了中国人，比例为5：1。那些接种疫苗的中国人或许是在日本学校念书的中国儿童以及被租界当局或日本公司雇用的成年人。除了这一小部分被接种的精英之外，居留民团的统计对中国人的健康状况没有记载。租界里有一个公立医院，但大部分的病人都是日本人，只有少数中国警察或居留民团的雇员例外。[②]中国人甚至都未被计算在租界的死亡人口内：死因只显示了造成日本人死亡的疾病。

只有当卫生危机威胁到租界的日本人口时，日本当局才会更加关注利用实验室技术增进中国人的健康。早期全市公共卫生危机的实例证实了比起其他外国租界，日本租界当局如何更愿意依

---

① 从1927—1933年，东京的死亡率从16.5下降到14.4，而大阪则从18.8下降到16.3。日本政府卫生、劳工和福利部，"Trends in Vital Statistics by Prefecture in Japan, 1899-1998" http://www.mh1w.go.jp/english/database/db-hw/vs_8/index.html.

② *Tenshi kyoryû mindan jimu kôkoku*（《天津日租界企业年度报告》），1928，162；同上，1933，185.

靠消毒剂和疫苗来清除似乎源于当地人口的对健康的威胁。在1911年的鼠疫期间,日本人将借鉴亚热带台湾的传染病控制技术,将其运用到北方港口天津。鼠疫事件使欧洲人对当地人口进行隔离的做法,与日本人对通过细菌和人口的科学管理实现当地人口的清洁化的信念形成了对比。

日本人对细菌的"科学管理":1911年的天津鼠疫

如同在台湾和大连,在天津,对日本人卫生体系的首要挑战之一是鼠疫的爆发。[①]1910年秋季开始,肺鼠疫肆虐满洲,导致了多达六万人口的死亡。随着传染病的南移,天津面临着一个尤为复杂的形势。天津是鼠疫爆发中心地附近最大的通商口岸。从满洲开始的主要铁路线汇聚于天津,从满洲港口向南行驶的轮船在途中经常停靠在大沽。此外,八个不同的外国租界管理机构和本土的市政府都要对各自边界内的公共卫生形势负责。对外国租界而言,主要问题是如何协调鼠疫预防工作并同时安排其境内及华界的"当地人口"。

1911年,天津的外国行政机构召集了一个全权防疫委员会,以制定一个统一的战略。委员会由天津所有租界的领事、警察局长和卫生官员组成。如同1900年占领该城时一样,欧洲当局指望日本卫生专家对中国的卫生管理加以指导。租界代表选出了日本租界卫生部新上任的部长福田沙纪(Fukuda Sakusaburô)博士,作为

266

---

① 关于1911年满洲瘟疫的总体性研究,参见 Carl Nathan, *Plague Prevention and Politics in Manchuria, 1910-1931*,剑桥:东亚研究中心,哈佛大学,1967;伍连德:《鼠疫斗士:一个中国现代医生的自传》,剑桥:Heffer and Sons,1959;及 Carol Benedict, *Bubonic Plague in Nineteenth-Century China*,斯坦福:斯坦福大学出版社,1996,155-163.

全权防疫委员会的领导者。[1]

1911 委员会的召集标志着自 1900—1902 的天津都统衙门成立以来,天津的主要外国列强代表第一次聚集在一起制定全市的政策,但是 1911 年的协同工作证明是不可能的。尽管每个租界都支持卫生现代性的原则,并了解鼠疫的传播模式,但是一开始就在阻止鼠疫传播的最佳方式上存在分歧。英法的代表提出了禁止中国人进入外国租界的条令,并提出利用警察和军事力量在租界周围加强严格的防疫封锁线。德国和俄国代表表示同意。这一做法与鼠疫威胁期间上海的外国人所采取的措施相同。顾德曼对上海的研究强调,鼠疫流行期间,上海的外国人因为中国人存在于他们中间而感到焦虑。公共租界的警察采取了强有力的措施,在中国管区和外国领地之间筑了一道墙,这一行为引起了暴动,并在危机结束后在墙的两边留下了长久的敌意。[2] 福田反对欧洲人的计划,认为要切断拥有大量中国人口的日本租界与边界处中方管理的人口之间的交通是不可能的。福田号召利用监督、消毒和教育等"科学方式"来制止鼠疫蔓延,并指出,粗暴的军事方法只会危害天津的商业并激怒中国人。最后,因为没有达成任何协议,委员会被解散。各个租界都选择以其自身的方式来应对鼠疫。

日本当局自信地认为,他们的"科学方式"能够在不中断租界商业和社会团体活动的情况下,追踪个体居民以及确认病菌的携带者。日本当局向租界内所有跨越边界的中国居民发放了通行证。警察在所有进出租界的道路上设立了检查站。中国人可以从华界

---

[1] *Tenshi kyoryû mindan nijisshûnen kinenshi*(《天津日本居留民团第 20 次年会报告》),天津:未注明出版商,1930,559.

[2] 关于上海公共租界所采取的激烈的防疫措施和导致的中国人暴乱,参见顾德曼:《家乡、城市和国家:上海的地缘网络与认同(1853—1937)》,伯克利和洛杉矶:加利福尼亚大学出版社,1995,154-155.

进入租界,但他们要接受身体检查,看是否有任何感染鼠疫的迹象,并且必须接受用强效的石碳酸喷沫进行的全身化学消毒。那些被怀疑感染鼠疫的人被强制隔离并要接受鼠疫菌检验。① 在租界内,每条街道都设立了卫生委员会,开展捕鼠竞赛并帮助进行挨家挨户的检查,这些是由卫生部、警察局和驻扎在天津的日本军队的联合力量完成的。租界的全部人口,包括中国人和日本人,必须聆听由军事医院的领导和福田博士本人讲授的一系列与卫生有关的义务演讲。②

267

鼠疫威胁过后,日本的居留民团称赞"科学方式"的成功。其他租界利用警察力量切断了和中国人之间的所有交往,这一行为受到中国商会的谴责,并对这些租界内的商业产生了严重影响。相反,日本人以一种调节方式允许跨越其边界的交通。当统计资料显示,与华界报道的全部七十三例鼠疫死亡人数相比,日本租界仅有一人死于鼠疫时,当局的政策被证明是有效的。③ 和欧洲人将自身与"不卫生"的中国人进行隔离的强制措施相比,日本人则试图让中国人变得卫生,并认为他们成功地做到了这一点。日本的鼠疫政策反映了日本人的信心,即他们相信能够 —— 即便只是暂时的 —— 将其他的亚洲群体带入卫生现代性的怀抱。在天津,对科学行政技术的成功运用是日本政府将台湾、南满和新的朝鲜变为"卫生区" —— 使日本的殖民和经济活动变得安全 —— 这些努力的回响。由于天津的卫生威胁持续存在,卫生部将更多

---

① 这些日本技术与英国当局在印度采取的瘟疫控制措施有着密切地相似性,但这些政策英国人却没能在天津实施。参见 David Arnold, *Colonizing the Body: State Medicine and Epidemic Disease in Nineteenth-Century India*,伯克利与洛杉矶:加利福尼亚大学出版社,1993,203-230.

② *Tenshi kyoryû mindan nijisshûnen kinenshi*(《天津日本居留民团第 20 次年会报告》),天津:未注明出版商,1930,559.

③ *Tenshi kyoryû mindan jimu kôkoku*(《天津日租界企业年度报告》),1911.

的注意力转向租界的中国居民,这一倾向与居留民团内中国人数量的逐渐增加相一致。但这种关注并不是以卫生服务的形式出现,而是以卫生检查员的形式出现,他们仔细检查居民的屋子和妓女的身体。

日常干预

尽管日本当局声称在卫生危急关头对石碳酸喷沫的作用寄予希望,但租界内的日常卫生则通过更为寻常的行政技术 —— 监督、检查和治疗干预 —— 的严格运用,维持在一个规则的基础上。天津战后的中国历史或许将日本租界描述为犯罪和社会混乱的海洋,但从卫生的角度来看,日本租界或许是整个天津最全面受到监控的地区。

比起天津其他地方当局,日本租界当局干预租界居民个人生活的程度更深。从 1920 年代开始,一年两次的家庭卫生检查成为租界生活的惯例。每年春秋两季,租界的管理者在租界的全部十个地区进行为期一周的卫生检查,通过对护卫平民检查队的警察人数的加倍配置,以及采取更强势的卫生宣传,来应对民众对检查的反抗。[①] 到 1930 年代,春秋两季运动期间接受检查的家庭数量超过一万户。报告既没有透露检查委员会的国籍,也没有透露违反规定者的国籍,但日本和中国居民都被要求让官员进入他们家里,检查厨房、厕所,并查找家庭床下的卫生死角。

妓女要服从所有最严格的卫生检查。租界中从事性交易的女性比例之高令人吃惊。1933 年,五十个街区的租界拥有超过 3 000 名的妓女,包括 2 306 名中国人,402 名日本人和 314 名朝鲜

---

① *Tenshi kyoryû mindan jimu kôkoku* (《天津日租界企业年度报告》),1928,284.

人。在日本租界,1/6 的日本人、1/4 的中国人和 1/2 的朝鲜女性是得到官方许可的妓女。[①] 日本租界沿用了本国的政策(和欧洲大陆的习惯),通过征收执照税和检查妓女的性病对娼妓业加以规范。[②] 妓院向租界缴纳了颇为可观的税收,曾经成为财产税和人力车执照税之后租界第三大单独的税收来源。到 1920 年代末,日本租界政府对妓女的检查已经变得非常规范化了。卫生官员每 7—10 天就对妓女进行检查。大部分在旭街从业的日本妓女必须到租界的公立医院接受检查;中国和朝鲜的妓女更方便在富贵胡同诊所接受检查,该诊所位于租界的最西边,靠近华界。早期的统计资料显示,中国妓女没有日本和朝鲜妓女健康。1933 年,日本妓女的性病感染率大概是 10.7%,朝鲜妓女是 16.4%,中国妓女的感染率则是 35%。[③] 那些被发现感染性病的人被禁止从业,并且(作为门诊病人)要接受租界政府医生的治疗。"治愈"率很低,大概是 1/4 左右。对妓院的频繁检查或许最能保证的是,带有性病的女性一经发现,就必须离开妓院,为新人提供就业机会。[④]

居留民团的统计资料表明,日本租界的医师每年对上千名妓女进行 52 次有效而全面的检查,不过租界"卫生的性"的状况仍然很不相同。其他资料显示,黑社会和毒品走私者对租界的警察机关和妓院都有很大的影响。最声名狼藉的鸦片烟馆老板之一是袁文会,他是黑社会总瓢把子,在旭街建立了得意楼,一个多层、多用途的娱乐中心。袁以向邻近的妓院征收保护费著称,和上海法

---

① 基于人口统计数据(*Tenshi kyorû mindan jimu kôkoku*,98)与妓女视察统计数据(130)之间的比较。在日本本岛,Sheldon Garon 估计,在 1925 年,每 31 个年轻女性中有一个当妓女。Garon, *Molding Japanese Minds : The State and Everyday Life*,普林斯顿,N.J. :普林斯顿大学出版社,1997,94.

② 关于日本的现代妓女执照制度的出现,参见 *Molding Japanese Minds*,90—94。

③ 天津妓女名单,见 *Tenshi kyoryû mindan jimu kôkoku*(《天津日租界企业年度报告》),1933。关于上海妓女性病的发病率,参见贺萧:《危险的愉悦》,230、319 页。

④ 关于二战前妓女所能得到的治疗,参见贺萧:《危险的愉悦》,231 页。

租界的黄金荣一样,袁在日本租界的警察机构担任官职。袁也因向日本军队和外交官提供打手而广为人知,后者利用这些打手来暗中削弱华界内国民党的控制。正如魏斐德、布赖恩·马丁(Brian Martin)和其他一些学者指出的,中国的黑社会和外国租界官场的夹缠,是 1930 和 1940 年代上海生活的主要特征之一。[①] 中国匪帮介入日本租界的警察机构、租界官员与中国黑社会之间的勾结,以及日本官员参与中国北方的毒品交易等表明居留民团卫生部的检查并不像统计资料显示的那样有效。即使是影响到日本租界性交易的邪恶因素也会因经济利益而得到豁免,致使使疾病横行。在中国的通商口岸,卫生的现代性与暴力的匪帮黑社会、鸦片烟馆和毒品巨头之间或许并不是相互隔绝的世界。

天津的医学占领:极端干预

1937 年 7 月 7 日,中国和日本军队在北京城外的卢沟桥展开了小规模冲突。正当南京和东京之间为此进行低级别的协商时,7 月 27 日,主要的战斗又在北京周围展开。两天后,日本军队占领了天津。突如其来的猛烈进攻对城内的某些部分产生了巨大的影响。南开大学遭受重创,该校是中国高等教育的重要机构。攻占天津的前一天,日本军队轰炸了这一中国民族主义的中心,毁坏了这所美国资助的西式学校的所有建筑,只有一处建筑得以幸免。[②] 成千

270

---

① 魏斐德:《上海歹土:战时恐怖活动与城市犯罪(1937—1941)》,纽约:剑桥大学出版社,1996;Brian Martin:《上海青帮:政治和组织犯罪,1919—1937》,伯克利:加利福尼亚大学出版社,1996.

② 关于天津之战,参见刘景岳:《天津沦陷前的最后一战》,天津政协文史资料研究委员会编,《沦陷时期的天津》,天津:静海县印刷厂,1992,1-8 页。作为对近代化和军事化的反讽,日本空军用开轰炸南京的飞机就停在天津东边的东局子,李鸿章原北洋军械厂的位置。

上万的日本军队继续向南方的山东和河南推进,另有数千军队留下来占领了天津城的华界。由于欧洲人在他们政治上保持中立的租界内拒绝让步,天津的日本人口激增。1936 年,有将近 9 000 名日本人生活在天津,这些人几乎全都居住在日本租界。到 1941 年,超过 5 万名的日本士兵、商人、妓女和医疗人员散居在全城各处,到战争结束前这一人口数字增加到了 7 万多人。[①] 占领天津这样大范围的一个城市需要大量的人力,日本人成群地涌入中国大陆,为占领提供支持。

日本人并未亲自管理天津。该城沦陷后的第三天,天津地方治安维持会宣布控制该城。这个委员会由大概 10 名中国人组成,大部分是军阀割据时期北京政府的前任官员。所有这些人都与日本有着长期的亲密关系。[②] 在日本军队的监督下,通敌卖国的伪政府开始承担天津的警察和其他政府工作。这个新政府利用了原先国民党政府的组织机构,包括社会福利部、教育部、财政部和卫生部。

恢复市卫生部的工作是治安维持会最首要的任务。如同过去 50 年中天津一次又一次的战乱,近郊的难民大量涌入,约 10 万多人,伪政府和日本军队十分害怕传染病的爆发。天津卫生部的许多官员甚至在占领之后仍坚守岗位。国民党政权的所有单位 —— 市医院、传染病医院、警察医院和六个邻近的卫生站 —— 在入侵的几天内就恢复了工作。但是卫生部在行政管理和人事安排上出现了重大变化,[③] 在日本待过或能说日语的医师升职到部门等级

---

① 随着战争的持续,日本人口逐渐增加到超过 7 万,参见李竞能编:《天津人口史》,天津:南开大学出版社,1990,273 页。

② 关于天津的治安维持会,参见天津政协文史资料研究委员会编:《沦陷时期的天津》。关于治安维持会作为一个战时的现象,参见 Lo Jiu-jung, "Survival as Justification for Collaboration, 1937–1945" in David Barrett 和 Larry Sshyu 编, *Chinese Collaboration: The Limits of Accommodation*,斯坦福:斯坦福大学出版社,2001,116–132.

③ 天津治安维持委员会卫生局给卫生局单位的公文,1937 年 8 月 8 日,天津市卫生处,115–1–2,天津市档案馆。

的高层。许多来自日本皇军的医生和护士被安置在全市的医院、诊所和传染病检查中心。[①] 至少根据卫生部的记录来看,中国和日本的卫生工作人员似乎还算融洽地一同工作。

占领后不到一个月,天津就发现了霍乱。[②] 工厂女工、面粉搬运工和被迫在日本军队中服役的中国劳工,以及一个俄国犹太人家庭成为传染病的不幸受害者,他们被带到了市传染病医院。[③] 为了控制传染病,日本军队下令在全城挨家挨户地进行卫生检查。占领开始后不到两个月的时间,1 000 名武装士兵和 500 多名接种员突击检查天津的近郊寻找污垢和病菌。接种员身穿白褂,携带装满医疗装备的黑色袋子。每一队至少有一名士兵站在医生旁边,穿着日本皇军的制服并手持带有刺刀的步枪,严阵以待。其中一些小组包括了来自卫生部的中国医疗工作人员。[④]

检查进行得迅速、全面并且经常是暴力的。武装的士兵站在每户居民的家门口,同时检查员仔细查看房间有无疾病的征兆。他们记录下每户人家每个人的姓名,大致观察他们的健康状况并记录下是否有人需要医治。检查员填写表格,详细记录厨房、居所、厕所和庭院的清洁状况。对家庭成员和环境进行粗略检查之后,检查队为每户家庭的所有男性、女性和孩子注射霍乱疫苗。[⑤] 第二天,天津就有传言说日本人强行进入家中,并给男人、女人和孩子注射不知名的药物。中国人试图躲避检查。在一次事件中,居住在前德国租界的上千中国人试图通过逃到英租界来躲避检查。由

----

① 人员名单,卫生处 115-1-2,天津市档案馆。

② 天津治安维持委员会卫生局给卫生局单位的公文,1937 年 8 月 7 日和 12 日,卫生处 115-1-12,天津市档案馆。

③ 传染病医院给治安维持委员会卫生局的报告,1937 年 7—8 月,卫生处 115-1-28,天津市档案馆。

④ 天津特别市卫生处所藏照片,《天津特别市防疫工作报告》1938,天津市图书馆。

⑤ 关于由中国人员所作的报告,参见《瞿建义工作报告》,1937 年 9 月 28 日至 10 月 10 日,卫生处 115-1-1948,115-1-1950,天津市档案馆。

于无法进入中立的英租界追查逃脱者,日本军队干脆切断了两个地区之间的交通,将出逃的中国人困在边界。[①]

在日本军队进行粗暴检查的同时,一些中国医师随同卫生部在全城进行与卫生有关的公开演讲。演讲的听众是被地方上通敌安全委员会,也就是著名的"扶植会"招徕的。在内容和语气中,这些发表于日军占领期间的演讲与1928年以来国民政府组织的公共卫生演讲,或19世纪末20世纪初以来天津的改革者和教育者所发表的演讲几乎没有什么区别。演讲提醒民众回想以前如1902年霍乱暴发时的恐怖情景。而后他们用简单的语汇解释了霍乱发生的原因,并向听众保证,霍乱疫苗是使天津避免另一场灾难的最好方法。演讲宣称霍乱疫苗本身是无害的,并强调"当局"是通过向大众提供医疗援助来展示他们的仁爱之心。演讲完全没有提及日本军队的存在。[②]

除家庭的霍乱检查外,日本的医疗工作人员还忙于检查城市里的妓女"大军"。随着城市被占领,受到日本卫生法规限制的妓女数量猛增。这部分是因为日本现在对华界进行管理,因而将原先不受管制的妓女纳入了日本"卫生的性"的体系中。然而,日本妓女(shogi,一种从艺妓或其他女性娱乐从业者中单独分离出的类别)的数量等同而后超过了中国妓女的数量。到1939年,日本当局在城市周围的九个地点设立了妓女检查站。在那里他们对超过37 000名女性进行了检查:大约16 000名中国人,16 000名日本人和5 000名朝鲜人。到1943年,这一数字下降到29 000人,主要因为人口贸易中中国女性人数的锐减。[③]这些数字照例出现

272

---

① 关于从日军来的报告,参见文件"Hokushi jimusho bôeki jôhô",1937年9月28—10月10日,卫生处115-1-1974,天津市档案馆。

② 关于复职会参与及演讲的文稿,参见卫生处115-1-340,天津市档案馆。

③ 天津妓女名单,*Tenshi kyoryû mindan jimu kôkoku*(《天津日租界企业年度报告》),1939,1943.

在租界的居留民团而不是军方的记录中。因此，这些巨大的数字是否包含被诱骗到日本皇军军队成为性奴的女性，或者，是否有一些女性被天津的占领军掳为慰安妇，这些都是不可能立即弄清楚的。需要对日本占领期间华界女性人口的状况做更多的研究。可以明了的是，这些女性受到政府／军事当局不断的严格检查，并且需接受日本医疗工作人员平均一年 30 次的健康检查。

随着战争的拖延，在天津的日本和中国医师陷入了对当地人口进行化验、检查和接种的无休止的循环中。显微镜、皮下注射器针头和药签同步枪和刺刀一起，实现了对成千上万人的检查和消毒。1939 年，日本军方、日本租界卫生部和卖国政府卫生部的联合力量进行了 213 000 例霍乱疫苗接种，217 000 例天花疫苗接种和 9 000 例伤寒疫苗接种。日本租界的实验室化验了上千例的粪便、血液、脊髓液和唾液，试图在患病数字日益增加的日本士兵和中国居民中，查找肠内寄生虫、猩红热、霍乱、脑膜炎和肺结核病例。[①] 日本的卫生部工作人员在军队的增援下，以一种前所未有的方式对天津民众的身体进行仔细的检查。华界不再提供豁免的庇护，由士兵和医生构成的精确网络对个人进行定位、命名、记录和注射。如果说可见性和易接近性是现代生物医学的一个目标的话，那么日本对天津的占领则带来了一个史无前例的卫生现代性的体制。

占领对中国医生的意义

非官方证据表明，占领期间，许多医师加入保存在天津的国民党卫生部，并为伪政府工作。由于尚未发现这些人的回忆录或著

---

① 天津妓女名单，*Tenshi kyoryû mindan jimu kôkoku*（《天津日租界企业年度报告》），1939，1943.

述,所以很难理解他们的立场或动机,但将所有这些医师都称为卖国者或许过分简单化了。萧邦齐(R. Keith Schoppa)提出,地方上的卖国政权是长期以来由暴力的军阀和腐败的国民党官员所分化出的政治倾向摇摆和断续的一个长的一部分,模糊了"道德上合法与不合法的精英"之间的分界线。对萧邦齐而言,战争期间的伪政府仅仅代表了不同于以往地方行政机构的"一种程度上而非性质上的差异"。在这样的环境下,留在城里同日本占领者合作似乎与不断变动的军阀政权或国民党官员的合作没有太大差异。罗瑞荣(Lo Jui-jung)通过对战后审判时卖国者的辩词进行分析,提出,个人的通敌合作是怀着确保多方面生存的希望:政治或军事职位的保存,一个家庭的生存,或者一个地方社区、一个地区或一个民族这样的想象的群体的生存。[①]这些看法或许说明了天津医师的动机。许多人生活在天津,经历了1920年代军阀政权的你方唱罢我登场,甚至是在南京国民政府成立以后,他们的市政府仍然在敌对的军阀派系之间转手。虽然许多年来,主导权连连易手是天津的一种生活方式,但日本的占领力量却以一种不同于以往军阀政权的方式渗透到华界。鉴于许多医师对该城的健康具有一种强烈的责任感,也就很容易想象,天津的西医为了确保天津民众的生存而与占领政权合作。抛弃病人或以道德原因拒绝为占领军工作,只会使更多的生命陷于危险之中。医师们在顺从一个外国政权方面或许会感到非常矛盾,但生存目标却迫使医师们服从,以拯救生命。

跨过通敌卖国的政治考量,杜赞奇提出,日本帝国的计划包含

274

---

① 萧邦齐, "Patterns and Dynamics of Elite Collaboration in Occupied Shaoxing County", in David Barrett 和 Larry Sshyu 编, *Chinese Collaboration: The Limits of Accocmmodation*, 斯坦福:斯坦福大学出版社,2001,156–179;罗瑞荣,"Survival as Jutication for Collaboration,1937–1945" in Barrett 和 Sshyu 编, *Chinese Collaboration*,116–132.

了一种"救赎的跨国主义"，真正吸引了某些中国支持者。传统主义——主要是儒家的——"王道"的召唤鼓舞了满洲国的许多精英认同日本的帝国蓝图。同样地，傅葆石（Poshek Fu）将上海文人的卖国群体"古今"描述为一群沉浸于怀旧之情的人，他们试图保存传统的中国文化的精髓。在这些分析中，将中国和日本连接起来的跨国含义产生于对"传统的东亚文化"的共同建构，是那些使它们区别于西方的东西——实际上它们是取代西方文化和社会意识形态的另一种侵略意识的渗透。①

尽管对一种正统的东亚传统的怀旧之情有助于动员人们支持日本的帝国计划，但许多中国的精英也寄希望于日本的占领能够带来期待已久的现代性。这对中国的医学精英而言尤为真切，他们在日本人领导的中国医学机构或在日本的医学校接受过教育。②实际上，日本占领天津期间，一些积极活跃的医师都是从东京大学医学院、日本地方医学校、奉天的满铁医学校、哈尔滨的满洲国医学校，以及天津的北洋军医学校获得的医学学位。③

占领期间，卫生部的许多领导者都是在日本待过很长时间并且精通日语的人。或许没有比传染病医院院长，名叫侯扶桑的年轻医师更好的例子了。侯祖籍无锡（靠近上海），跟随父亲侯新民在天津的意大利租界私人开业行医。侯家父子都从日本获得医学学位，并且很显然儿子的日语非常流利。侯写给卫生局长的报告用的是日语，考虑到他和局长都是中国人，这一点就非常有趣了。

---

①杜赞奇，"Transnationalism and the Predicament of Sovereignty：China 1900-1945"，*American History Review* 102，no.4（1997）：1030-1051；Foshek Fu，*Passivity, Resistance, and Collaboration：Intellectual Choices in Occupied Shanghai, 1937-1945*，斯坦福：斯坦福大学出版社，1993. 同样可参见 Rana Mitter，The Manchurian Myth，伯克利：加利福尼亚大学出版社，2000.

② Ming-cheng M. Lo，*Doctors Within Borders：Profession, Ethnicity, and Modernity in Colonial Taiwan*，伯克利：加利福尼亚大学出版社，2002.

③关于医生的登记记录，参见卫生处 115-1-237 到 115-1-242，天津市档案馆。

甚至他的名字扶桑也是日本的古称,明显体现了与该城新统治者在文化上的亲密关系。[1] 侯成为传染病医院院长时只有 25 岁。其书写工整的报告里表现出的是一个积极而雄心勃勃的年轻人的形象,对他为日本占领政府控制传染病的工作非常认真且充满热忱。

对像侯这样的人来说,日本占领下卫生部控制的医学技术和军事力量的结合,或许代表了公共卫生组织的一种理想。天津史上从未发动过如此有效的对城市中有害细菌的斗争。对天津居民的大规模接种、对个人家庭的卫生检查和执行严格的检疫都是通过强制政策、优先考虑、政府组织和日本军队的力量实现的。对一些人而言,新的政治秩序或许代表了在天津实现期盼已久的医学现代性的一个机会。如同 1900—1902 年占领天津期间将日本人邀至家中的中国精英一样,像侯扶桑这样的医学精英似乎能够使自己远离日本军队施加于同胞身上的暴力。当然,侯对日本人的认同——体现在语言、教育甚至是姓名——要比以往天津的精英所达到的认同深刻得多。三十年间日本人的影响创造出了这样一个中国人的阶层,他们认同日本殖民医学领域对消灭细菌的执着。战争危机或许证明了这些人利用前所未有的力量达到城市某种卫生现代性的观念是正确的。然而,随着占领掠夺使城市的卫生恶化,这些距离和分流,甚至对于像“救赎的超国家主义”这样现代医学的目标而言,变得越来越站不住脚了。

占领对中国患者的意义

1938 年 6 月,霍乱再次肆虐天津。[2] 以下由天津传染病医院院

---

① 侯有一个中国的姓,但是这并不排除他母亲是日本人的可能性。
② 关于卫生局在瘟疫时期的管理,参见卫生处 115-1-567 和 115-1-605,天津市档案馆。

长侯扶桑书写的报告，详细描述了受到市政当局注意的第一例霍乱病例。这个值得注意的病历揭示了日本占领期间政府如何以一种空前的方式贯穿并影响天津普通民众的医学选择。它也暗示了三十年间卫生的现代性如何塑造了天津民众对疾病的理解和经验：

> 6月30日下午，医院接诊了一例霍乱疑似病例，孙太太（娘家姓杨），28岁，天津县郑村李家巷11号。她娘家在张达村。7天前，病人回家探望母亲。29日晚，她晚饭吃了螃蟹，然后喝了取自海河的未处理过的饮用水。大约晚间11点左右，她突然呕吐和腹泻，发作了几次，当时未服任何药物。30日，早上10点左右，她请了一位中医看诊。医生对其施以针灸疗法并开了"急救"类的汤药。而后，驻扎该地区的一位日军医生为其开了汤药和药片，但病人的状况并未改善。于是她回到张达村，请另一位中医治疗，该医生施以针灸治疗。下午3点，大直沽的一位西医给她打了两针（病人不知道药名）。而后她被该地区的警察组长发现，将她送到传染病医院。
>
> 检查中我们发现，她脉搏虚弱，体温37摄氏度，四肢疼痛。病人呻吟，眼睛凹陷，手指紫黑。她严重脱水，心脏虚弱，呕吐了一次，腹泻五次。粪便样本被送往日本军医院化验。入院后该病人就接受了治疗，现在情况稳定。已经派出消毒班前往病人家里进行全面检查和消毒。我们提交这份报告以备检查。①

孙太太与霍乱的抗争揭示了天津占领期间，围绕疾病和治疗

---

① 传染病医院主管候扶桑给卫生处主管福如秦的报告，1938年7月1日，卫生处115-1-561，天津市档案馆。

276

的政治、社会和军事因素的复杂环境。霍乱的受害者,一位年轻的已婚中国女性,住在城市的郊区,就在前比利时租界的南部。这一海河沿岸地区从未受到比利时的直接管辖,并在1920年代成为工业发展的自由区。到占领时期,该地区是散布于此的纺织厂和工人宿舍的混杂区。从主要港口大沽沿海河向上传播的传染病往往最先侵袭这一地区及其工厂的工人。①

　　一些简单的乐趣丰富了工人们的生活。或许是为了庆祝孙太太回杨姓的娘家,娘家用海河河口的螃蟹作为特别的款待。大概用旺火炒至嫩软,然后撒上青葱和一点米酒,于是,未全熟的螃蟹成为霍乱菌的最佳携带者。取自海河的饮用水无疑增强了病原螃蟹的效力。海河下游沿岸的居民从河里打水,此时的河水已经流经华界、日本、法国、英国和意大利租界,以及原属奥匈帝国、俄国、德国和比利时租界的地区。原本就肮脏的水质结合国际垃圾和污水,在未被处理的情况下流入海河,最终被冲入大海或被不以为意的中国人饮用。私立的天津自来水厂铺设的水管将氯化水通过华界运送至大部分的租界,但这一网络却在到达张达村前终止。天津的政治分裂导致了公共卫生服务不充分的拼拼凑凑,与贫穷结合起来,为传染病的暴发和蔓延创造了理想的环境。帝国主义和资本主义发展的各种副产品造成了孙太太的苦难。

　　面对霍乱突发而痛苦的症状,孙太太想方设法寻求有效的治疗。她很快地请了一个又一个医生,毫不考虑医学理论或民族文化的争论。然而,这些选择都是在一种约束体制下进行的,这一体制的顶端是日本军队。孙太太最初求助于一位中医,这或许也是最可信的选择,但也可能是最容易采用且对她而言最便宜的选

_277_

---

① 关于纺织厂和工人生活的讨论,参见贺萧, *Workers of Tianjin*, 140-180.

择。到 1939 年,执照中医师的数量超过了西医师,比例为 4∶1。[①]
尽管几十年来,现代化政权致力于执行规章制度,但在较为贫困
的地区,有更多没有执照的医生。孙太太遇到的第一位医生使用
的是自公元 1 世纪以来,中国医学经典所推荐的治疗霍乱的方
法。急性的霍乱能够通过使用对皮肤表面特定部位的针灸来治
疗。19 世纪像王士雄这样的医师更喜欢使用流质食物、药物和刮
痧技法进行治疗,但严重的情况则要求立即施行针灸疗法。不过,
这位特殊的医师将"现代"医学加入他的疗法中,他的"急救汤剂"
(emergency rescue fliud)和天津"西医"药店里出售的电解质液
(electrolyte replacement fluid)十分相似。也许是急救汤的质量可
疑,又或许是孙太太的呕吐致使这种疗法无效,但这位医生并没有
减轻孙太太的痛苦。

值得注意的是,孙太太转而求助于驻扎在该地的日本军医的
治疗。我们并不清楚孙太太如何遇到这位日本医官,但是报告显
示,她是自愿寻求帮助的。该城这一遥远工业区竟有一支日本军
队,这一事实说明了日军占领的范围之广,以及维持的人力之众。
日本的占领为天津这一工人阶级的地区带来了先进的现代生物医
学,但令人惊讶的是,日本医生似乎并未采取最合适的方法来治疗
孙太太的疾病。他并没有立即给孙太太打点滴,而是开给她口服
的电解质液和药片,并任其自然。日本医官这种无动于衷的反应
令人迷惑:他似乎不仅不关心孙太太的情况,而且很明显,并未将
这一潜在的霍乱病例通报军队或民政当局,这显然违反了军队纪
律和公共卫生法规。

孙太太对日本医学的结果表示失望,于是回到娘家,试图找一

[①] 在日据时期登记的所有医生(包括中医与西医)的申请文件都可以在天津市档
案馆找到,卫生处 115-1-196—115-1-237。

位不同的中医来治疗。她的行为反映了一句古老的天津谚语,"急病请三师"。孙太太并不仅仅是寻找"第二种选择",孙太太的行为反映了对医者中不同技术水准、不同思想流派和不同治疗方法的接受。像丁子良这样的医师试图将天津的中医规范化,并且,自国民党统治以来,希望获得政府执照的中国医师必须通过标准化的考试,考试问题包罗《黄帝内经》和细菌学。[①] 然而,比起政府执照,患者可能更加看重一个家庭的医学传承,并且,医者中的声誉是通过与古老传统的联系或通过宣传治疗中"被证明的成功"而建立起来的。不过,第三个医生在针灸技术方面被证明并不比第一位医生更成功。

而后,孙太太又求助于"大直沽的一位西医",这名医生根据现代生物医学和城市公共卫生指令,采取了正确的行为:他为她注射了电解质溶液,并通报了当地警察局。考虑到他毫不犹豫地与地方当局合作,这位医生极有可能是获取市政府执照从事西医的中国医生。这位不知名的医生并不在繁华的法国、英国或意大利租界地区,而是在这样一个偏远地区开业,因此他不可能是天津的医学精英,他或许受雇于附近工厂的诊所。很可能的是,这个在日本占领后留在天津的卑微的医生的行为,挽救了孙太太的生命。

中国警察——从 1902 年开始,他们就沿着日本的路线负责城市的卫生检查——来到医生的办公室,将垂危的孙太太带到了传染病医院。在那里孙太太接受了在日本医学校受过训练的中国医生的治疗,天津卫医院实验室的日本细菌学家对她的粪便样本进行了仔细化验。孙太太活了下来,但对于她的家庭来说,灾难并未终止。警察局派出了一个医学组到孙太太的娘家"进行全面搜

---

① 关于政府对中医医生所进行的考试,参见 Sean Hsiang-lin Lei, "When Chinese Medicine Encountered the State : 1910-1949", Ph. D. diss. ,芝加哥大学,1999.

查和消毒"。这个主要由日本士兵组成的小组,将孙太太的亲属强制地带到隔离间,在那里他们将受到监视,并且要向医生提供三份粪便样本。孙太太(极可能非常贫困)的衣物、被褥和财产被收集起来而后焚毁。万一她的亲属中有人死于霍乱,那么尸体也不会被交还给家人,而是迅速被日本军队焚化。

伪政府和日本军方的机构介入,显然救了孙太太的命。但是,很难了解孙太太及其家人如何看待这样的干预。孙太太一开始求助于中医。她既没听过也没注意过十几年间卫生部的演讲,不知道只有西医能治霍乱,很有可能的是,孙太太甚至不会将她的病叫做霍乱这一"官方"的名称,而只是将之称为痧或疹,一种表现为呕吐和腹泻的失调,但其病因则可能由食物、环境或疹气导致。

尽管孙太太很明显偏好中医,但她也毫不犹豫地求助于西医,而且,她直接找到一位作为占领该城的入侵军队一员的医师。孙太太本能地反感由日本军医官医治她 —— 这样的设想或许是错误的。日本军队占领该城有一年的时间了,日本卫生检查员或许已经造访过她的家。或许一年前日本军队已经为孙太太接种了天花和霍乱疫苗(霍乱疫苗只能局部并短暂地抵抗霍乱菌)。与前一年试图逃避接种的中国人不同,孙太太似乎并未将日本人看成恐怖的外来力量。或许这一地区日本军队的分支已成为一种司空见惯的存在,被视为医疗服务的潜在提供者。

经过这一痛苦的过程,孙太太最终通过针头和注射减轻了痛苦。在过去十年中,皮下注射器的针头已成为中国口岸城市两种不同现象的象征:西医和吸毒。1920 和 1930 年代警察和卫生当局试图管理皮下注射器针头的销售,不仅因为针头被吸毒者使用,而且被号称是"西医"的没有执照的医生滥用。如果说草药和针灸用的银针代表了中医,那么西医则是以手术刀和注射器为标志的。

随着倾向于因迫近的传染病的轻微迹象而大规模进行接种注射，日军进一步将卫生等同于熟练地使用注射器、身穿白大褂的医师。1937 年，许多中国人由于害怕注射器中含有有害物质而试图逃避日本人的注射。日本的静脉注射点滴最终拯救了受到霍乱严重症状折磨的孙太太。孙太太寻求有效治疗的过程使关于大众对医学现代性的理解的任何设想变得复杂了。与此同时，它昭示了现代卫生的人文主义如何与压迫身体的传统不可避免地纠缠在一起。

在占领军所有以卫生现代性为名义的强力干预中，只有一方面引起了天津居民的强烈反抗。1938 年夏，传染病医院第一批人死于霍乱后不久，卫生部召开了紧急会议讨论处理尸体的问题。与会人士，包括侯扶桑、卫生部长傅汝勤和五个来自日本军队的医官，总结认为，处理霍乱受害者尸体的最卫生的方法就是将尸体焚化。为此，一个小型焚尸炉在传染病医院附近迅速建立起来。死亡后所有尸体都被火化，已经掩埋的尸体被又被挖出来进行焚化。[1]

对这一政策的第一次反抗来自中国回教会的天津分会。天津回民社区的领袖向市长和卫生部请愿，声称火化是对他们宗教习俗的一种侵犯，并要求死于霍乱的回民免除火化。考虑到占领军对消灭细菌其他方面的热衷，这一请求受到批准似乎令人惊讶。所有死于传染病的汉人尸体都被火化，而两个回民死者却免于火化。[2]

反抗也通过其他非正式渠道表现出来。1938 年 9 月 4 日晚，没有防备的焚尸炉的火炉受到民众的猛烈攻击并毁坏。卫生部的档案中没有任何调查或起诉的记录。然而，到了此时，霍乱的流行

281

---

[1] 卫生处会议记录，1938 年 7 月 18 日，卫生处 115-1-583，天津市档案馆。
[2] 中国回教会致卫生处函，1938 年 8 月 7 日，卫生处 115-1-583，天津市档案馆。

已经结束,焚尸炉也已完成了它的使命。①

总　结

　　天津被日本占领的回忆是一段深重的苦难和屈辱。从 1937 年中国北方沦陷到 1945 年日本帝国的终结,城市生活的画面包括了铁丝网、刺刀、残暴的士兵和任意的屠杀等种种景象。无节制的通货膨胀和食品短缺使原先富足的家庭陷入贫困,使更为贫穷的居民陷于营养不良和饥荒。日本军官和军队职员接管了学校、公共部门和私营公司。1937 年前与日本租界联系在一起的毒品走私、赌博和娼妓在城市里变得愈发猖獗,使地方黑社会头目的权力上升到了一个新的高度。男性农民和城市工人被征募成为苦力,并被迫作为苦役为日本军队的秘密建设计划工作。当不再需要他们的劳力时,这些人会被处死,尸体被扔进海河。

　　尽管沦陷时期是一段不可否认的苦难和不幸,但对一些人而言,它或许代表了天津某种卫生现代性经验的巅峰。被占领城市中对传染病的控制是日本军队最优先考虑的问题。西方生物医学 —— 包括细菌学家和传染病学 —— 技术的专家,使日本军队训练有素地应对传染病。几十年来军事医学和卫生的经验 —— 可以追溯到第一次中日战争 —— 赋予日本人组织和信息处理方面的力量,这些对于成功执行现代传染病控制政策至关重要。最后,伴随这一医学和组织专业技术的是一支坚定的警察队伍,使得对细菌的控制十分迅速,并且相对来说没有受到各方利益的竞争所产生的阻碍。如果说现代的细菌学技术加上增强的执行能力是

　　① 传染病医院致卫生处的报告,1938 年 9 月 5 日,卫生处 115-1-583,天津市档案馆。

卫生现代性的目标,那么日本军队可被视为代表了中国口岸城市中政府管理的卫生的巅峰。

考虑到战争期间日本军队也利用他们对细菌的控制能力使中国平民感染上疫病,这一观察既讽刺又带有争议。过去二十年中,日本和美国的学者揭露了在满洲和中国中部日本细菌试验和运动的惨绝人寰,尤其是臭名昭著的731部队的活动。[①] 在中国,对细菌战的恐惧远远超过了日本的细菌专业技术的馈赠。认为日本人在被占领的中国执行公共卫生是卫生现代性某一特殊阶段的巅峰,这种观点深深冒犯了一些人,而对另一些人而言,则是一种不可能实现的悖论。

理解这一悖论的一种方法,是承认日本军队试图在他们占领的所有领域全面控制细菌。这种控制或许意味着预防疾病的能力——或许也意味着制造它的能力。如果在思考细菌学时撇开道德尺度,那么这些能力就表现为某一事物的两个方面。帝国军队的细菌战部队的官方名称叫做防疫给水部,这看起来似乎有悖常情。但是它有助于提醒我们,731部队的声名狼藉的领导者石井四郎(Ishii Shiro)是个细菌学专家,最初因为发明了供日本军队野外使用的个人饮用水过滤系统而出名。自从1895年征服台湾以来,日本军队一直被胃肠疾病问题困扰,并将改善安全饮用水的供应作为军队最优先考虑的问题。石井的饮用水过滤设备如此有效,以至于据传闻曾科学家通过小解而后喝下该设备过滤后的产品,来展示其功能之惊人。[②]

---

① 关于日本在中国进行的细菌战,参见 Sheldon Harris, *Factories of Death: Japanese Biological Warfare, 1932–1954, and the American Cover-up*, 伦敦与纽约: Routledge, 1994; 和 Peter Williams 和 David Wallace, *Unit 731: The Japanese Army's Secret of Secrets*, 伦敦: Hodder and Stoughton, 1989.

② Williams 和 Wallace, *Unit 731*, 9.

这种对同时制造和预防传染病的能力的信心对日本军队而言或许是一种致命的自以为是。日本军队并不能完全成功地保护自己免受人为散播的细菌的危害。1942年在浙江，日军成为他们自己发动的细菌战的受害者之一，并且很有可能的是，战争期间类似的错误在其他地方也发生过。[①]

283一些中国人坚持认为，战争期间日本军队故意在天津散布传染病。在日本占领期间，霍乱至少三次肆虐该城，分别是1937年、1938年和1943年。我们很容易理解，传染病的频繁发生、满洲细菌战故事的流传和占领期间日本人使用的具有侵犯性的接种和检疫方法导致了这种怀疑的产生。但至今尚未发现支持这一观点的可靠证据。不过，日本军队是否曾试图在天津这样的城市制造传染病，即使这一策略看似很不明智，这一点尚难断定。根据被中国共产党监禁的日本战犯1954年的供词，1855部队的主要分支机构，即日本军队在中国北方的传染病预防和供水部，就位于天津。[②]如果这一部队参与了天津的细菌战，那么监督该城卫生部的工作人员似乎并未被告知他们的意图。

日本的占领是否使天津成为一个安全的"卫生区"？1937—1945年期间是否是天津卫生现代性的巅峰？如果卫生的现代性既要求政府有效介入，又要求内化这一目标，那么占领时期的成效是不完全的。对1937年卫生检查的抵制表明，日本皇军必须就其关于卫生现代性的规划蓝图同顽抗而多疑的人口进行协商。然而，与此同时，中国医生服从了伪政府的卫生部，并向天津的居民宣传日本人强制接种的善意。高压和绝望或许使天津民众除了接纳日

---

① Sheldon Harris, *Factories of Death*, 111.

② 中央档案馆、中国第二历史档案馆、吉林省社会科学院：《细菌战与毒气战》，北京：中华书局，1989，192页。

本医生、士兵和接种者之外,别无其他选择。不过,显而易见的是,
1949 年后,天津工人阶级的居民批评新的卫生部没有经常来为他
们接种。他们提出,以前的政府经常来为他们接种,但新的卫生部
似乎既不愿意也没有办法以同样的方式"关心他们"(参见第十章)。
这些"以前的政府"是否包括了日本占领时期的政权?

　　然而,从另一个角度看,日本占领时期的卫生政策的确缺乏
一种卫生理想。与保证城里每个人喝上没有病菌的饮用水相比,
为成千上万人接种霍乱疫苗对日本军队而言是一项更为容易的计
划。在枪口下实行强制的卫生检查或许暂时产生了透明的"统制",
这是日本行政官员渴望达到的,但是,在预防或战胜传染病方面,
它的效果却并不明显。虽然自 19 世纪末 20 世纪初以来卫生行政
官员一直渴望获得检查权和使用接种方法,占领期间这种卫生体
制的实行却代表了卫生现代性与中国人对受帝国主义迫害的恐惧
之间交汇的最高程度。枪口下对细菌的控制 —— 表面上是为了
保护中国人的健康 —— 与在战争中使用细菌作为武器对付他们
(在时间上,如果不是在地点上)并存。穿白大褂的医生给他们进
行注射导致而疾病不是预防 —— 这样的谣言是世界范围内对现
代生物医学中注射方式的普遍反应。[1] 只有在 1930 和 1940 年代
的中国,这种恐惧因为一个广为人知的敌方细菌战计划的真实存
在而被证明是有理由的。日本占领期间,作为固有的中国积弱的
标志的**卫生**所起的作用将中国变成残暴的帝国主义受害者。正是
这一时刻使**卫生**成为通商口岸废除之后中国抵抗帝国主义的有效
基础。

284

---

　　[1] Luise White, *Speaking with Vampires: Rumor and History in Colonial Africa*,伯克利:
加利福尼亚大学出版社,2000 ;和 Nancy Rose Hunt, *A Colonial Lexicon of Birth Ritual,
Medicalization, and Mobility in the Congo*,达勒姆,N. C. :杜克大学出版社,1999.

第十章 细菌战和爱国卫生

进行曲,激烈地,怀着强烈的愤怒:

> 美帝国主义万恶滔天,
> 它临到死亡的边缘,
> 胆敢对中朝人民进行细菌战!

反复

> 美帝国主义万恶滔天,
> 我们为了人类的尊严,
> 反对美帝国主义进行的细菌战。
> 消灭它!
> 消灭它!
> 消灭细菌战,捉拿细菌战犯,
> 让美帝国主义和他的臭虫苍蝇跳蚤一齐完蛋! .
> 消灭细菌战,捉拿细菌战犯,
> 全中国,全世界人民一致动员! 一致动员!

——《消灭细菌战》

郭沫若 作词，吕骥 作曲

爱国卫生运动群众大会上演唱

　　1952 年冬，美国人在朝鲜战争中使用细菌战的消息登上了全中国报纸的头版。政府舆论指责"美帝"对东北的平民使用生物学武器。电台演说、标语、海报和公告极力号召民众奋起消灭向中国境内传播疫病的害虫、蜘蛛和细菌。共产党人对付细菌战的武器是**卫生**。同整个 20 世纪的政权所拥抱的观念一样，**卫生**包括了个人清洁、环境卫生、强制接种、消灭害虫以及细菌检查。与中国其他任何公共卫生运动相比，这一**卫生**在更大程度上必须通过"爱国卫生运动"的空前的民族主义口号进行群众动员。

　　细菌战的威胁和爱国卫生运动为共产党政府提供了一个对社会各阶层进行动员的机会。工人、家庭主妇、教授和医生疏通下水道、打苍蝇、拾垃圾并且接受接种以清除细菌并保卫国家。如果现代性对于共产党而言意味着全体民众应当高度警惕、十分戒备并身体力行地投入国家生活，那么，生物威胁状态下的卫生现代性是实现这一图景的极好工具。

　　发起爱国卫生运动是为了应对真实的危机还是共产党领袖精心构建的"传说"的一部分，这对本项研究来说无关紧要。[①]爱国卫生运动作为城市中国**卫生**史的延续和顶点，仍然具有重要意义。在

286

---

　　① 近来有一些关于朝鲜战争细菌战宣称的著作出版，Katherine Weathersby 认为细菌战之说不过是愚弄而已。参见她的 "Deceiving the Decievers：Moscow，Beijing，Pyongyang，and the Allegations of Bacteriological Weapons Use in Korea"，*Cold War International History Project Bulletin*，11（1998 年冬）：176-184。Stephen Endicott 和 Edward Hagerman，*The United States and Biological Warfare：Secrets from the Early Cold War and Korea*（Bloomington：印第安纳大学出版社，1998），认为美国在朝鲜战争中确实使用了生化武器。

很多方面,这场运动是几十年来口岸精英、基督教传教士和政府所支持的演讲、运动和计划的延续。1949 年后的**卫生**要旨是之前的延续,其中有关细菌和疾病的内容与 1910 年代以来、南京政府和日本占领时期教育计划的内容十分相近。如同 1949 年以前的每一时期一样,共产党政府保持着卫生现代性的理想,而后努力以有限的资源和人力完成这一理想。

与此同时,1952 年的**卫生**运动代表了已经消失的卫生现代性的极致形式。过去,成千上万的中国城市人口受到了**卫生**信息的影响。1952 年,数百万的中国城市人口积极地做**卫生**。"做**卫生**"包括灭蝇、疏通下水道和拾垃圾。通过爱国卫生运动,对于污泥和细菌的意识经由官方语言宣示出来成为日常生活的一部分,并且,**卫生**不可避免地与清洁联系在一起。政府机关通过公共集会和家庭检查对卫生工作进行监督。尽管过去也有一部分卫生运动(譬如,天津的日本租界时期以及日本占领期间的挨家挨户的检查),但在共产党统治下,国家机关对个人生活的渗透成为生活公认而日常的一部分。

天津城内所谓的细菌战袭击和爱国卫生运动的文献记录,为我们提供了观察中华人民共和国早期统治和社会的一扇独特窗口。细菌战的宣传和爱国卫生运动出现于 1950 年代早期一个引起高度争论的政治环境下。在这一不确定的过渡时期,共产党政府寻找使城市社会现代化和理性化的途径 —— 使其变得透明并更具渗透性,并引导个人直接与国家接触。共产主义目标得到了将细菌作为看不见的敌人这样一种强大隐喻的帮助。自共和国政体初立以来,这种隐喻就一直被使用,但是日本占领期间中国的经验更唤起了一种潜在的现实。通过在整个北方中国城市发动反细菌战,以农村为基础的中国共产党将自己描述成现代科学知识的掌握者,能够揭示、分类并消灭隐藏在昆虫、污垢和个体中国人身上的敌方的细菌。他们并不是凭借残酷统治和高压,而是以捍卫国家和追求现代性的名义来做这些。

隐藏的危险和政治的清白

1949 年 1 月 15 日,戍守天津的国民党军队向人民解放军投降。与过去十二年里中国的其他城市相比,天津没有受到战火的蹂躏。自日本入侵以来,天津三易其手,但大部分的战斗发生在离城市较远的外围地区。国民党军队意识到,不可能抵御部署在城外的成千上万的共产党军队且保全主要城区,于是不战而降。这一迅速的投降意味着天津的工业、银行和建筑免于战火的毁坏。新政权的任务不是重建一个城市,而是理解并最终掌握这个幸存的复杂城市。[①] 这种复杂性不再包括外国租界:最后一个帝国前哨在 1943 被官方解散,而日本战败后,天津完全由中国人管理。

天津对以农村为基础的共产党人转向城市管理而言是个重大挑战。天津是中国北方最大的港口,是连接海洋和北京以及南方和东北丰富资源的一个经济和运输中心。天津解放时,天津有接近 400 万的人口,包括 20 万难民和 10 万多的国民党军队,包括数千从东北战场逃到天津来的无纪律的逃兵。田野和路上埋有地雷,城市各地区因街头巷战仍然封锁,而居民们则担心再熟悉不过的兵痞、商品短缺和恶性通货膨胀的结合。在这种混乱而紧张的情势下,共产党派遣了约由 7 400 名平民干部组成的一小支力量,其中许多人刚刚才接受城市管理速成班的教育。这支稚气的由学生、农民或地下人员出身的党员组成的核心,负责接管天津所有的城市工作,

288

[①] 关于首先打响的对投降者的战斗,参见陈长捷:《天津战役概述》,《平津战役亲历记》,北京:中华文史出版社,1989,170–184 页。

并使混乱的城市得到控制。[①]

共产党对天津有所戒备并不令人惊讶。天津的防御在极短的时间内崩溃，留下了大量国民党军队、行政官员和支持者被困在城内。在共产党人看来，国民党特务无处不在：潜伏在非常贫穷的难民、逃兵、学生、职员和官吏中。[②] 对这支乡土的共产党军队（它已经夺取了上海和其他南方城市）而言，天津是他们第一次接触到大型通商口岸城市，代表了共产党人号召抵制的受到外国影响的危险和堕落的含义。在日本占领期间，天津曾是中国北方鸦片贸易的中心，并且城内某些地区仍然有大量的鸦片店铺和经销商。天津曾长期是各种"异端"教派活动的中心，其中许多有着复杂的控制和会员等级制度。行/帮，如那些有组织的苦力，控制了天津许多最重要的服务业。所有这些因素都是可疑的，不仅仅因为它们代表了政府以外的另一种权力组织，而且因为它们意味着对共产党人想象中的纯洁新中国的诅咒。尽管他们在管理东北城市时已获得一些经验，但天津的城市图景却呈现了新层次的复杂性和光怪陆离。

天津解放后不到 18 个月，朝鲜战争暴发，加剧了形势的复杂性。到 1950 年秋天，中国军队从天津跨过渤海湾，在艰苦的朝鲜前线同美国人作战。朝鲜战争加剧了中国共产党对敌人潜伏在不可预知的城市空间的恐惧。

---

① 关于天津解放后最初几个星期内的总体形势，参见中共天津市委等编：《天津接管史录》，北京：中共党史出版社，1991，1-30 页。同样可参见 Kenneth Lieberthal, *Revolution and Tradition in Tientsin*, *1949-1952*，斯坦福：斯坦福大学出版社，1980，28-35.

② 关于国民党间谍的逮捕，参见 Lieberthal, *Revolution and Tradition in Tientsin, 1949-1952*.

表 3 天津的主要政治运动,1949 — 1953

运　　动	日　　期
镇压反革命 I	1949 年春季 — 秋季
抗美援朝	1950 年 10 月 —1953 年 7 月
镇压反革命 II *	1951 年 2 月 —7 月
"三反"运动	1951 年 12 月 —1952 年 6 月
"五反"运动	1952 年 1 月 —6 月
思想改造运动	1951 年 11 月 —1952 年 6 月
爱国卫生运动	1952 年 2 月 —7 月

*这一运动包括了针对妓女、毒枭和教门的运动。

对政治不清白和看不见的敌人的担心,塑造了解放以来一直到1953 年早期中国共产党在天津的行为。刚一接管该城,人民解放军军队和干部就开始围捕国民党士兵,并将可能起破坏作用的难民用船送回乡下的家中。[①]对天津的这种大"清洗"随着镇压反革命运动的开展于 1950—1951 年间一直持续着。[②]在这一运动中,中国共产党逮捕了上千名帮会头目、毒品走私者、教门领袖以及所谓的国民党特务,并处死了好几百人。一项大规模的取缔运动被发动起来,针对对象是一般罪犯、乞丐和妓女。[③] 1952 年发起了一些针对职员阶层的新运动。"五反"运动力图通过瞄准行贿、偷税漏税、盗骗国家财产、偷工减料、盗窃国家经济情报这五项"罪行",来削弱中国的资本家和经理人。"三反"运动试图矫正共产党干部的三种"歪风":贪污、浪费和官僚主义。最后,思想改造运动渗透进高等教育和专业服务机构。原先认为自己是温和改革派和政治中立的知识分子,现在不得

_289_

[①] 中共天津市委等编:《天津接管史录》。
[②] Lieberthal, _Revolution and Tradition in Tientsin._
[③] 韩风:《取缔旧天津娼业纪实》,见马维纲编:《禁娼禁毒》,北京:警官教育出版社,1993,50 页。

不公开宣布效忠人民大众并"提高觉悟"，以确保正确的世界观。[1]

所有运动都试图消除非政府力量，并以个人和国家之间直接的忠诚（和控制）关系来代替市民社会中分散的权力等级。最后，如此多的运动交叠在一起，造成了中国社会各阶级之间猜疑和混乱的紧张气氛（详细参见表3）。在群众集会、电台广播以及每天的报纸中，政府号召群众揭露坏人、坦白罪行并清除国民的"毒菌"。媒体对贪污和坦白二词的不断重复使污和白成为1950年代早期的突出主题。从1949—1952年，随着政府处决国民党特务、强迫商人和官僚坦白罪行并清除干部的不正确思想，政治污染的媒介被消灭了，转而开始预防社会内部的病原体。

城市健康

当共产党人关注于城市的政治"健康"时，城市的躯体健康也成为一个重要问题。减轻平民的病痛是共产主义革命的责任之一。在天津，干部们有意识地追求能够明显展示其政权为人民大众造福的卫生政策。共产党人接管的是一个卫生被区分开来的城市。在某些地区，大部分居民饮用自来水并且有足够的营养。而在另一些地区，人们喝的是死水潭里打上来的水并忍饥挨饿。1949年，像肺结核、婴儿破伤风、痢疾和脑炎这样的传染病是造成天津人口死亡的最普遍原因，也是贫穷、营养不良、居住条件不合格、污水供应和缺乏产科服务及婴儿护理的结果。甚至在解放后，瘟疫依然迫在眉睫。1949年冬季，东北暴发的小规模但却令人担忧的淋巴腺鼠疫威胁到天津。1950年夏季，一场霍乱蔓延全城。[2]

---

① 关于"三反""五反"和思想改造，参见 Lieberthal, *Revolution and Tradition in Tientsin*.
② 张荣清：《防疫工作与免疫制度》，《天津卫生史料》2和3（1987）：47。

　　尽管共产党的历史提出,是中国共产党把公共卫生带到了以前没有任何有组织的基础设施的城市中,但天津的共产党人实际上却继承了国民党在该地区的卫生站、公共医院和隔离医院这套体系,国民党也是在几十年前军阀和租界的基础上建立起这些基层组织的。[①]天津拥有丰富的医学资源,问题在于它的分布不均。为了解决这些熟悉的公共卫生问题,需要做大量的工作来提高基本的生活水准,并大力发展公共卫生的基础设施,这些改进需要新政府投入大量的时间、财力和人员。

　　新的天津市卫生局满怀热情要解决这些问题,但是囿于资源,调整了其优先考虑的问题,以反映现实情况:(1)预防高于治疗,(2)在医务工作者中提倡"为人民服务"的精神,(3)培养更多具有基本教育水平的医务工作者,以及(4)重视广大劳动人民。[②]卫生局努力实现这些目标的方式,可以通过考察它们在卫生两方面的行动加以总结:供水系统和医院管理。

　　新的市卫生局非常重视城市贫困人口的饮水供应。共产党人接管了济安自来水公司,但是城中仍有成千上万人在这一服务网络之外。根据1950年春所做的一项用水调查,天津有1 619 922或89%的城市人口使用处理过的水,这些水大部分是从邻近的水店购买的。但仍有96 921人饮用直接从河里打上来的水,以及4 761名非常贫困的人口饮用水塘／污水坑里的水。调查特别注意的是大运河的南部支流,这里在传统上是天津饮用水的来源。共产党人被他们发现的事实吓了一跳,送水工仍然在运河的许多处取打水,但是同时有一百多条污水沟在这些地点附近向运河排污。厕所、猪圈和垃圾

---

① 新中国预防医学历史经验编委会编:《新中国预防医学历史经验》,北京:人民卫生出版社,1991。

② 蔡公奇:《天津市卫生局1951年工作计划》,天津:天津公共卫生局档案馆。

沿着运河两边排成一线。①

　　卫生局认识到，在第二年夏天的"霍乱季节"到来之前，扩展供水系统网络使之服务于天津的每一个人是不可能的。相反，他们想出一个计划，用船运水桶将干净水分发给住在大运河畔的穷人。想出这个计划的毫无经验的干部们，没有仔细考虑实际操作时的全部细节。他们花了好几个月时间寻找资金来雇船并给工人发工资，这些都是实施该计划所必需的。巨大的水桶刚被抬到船上，船就开始剧烈晃动以至于几乎翻倒。在这一问题得以解决，以及最终将水分发给城里的穷人之前，又多花了好几个礼拜的时间。②

　　进度报告称，人民感恩戴德，然而穷人却有其他的抱怨。共产党人将注意力放在干净饮用水的供应和城市基础设施管理上，这些都是被以前的政府部门相对忽视的。然而，当干部们进入贫困地区时，他们惊讶地发现，人们抱怨共产党人对穷人缺少责任心。引人注目的是，他们评价一个关心人的政府的标准围绕的是皮下注射器。被报道的穷困居民这样说，"以前政府经常到这儿来给我们种痘。但是解放后我们就没机会打针了。政府对我们很不关心"③。通过国民党以及日本占领期间的政权，卫生开始同疫苗接种联系在一起。在共产党的卫生基础设施能够生产足够的疫苗以恢复大规模接种计划 —— 穷人开始认为这是政府仁爱的标志 —— 之前，还要花上很长时间。

　　在公共卫生等级的另一端，共产党人逐渐接管天津的外国医院。这一阶段包括了对城里最富经验的医学精英的审慎处理：包括工作在天津各种传教士医院和英租界的马大夫纪念医院（*large*

_____

① 《1950 年饮水计划》，天津公共卫生局档案馆。
② 同上。
③ 天津市防疫委员会：《合集各区防疫分会会议记录》，1949 年 11 月 15 日，天津：天津公共卫生局档案馆。

Mackenzie Memorial Hospital)的中国医生。为了做好准备使医院成为国有公共卫生网络的一部分,中国共产党派干部清点每家医院的所有设备和职员。然后,共产党人秘密在医院内培养情报员,在医院全体职员中搜集有关反党言论或亲美态度的信息。[1]共产党人尤其怀疑那些曾与外国人共事的中国医生的政治节操。他们不仅仅是坚定的中产阶级,而且认为外国人在中国的存在是一种仁爱的表现。在朝鲜战争和近来细菌战袭击东北的环境下,亲美的态度被认为是具有反党反人民的。[2]

共产党人对受到西方训练的医生的怀疑,是天津著名剧作家曹禺写于1954年的剧本《明朗的天》的一大主题。曹禺利用他的笔杆子批判帝国主义;他最有名的作品《日出》是一部戏剧,以天津法租界的大饭店为背景,揭露了受外国影响的中国人的堕落生活。《明朗的天》以北京一家美国人建立的医院为背景(显然是以北京协和医院为原型)。在那里,共产党干部试图引导受外国训练的中国医生,使他们理解帝国主义的邪恶本质。医院的主任细菌学家,凌医生,拒绝相信他以前的同事是邪恶的,直到他确认美国人使用了细菌战。他受到爱国主义的鼓舞,通过加入朝鲜前线的医疗人员,拿起显微镜报效国家。"到了今天 …… 我真正为祖国做一点事情的时候到了,这个显微镜真正要发挥它的力量了。"[3]凌医生的顽抗以及最终接受共产党员"为人民服务"的精神,反映了爱国卫生运动的主要目标之一:全国总动员 —— 包括国家的医学精英 —— 来通过健康和卫生手段与帝国主义作斗争。"敌人是细菌"(enemies as germs)的隐喻塑造并支撑了共产党介入地方社会 —— 聚焦于特殊群体如妓

---

①《外人所建医院的状况报告》(1950),天津共产党内部文件。
②我确实没有找到任何关于供职日据时期政府的医生命运的信息。
③曹禺:《明朗的天》,北京:外语出版社,1960,112–113 页。

女、资本家和干部的运动 —— 的首次尝试。现在，"细菌是敌人"
（germs as enemies）的观念将为一种甚至更为广泛的干预提供了
新的工具，这种干预将围绕着家庭主妇和教授、工厂工人和医生而
展开。

细菌战和爱国卫生运动

关于朝鲜战争细菌战的第一则官方消息出现于 1952 年 2 月
23 日，当时《人民日报》发表了头版社论，谴责"朝鲜的美国侵略
者使用细菌武器的令人发指的罪行"。整个二月份，每天都有关于
细菌战的报道行动。反对美国的运动于 1952 年 3 月 8 日得到了
世界性的关注，当时周恩来通过新华社发表了讲话，号召全国谴责
"美帝利用细菌战的战争罪行"。在指责美国将细菌战向南扩大到
青岛的报道之后，谴责性的修辞愈发激烈。①

天津市档案局的内部文件记录了 1952 年夏该城受到的八次
细菌战袭击。下面的事例尤为详细，但大部分都具有典型性：

> 事例 4：1952 年 6 月 9 日。昆虫最早在中午被发现，在
> 塘沽工会码头附近。12：40 分，昆虫在新港工程部发现，在 1：
> 30 分，在北塘镇发现。昆虫蔓延了新港的 2 002 400 平方米和
> 北塘的 20 多里。昆虫消灭行动由天津消毒队开展，群众组织
> 起来协助捕捉昆虫，包括 1 586 名镇 上居民、300 名战士和 3
> 150 名工人。孤立的昆虫被正确地煮死或焚烧。昆虫种类包

---

① 例如参见《民主党抗议美国轰炸罪恶》，1952 年 2 月 25 日；《欧洲舆论谴责美国
新暴行》，1952 年 2 月 29 日，《天津，上海天主教徒抗议美国细菌战》，1952 年 5 月 7 日，
《少数民族谴责美国细菌战》，1952 年 4 月 15 日，都引用自新华通讯社。

括尺蠖、象鼻虫、黄蜂、蚜虫、蝴蝶……大蚊子等。这些昆虫的样本被送往北京的中央实验室,据检测它们带有伤寒杆菌、痢疾杆菌和副伤寒菌。[①]

天津的许多事例展现了民众的高度警惕性。根据内部报告,最先发现潜在的细菌战带菌者的是警惕的市民。内部报告表明这些昆虫并不是来自植物或恶作剧,而是市民中的积极分子发现了自然环境中的异常生物。在这些警惕的观察者看来,昆虫不仅突然出现在他们眼前,并且由于是致命细菌的邪恶载体,看起来硕大而又危险。

细菌战期间充斥中国媒体的长达数月的报道、指责和宣传,似乎形成了一种强化的对自然环境的视觉意识。新的观察小昆虫的方式——以及在脑海中想象这些昆虫携带了看不见的细菌——在国家媒体中由于一连串的显微镜表述而受到鼓励。报纸报道也突出描述了威胁到中国的昆虫的触角、翅膀和下颚的昆虫学形态特征。对侵袭而来的苍蝇、跳蚤、蚊子和其他不易辨识的种类的特写照片,连同许多反映昆虫和啮齿动物的政治漫画被公开发表。[②] 这些漫画将美帝描绘成骑在家蝇背上的死神(参见图 10),或表现为西方政治领导人向中国人口释放有病的老鼠。此外,1952 年春,关于"美国细菌战战争罪行"的大规模展览在全中国的主要城市巡回举办。全国展览于 1952 年 3 月 12 日到达天津,约有 2 万人次参观。在许多形象当中,展览特意将昆虫带有绒毛的触角和复眼放大,向学生和工人们凸现其凶恶和危险。[③]

294

---

① 卫生局办公室:《天津市卫生委员会 1952 年爱国卫生运动总结报告》,1952 年 10 月 31 日。天津:天津公共卫生局档案馆。
②《人民日报》,1952 年 5 月 5 日。
③ 中国人民世界和平委员会:《由美国政府所犯下的细菌战罪行展览》,北京 1952。

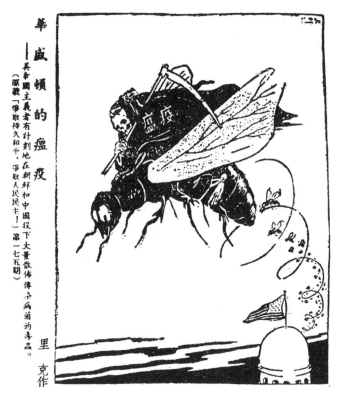

图 10 "华盛顿的瘟疫"。朝鲜战争时期的漫画，描绘了死神带领一群散播瘟疫的苍蝇飞出美国国会大厦（《福建日报》，1952 年 3 月 30 日）

　　展览和报纸也向广大观众展示了肉眼可见的微生物。对细菌的描绘有很多表现：培养皿表面的划线、浮在试管里云状堆积以及出现在显微镜圆磁场中的着色杆状菌。这些图像使观看者直面不可见的死亡媒介。被共产党专家捕获并培养的炭疽热和鼠疫菌群，警告观众并同时使他们确信人民的科学有能力抵制这种威胁。全中国数百万人进行了参观，这些图片详细说明了昆虫、啮齿动物和细菌的威胁。自然界中一度看不见或不受注意的小生物现在正威胁到新国家的生存。

　　并没有直接的证据表明爱国卫生运动的发起是为了改进国内公共卫生的弊端。害怕细菌战的袭击或许是真实的。然而在天津,爱国卫生运动显然有助于改正,至少是暂时改正,城市公共卫生管理的一些问题。卫生教育成为报纸、电台演说和公开演讲的主题,领导人优先考虑公共卫生工作。以共和政体时代的先例为基础,政府建立了自己的公共卫生站体系,这样就使新政府的公共卫生局有了更鲜明的特征。中国共产党利用爱国主义,来协调管理卫生部门的相对没有经验的干部,与因受到这些干部指挥而心生不满的更富经验的医学专业人士之间的关系。不过,对于这项资金有限、人员不足的计划而言,最重要的是,爱国卫生运动的群众动员将普通市民变成公共卫生的志愿军和卫生工作者。到 1952 年夏,成千上万的男人、女人和孩子动员 起来积极消灭新中国的生物上和环境上的敌人。

　　爱国卫生运动由两大阶段组成:五灭和大清扫。[①] 五灭促成了群众大军的形成,部署用于对付帝国主义的自然界微小带菌者。1952年春,中国市民被号召起来消灭五害:苍蝇、蚊子、老鼠、虱子和臭虫。[②] 甚至,当细菌战还未被发现时,全中国的工厂、办公室和学校里的人们就被要求消灭并清点他们看到的任何爬行和飞行的动物。

　　天津细菌战袭击报告中被详细报道的灭害组体现了五灭动员的宏大规模。在这些公共活动中,数千的工人和士兵配备防毒面具、棉布袋和筷子,而后被命令仔细搜索上百公里的地段,寻找可疑的昆虫。人们用筷子将昆虫从地上逐个捡起,并将它们塞进收集袋里。

---

　　① 要对爱国卫生运动作总回顾,参见 Albert E. Cowdrey,"'Germ Warfare' and Public Health in the Korean Conflicts",*Journal of the History of Medicine and Allied Sciences* 39(1984):153−172.

　　② 灭五害是后来著名的除四害的前身,除四害运动从 1950 年代持续到 1960 年代,倒霉的麻雀也和苍蝇、老鼠和蚊子一起被划入有害的行列。Judith Shapiro, *Mao's War Against Nature: Politics and the Environment in Revolutionary China*,剑桥与纽约:剑桥大学出版社,2001.

而后,拾获的虫子被上交给公共卫生官员来清点、分析并消灭。啮齿动物也成为大规模消灭的目标。和用手捕捉的昆虫不同,人们用陷阱和毒药来灭鼠。尽管这并不能大量消灭害虫,但灭鼠的确包含了手动的因素。今天,上了年纪的天津人仍然记得砍断大量死老鼠的尾巴 —— 某一地区实行五灭时的收获 —— 以帮助公共卫生当局人士制作表格。[1]

在运动的大清扫阶段,女性和其他在家里劳动的人被动员起来清除、疏浚城市。在天津,无数的家庭主妇清理城市里淤塞而脏污的排水渠,大学生和高中生也加入帮忙。[2]配备锄头、铲子和扁担的居民一篮一篮地挖土,填平了 700 个污水坑。街区清扫从家里和公共场所 —— 破庙、戏院和街角 —— 清理出大量的垃圾。

政府利用居委会、家庭访问和持续的"炕头"讨论来说服家庭主妇、退休人员等人关注家庭卫生。通过委员会对家庭内部的检查来监督家庭劳动。与此同时,居委会也组织女性清扫街道以及进行户外清洗。这些地区组织或许有特定的社会诉求,因为它们很像乡村中女性家庭劳动的欢乐景象。然而,如果没有某种爱国主义因素和为国家作贡献的意识,就很难理解在天津大量的下水道疏浚行列中,为何如此众多的家庭主妇能肩并肩地同高中生和大学生一起劳动。[3]

随着爱国卫生运动接近尾声,干部们对此高度评价。几十万人接种疫苗,大量的垃圾被清理,好几万人参加了群众灭害和清扫运动。然而,官员们对参与率表示失望,并认识到要使人民保持卫生警惕性,还需要做更多的工作。1953 年,天津爱国卫生运动委员会

---

① 天津社会科学院舆情中心:《中国爱国卫生运动的调查》,1999,200 份回答。

② 卫生局办公室:《天津市卫生委员会 1952 年爱国卫生运动总结报告》(1952 年 10 月 31 日),天津:天津公共卫生局档案馆。

③ 天津市合作社系统:《天津市合作社系统爱国卫生运动总结报告》,1953。市政府文件,1929 年卷,天津:天津公共卫生局档案馆。

提出了更新、更诱人的动因来鼓励人民参与第二轮的灭害和清扫活动。获得"卫生模范"称号的个人,能够得到比前一年更多的钱、更诱人的红旗数量和更多特权。

爱国卫生运动产生于这样一个时刻,此时,中国共产党将细菌描绘成外国敌人而不是中国人固有的积弱形象的一部分。在这一时刻,为了使中国实现主权和现代性而必须战胜的敌人,是来自外部而不是内部的。卫生之道变得本土化了,由健康的领导人们作为象征,他们的农村生涯赋予他们强健的特征以及对中国人民的真诚关切。然而,中国共产党人对新中国采取的标准仍然主要是那些现代生物医学的标准。此外,从新政权的角度看,在创造一个足够健康的民众方面,这场运动最终还是失败了:病弱仍然潜伏在爱国主义的表象之下。在 1952 年的动员期间,有很多人拖延或忽视政府的目标。在参加地区家庭卫生检查组的积极分子看来,更多的人没能理解扫地和保卫国家消灭细菌之间的关系。[①] 显然,对生物武器的恐惧并不足以充分地调动群众,促使他们在卫生上变得现代。

对于共产党而言,一个独立自强,拥有卫生现代性的国家的理想与中国的现实之间存在着巨大的鸿沟,这一鸿沟足足跨越了整个1950 年代。爱国卫生运动的持续时间比朝鲜战争还要长,一直延续到大跃进和"文革"时期。这一运动甚至在今天后社会主义的中国仍然持续着。它的基本目标仍然是"改变习惯,改进习俗,转变民族",一项宏大的任务,同时还伴随着促进卫生和灭四害的工作。官方仍然认为,爱国卫生运动不仅在过去的中国,经济文化水平"落后"的时期是必要的,即使在今天,这个"生活水平改进和文明水平

298

----

① 天津市合作社系统:《天津市合作社系统爱国卫生运动总结报告》,1953。市政府文件,1929 年卷,天津:天津公共卫生局档案馆。

发展"的时期,仍然必不可少。[①] 在共产党政权的眼中,**卫生**仍然是某种与中国人若即若离的东西。

总 结

自从长与专斋首次使用**卫生**这个词来概括一种现代性的中心技术以来,爱国卫生运动将**卫生**的目标发挥到了极致。在爱国卫生运动中,个人的卫生就等于民族的卫生。对民族肌体的威胁被塑造为对个人身体的威胁,即"外国"细菌刺入了新中国的血肉。为了维护民族的整体健康,个人被发动起来,他们个人的健康与集体的健康须臾不分。日本官僚、晚清改革者、国民党现代化人士和共产党干部,他们都持有一种相同的卫生的现代性观点:一种结合了政府机构和个人参与的系统形成了民族卫生的基础。达到这种民族卫生将反之保证国家的地位和主权,对抗外国帝国主义的威胁。

爱国卫生运动借**卫生**之名,深入地干预社会生活,这种现象在共产党政权中并不鲜见。由本地精英代表国家,进行政府训令的屋内视察,这种情形 1920 和 1930 年代生活在天津日租界里的人每年经历两次,而日据时期的每个城市居民都经历过。爱国卫生运动时期,成千上万的人接受接种,这一情形对于天津人也不是新鲜玩意;自愿的天花接种从 19 世纪中期就初露端倪,而用皮下注射针头对民众进行强制接种早在军阀时期就开始了,在日据时期则到达了顶点。确实,到 20 世纪上半期末,政府对于警力和卫生促进的干预 —— **卫生**的残酷一面 —— 并不一定会激起天津的抵抗,但是却成为决定政府合法性的基本标准。

299

---

① 当代中国丛书编辑部:《当代中国的卫生事业》,北京:中国社会科学出版社,1986,1：51、53 页。

到1952年,城市居民可能相当明确地将城市**卫生**的责任寄托于政府身上,但是不明确的是,他们参与到爱国卫生运动中的力度在何种程度上代表了国人意识对于国家卫生目标的拥护。所有的卫生教育,从基督教青年会的课程到日本殖民政府的政策,都是企图通过宣扬新式的礼仪和清洁来塑造新公民。如果国家不再需要像日本政府在1877—1879年的霍乱之后发出"在缺少**卫生**的地方强制推行**卫生**"的呼声,并加以执行,那么这就意味一个理想的现代政府的成熟。1900—1902年天津占领期间,端着枪的士兵制止年轻人在公共场合大小便,即使后来在中国政府管理之下,类似的行为也被视为犯罪,但是一代又一代的改革者们仍然希望,教育能最终代替政策塑造出卫生的现代个人和卫生的现代国家。国民党时代,尽管有诸如蒋介石发起新生活运动等培养卫生"提高"的各种努力,内外交困的现代化改革者们却质疑普罗大众朝着这个目标到底能有多大进步。有些思想家,如优生学家潘光旦,宣称整个的"提升"事业是个笑话:中国政府永远也不可能统治具有卫生现代性的中国人,因为他达不到。与其追求改变行为,潘的忠告是,不如改变先天素质,这才是中国唯一的出路。共产党则是二者双重的继承人,既继承了新生活运动改革者们的乐观主义,也继承了国民党时代的有些学家们固执的科学悲观主义。就如冯客指出的,中华人民共和国今天的政府将大量的卫生宣传攻势与明晰的优生学法律结合了起来,要求确信有遗传"缺陷"的夫妇不得生育子女。① **卫生**曾经教导个人通过吸收药物和营养物质来生育健康而大量的后代。在20世纪,**卫生**迫使国家创造一个卫生的现代民族,来迎击民族缺陷的焦虑。

---

① 冯客, *Imperfect Conceptions: Medical Knowledge, Birth Defects, and Eugenics in China*, 纽约:哥伦比亚大学出版社, 1998.

结　语

　　整个 20 世纪，**卫生**成为一种形成中国精英现代理想想象的
工具性话语，通过这一工具，他们希望国家、社会和个人能被改造。
如同明治时期的官僚、晚清改革者以及国民党的现代化推动者所
领会的，**卫生**把对国家主权、制度条规和政府行政的关注集中在身
体上。在一种奇异的程度上，单独的现代中文词语，**卫生**，包含了
福柯称之为"生命权力"（biopower）的东西，它是一系列技术，藉此，
国家着手对生命进行管理和"统制"；它也是一种观念，即个人接受
国家的规训体制，而后使自己的行为符合国家的目标。我并不是
说，长与专斋、袁世凯和毛泽东都是有先见之明的后结构主义者。
相反，以明治改革家为起点，东亚的现代化精英从欧洲启蒙运动进
程之外的角度，迅速掌握了使西方看似"现代"的核心因素，并试
图利用这些因素作为"一套完整的工具"来改变他们自己的社会。
学者们就现代性是否真按福柯描述的方式运行展开了争论。这里，
要点不在于中国的现代性是否按照福柯式的路线发展，相反，重点
在于理解中国精英如何想象现代性并努力改造国家。

　　我曾几次暗示下层群体如何与这种想象交叉：包括 1900—
1902 年占领期间，作为警察控制目标，使天津卫生用水和下水道解
决计划受挫的混混儿、冒犯精英和国家卫生情感的煮胶人和屠户，

以及试图逃脱先进的日本接种技术的群众。偶尔令人好奇的行为和声音浮现于通敌卖国的医生或共产党卫生官员的报告中——试图从日本军队那里寻求医疗帮助的纺织厂工人，抱怨没有接受疫苗接种的城市贫民——这些证据使我们对中国普通民众与外国（尤其是日本）帝国主义之间关系的初步理解变得复杂了。

但是一般而言，这项研究不是关于大众对**卫生**的接受过程，而是看一看**卫生**如何被一部分精英利用，来改造一个城市并建立他们自己作为"现代人"的身份。精英对**卫生**的占有——表现在家用管道设备、抽水马桶、外国内衣和细菌知识——使他们能够把自己与大众区分开来，并不时与在中国的外国人的利益联成一体。在许多精英的眼中，普通民众以及国家的卫生改造从未完成。现代化的推动者拥抱**卫生**作为中国积弱话语的基础：这正是中国人缺乏而外国他者拥有的。

精英对卫生现代性的拥抱经历了若干同时存在的路径：传教士学校或受西方影响的中国学校的教育，基督教青年会计划的影响，购买进口的**卫生**商品。讽刺的是，它似乎也表现在外国存在的最暴力时刻。甚至当日本士兵将被指控的拳民斩首时，一些天津精英仍能够赞同外国占领政府将卫生秩序带到天津的方式。在甲午战争清政府败于明治政府后，以及一万名日本士兵突袭天津城门之后，清朝的改革者仍使用日本顾问，并且在城市新政府中采取日本卫生现代性的模式。这些发生在天津而又非天津所独有的事件对这样一种设想提出了质疑，即中国精英满怀热情地拥抱现代性（与印度的矛盾心理和抵抗形成对比），是因为与其他地方的殖民主义相比，中国的半殖民主义没那么猛烈，殖民者也较少频繁地出现。

占统治地位的中国精英对外国定义下现代性的看似鲜明的

拥抱，成为包括费维凯、史书美和杜赞奇在内的一些学者的研究对象。费维凯提出，这种拥抱的出现在很大程度上是因为中国精英将一种缺陷的"中国佬约翰"（John Chinaman）的殖民表述铭记在心。费维凯驳斥了半殖民主义没有殖民主义来得沉重这样一种观点，指出，外国对中国积弱的描绘所产生的"心理"影响，与类似的种族表述对其他地方当地民众所产生的影响同样重要（如同南迪和法农的著述中描绘的那样），即使这些表述的影响"被以不同的方式感受"[1]。费维凯提出，中国精英拥抱这一积弱的话语，是因为这种话语赋予他们"民众唤醒者"的地位，并且，经过扩展，使他们成为强大的集权国家的建立者和管理者。[2] 史书美指出，精英通过两个分流过程拥抱殖民的现代性：首先，为了赞同外国作为世界主义者的存在而压制其作为殖民者的存在；其次，将作为殖民展示的上海分离出作为全球资本主义现代性所在地的上海。值得注意的是，史还考虑到日本在推动这些策略方面所起的作用。中国的现代主义者是通过日本——这个地方既陌生又熟悉，既现代却也有与中国相似遭遇——而拥抱西方的。[3]

在本研究中，对积弱话语的拥抱——以及通过"唤醒民众"和建立强大国家而逃离这种话语的方式——围绕着卫生这个词汇聚在一起。在一个特殊地点聚焦于生命（*life*）和事件，突出强调了伴随这一拥抱而来的挫折、暴力和日常生活的艰辛。另外它也使我们深入了解一个难解之处，即用杜赞奇对中国精英和国家创

---

[1] Frantz Fanon, Black Skin, White Masks（伦敦：Granada, 1970）; Ashis Nandy, *The Intimate Enemy: Loss and Recovery of Self under Colonialism*, New Delhi：牛津大学出版社, 1984；费维凯, "Chinese, Dogs, and the State that Stands on Two Legs", in *Bulletin of Concerned Asian Scholars* 29, no.4（1997）：54–61.

[2] 费维凯：《唤醒中国：民族革命中的政治、文化与阶级》，斯坦福：斯坦福大学出版社, 1996.

[3] 史书美, *The Lure of the Modern: Writing Modernism in Semicolonial China, 1917–1937*, 伯克利：加利福尼亚大学出版社, 2001, 291.

造的主流叙事的表述来说,为什么"中国历史"具有如此明显的"现代性";或者,换言之,为什么中国产生了现代化的毛,而不是质疑"西方文明"基础的甘地。[①]

　　第一个洞见是,大量关于中国缺陷和西方优越的修辞围绕着现代生物医学、科学和身体,也就是<u>卫生</u>一词所包含的条目。中国被认为是"东亚病夫",它的缺陷可用死亡率和实验室里能够培养的细菌(来自当地人的粪便和唾液)的数量来衡量。对于大多数中国精英而言,科学是一种不可抗拒的观察世界和衡量自身的普遍手段,或许是因为,正如杜赞奇指出的,对中国精英来说,宗教具有更多政治的而非宗教方面的意义,因而促使他们为了世俗权力而忽视宗教权力。[②] 但也要考虑到,科学和生物医学是在帝国主义特殊历史时期广泛吸引中国精英的。1900 年以前中国对帝国主义医学成分的忽视,部分因为西医和公共卫生不仅在医治个人身体,而且在组织政府或规范社会方面,无法提供太多工具性知识。仅仅在 1900 年后,中国民族主义才以其最熟悉的形式出现,与当时用于重建城市、规范社会和改造人类的卫生科学的政治暴力到来同时发生,这也许并不是一个巧合。

　　通过聚焦于天津的卫生和健康而产生的第二个洞见,是强调日本的重要性。如果说,大部分精英不加怀疑地(与印度相比)拥抱现代性的话,那么这种拥抱在很大程度上是日本发挥的中介作用的结果。日本为中国观察者提供了一种非白人的现代性模式,一种由亚洲同袍创造的对欧洲进步道路的成功模仿。对天津的考

303

---

　　① 费维凯,"Chinese, Dogs, and the State that Stands on Two Legs",60。就如杜赞奇所指出的,任何将甘地和毛革命所作的比较,"必须冲破对毛的尊敬,回归到启蒙计划和其对于过去的暴力拒斥上"。《从民族国家拯救历史:民族主义话语与中国现代史研究》,芝加哥:芝加哥大学出版社,1995,216.
　　② 杜赞奇:《从民族国家拯救历史》,221 及《文化、权力与国家——1900—1942 年的华北农村》,斯坦福:斯坦福大学出版社,1988.

察强调了日本在塑造中国人想象的现代性道路中所起的重要作用。天津是日本最活跃的租界的发源地。镇压义和团过程中，日本的介入将日本士兵和日本顾问带到了天津。20 世纪是以采用日本模式来改造城市警察、医院和公共卫生而开始的，卫生这个词也是明治时期医师官僚创造出来的，这不仅对天津，对其他城市来说也是真切的。天津的许多精英欢迎日本的到来，作为具有同情心的导师，日本为一个共同的亚洲过往与一个充满希望的非殖民化的未来之间提供了一座桥梁。一个"黄色现代性"（*yellow modernity*）的存在，对一些中国人而言，可能消除了他们自身和一个遥远的"白色现代性"（*white modernity*）之间的距离。史书美将上海知识分子运用的这一策略称为"通过日本爱慕他者"（*loving other through Japan*）。[①] 杜赞奇使人们注意到跨国修辞的令人信服的力量，这种修辞强调中国和日本共同的文化和历史纽带。[②] 或许，通过对现代性的共同想象——基于强大国家、科学和卫生现代性——而创造的纽带将中国同日本紧密联系起来，就像基于共同文化过往的残余纽带那样。这种在 20 世纪初一段短暂时期内形成的共同的现代性的纽带，甚至一直存在到两国间破坏性的战争之后，并帮助确定了中国革命和现代中国国家的特征。通过考察作为卫生现代性的**卫生**，日本和中华人民共和国之间的这种关系能够从追溯长与专斋于 1875 年再造卫生一词开始，直到爱国卫生运动的群众动员。

　　在中国通商口岸一百年的历史中，卫生现代性的创造必须有大量话语言上的摒弃。到 1952 年，**卫生**一词不再与《庄子》中的

[①] 史书美, *The Lure of the Modern*.

[②] 杜赞奇, "Transnationalism and the Predicament of Sovereignty：China 1900–1945", *American History Review* 102，no. 4（1997）：1030–1051.

语录、气的运行方法或增进体力的草药有联系。到 20 世纪中期，
卫生成为有关健康的一种官方话语，将身体及其环境置于科学和
国家的知识政体之下。在以开始于 19 世纪上海、大阪和东京的翻
译并于 20 世纪早期由军队、传教士和中国现代化推动者加以实现
的过程中，**卫生**偏离了中国的宇宙观，并与化学、生理学和解剖学
重新组合。身体和环境影响现在被量化、测量和检验。作为化学
品和细菌结果的对卫生和疾病的想象方式拥有了合法性，因为它
是基于科学的普遍标准而不是文化上（以及科学上可疑的）认知自
然世界的中国之道。①

　　对卫生和疾病进行探讨的其他方式的确一直存在于 20 世纪
的中国：作为卫生现代性的"科学"**卫生**的出现并不一定意味着本
研究前两章所详细描述的中国健康之道必须同时消亡。根据天人
感应思考饮食、基于个人的独特体质服用药物和补品以及练习冥
思活动来运行元气，仍然是广泛存在的分散的知识形式，被不同阶
层的人群以各种形式所掌握。对于无数学者和中国医疗之道的从
业者而言，这些以前的卫生之道也仍然是学习、崇敬和经营的对
象。然而，作为卫生现代性的**卫生**的兴起有力地将这些卫生之道
推到了正统的科学话语之外的领域。从中国共产党政府的角度，
它们现在主要存在于"养生"这一条目下，字面上看就是"滋养生
命"，与新设定的"中医"类别有关。被标示为"中国传统"的一部
分，它们仍然保有文化遗产的光环，但是为了成为卫生知识公认的
合法形式，它们必须服从于普遍化的科学逻辑。中医及其相关技
巧继续存在于（以一种改变后的状态）官方认可的学校和医院中，

---

① Paul Unschuld, "Epistemological Issues and Changing Legitimation : Traditional
Chinese Medicine in the Twentieth Century", in *Paths to Asian Medical Knowledge*,
Charles Leslie 及 Allan Young 编，伯克利：加利福尼亚大学出版社，1992。

但它们常常要服从于政府赞助的对中医"科学"性或"导引"（或气功）益处的"实际"机制的调查。[1] 在中华人民共和国,中西医结合的官方努力同时揭示了中医的文化/民族价值,以及中国"传统"在现代不可能独立存在。[2] 数百万中国人相信养生的经验和久经考验的价值,恰当地保持着双重的健康之道 —— "科学的"和"半科学的" —— 看似没什么冲突。但是,养生传统被官方地从普遍化的**卫生**中分离开来 —— 通过制度、政体和语言 —— 这样一个事实意味着中国原始的卫生之道处在一个不稳定的空间。尤其是从政府的角度看,养生传统因其同宗教、另类的宇宙论和"迷信"的联系,在民众中可疑地散布着,因而具有潜在的不可驾驭性。尽管民众努力想将它们纳入官方机构和认可的知识内,它们还是处于政府监控的领域之外,有时它们会被"落后"的因素所利用。

本研究追溯了**卫生**如何在频繁入侵的帝国主义环境下通过改革者的努力而获取其普遍化的合法性。它有许多亮眼的时刻,这些时刻中,中国卫生之道的从业者利用中国的宇宙论来批判现代生物医学的解析倾向和国家对卫生进行的管理。但值得注意的是,像郑观应和丁子良这样的声音并未被纳入官方支持的卫生现代性的建构中。入侵的军队、受过外国训练的卫生专业人士以及在帝国主义背景下寻找建立自治国家知识模式的精英们,有力地掩盖了有关中国**卫生**优越性的呼声。

要充分考察中国卫生在养生传统中的持续存在以及**卫生**和养生之间分流的重要意义,就要求在本研究之外另辟一卷。研究当

---

① Nancy Chen, "Urban Spaces and Experiences of Qigong", in *Urban Spaces: Autonomy and Community in Post-Mao China*, D. Davis 编,纽约与剑桥:剑桥大学出版社, 1995.

② Elisabeth Hsu, *The Transmission of Chinese Medicine*,剑桥:剑桥大学出版社, 1999.

代中国医学的一些学者正积极调查中国卫生和医疗"传统"的创
造、变革和延续。[1] 结合在一起考虑,这一学术研究或许能够阐明
身体在近代中国的建构中所起的重要作用。它会创造某种"分叉
的"历史,杜赞奇认为这种历史将开启对潜藏于中华民族崛起的后
叙事(metanarrative)之下的压制和延续性的新认识。这样的历史
要求现代主义者和前现代主义者、历史学家和人类学家以及研究
不同殖民地历史的学者们协同努力。在认识身体、医学、帝国主义
和现代性之间关系的显著复杂性的过程中,合作才刚刚开始。本
研究的贡献在于描述一个专属于天津但又唤起更多进程的历史,
即作为一个被中国精英利用、指定并塑造他们在现代世界生存状
态的词语,**卫生**是如何出现的。

① 冯珠娣, *Knowing Practice: The Clinical Encounter of Chinese Medicine*, Boulder, Colo. : Westview Press, 1994; Bridie Andrews, *The Making of Modern Chinese Medicie*, 剑桥:剑桥大学出版社,2004; Elisabeth Hsu, *The Transmission of Chinese Medicine*, 剑桥:剑桥大学出版社,1999; Volker Schied, *Chinese Medicine in Contemparary China: Plurality and Synthesis*, 达勒姆, N. C. :杜克大学出版社,2002; 韩嵩, "Inventing a Tradition in Chinese Medicine" Ph. D. diss. , 宾西法尼亚大学,1997; Yi-Li Wu, "Transmitted Secrets : The Doctors of the Lower Yangzi Region and Popular Gynecology in Late Imperial China", Ph. D. diss. , 耶鲁大学,1998; 罗维前, "The Influence of Western Han Nurturing Life Literature on the Development of Acumoxa Therapy", Ph. D. diss. , 伦敦大学,1998; T.J. Hinrichs, "New Geographies of Chinese Medicine", in "Beyond Joseph Needham : Science, Technology, and Medicine in East and Southeast Asia" *Osiris* 13(1998).

参考书目

Ackerknecht, Erwin. "Anticontagionism between 1821 and 1867." *Bulletin of the History of Medicine* 22（1948）: 562–593.

Anderson, Warwick. "Disease, Race, and Empire." *Bulletin of the History of Medicine*: 70. no. 1（1996）: 62–67.

——. "Excremental Colonialism." *Critical Inquiry* 21.no.3（spring 1995）: 640–669.

——. "Immunities of Empire: Race, Disease, and the New Tropical Medicine, 1900–1920." *Bulletin of the History of Medicine* 70, no.1（1996）: 94–118.

——. "Where is the Postcolonial History of Medicine?" *Bulletin of the History of Medicine* 79. no.3（1998）: 522–530.

Andrews, Bridie. "Tuberculosis and the Assimilation of Germ Theory in China. 1895–1937." *Journal of the History of Medicine and Allied Sciences* 52. no. 1（1997）, 114–157.

——. *The Making of Modern Chinese Medicine.* 剑桥:剑桥大学出版社,2004.

——. "The Making of Modern Chinese Medicine. 1895–1937." Ph. D. diss.,剑桥大学,1996.

Andrews, Bridie, 及 Chris Cunningham 编, *Western Medicine as Contested Knowledge*. Manchester and New York : Manchester University Press. 1997.

Arnold, David, *Colonizing the Body: State Medicine and Ep-idemic Disease in Nineteenth-Century India*. 伯克利与洛杉矶:加利福尼亚大学出版社,1993.

——. 编 . *Imperial Medicine and Indigenous Societies*. 曼彻斯特:曼彻斯特大学出版社,1988.

——. 编 .*Warm Climates and Western Medicine: The Emergence of Tropical Medicine. 1500−1900*. 阿姆斯特丹与亚特兰大:Rodopi. 1996.

Ban Tadayasu. *Tekijuku to Nagayo Sensai* : *eiseigaku to Shôkôshishi* (The Tekijuku and Nagayo Sensai : Hygienics and the fragrant pine memoirs). 大阪: Sogensha, 1987.

Bartholomew, James. *The Formation of Science in Japan*. 纽黑文:耶鲁大学出版社,1989.

Bederman, Gail. *Manliness and Civilization*. 芝加哥:芝加哥大学出版社 .

《北洋陆军卫生防疫章程》,《东方杂志》2,卷9(1905).

《北洋医院欲拟设立战地医院》,《东方杂志》2,卷9(1905).

Benedict, Carol. *Bubonic Plague in Nineteenth-Century China*. 斯坦福:斯坦福大学出版社,1996.

——. "Policing the Sick : Plague and the Origins of State Medicine in Late Imperial China." *Late Imperial China* 14, no. 2 (1993): 60−77.

Bennett, Adrian. *John Fryer: The Introduction of Western Science and*

366

Technology Into Nineteenth-Century China. 剑桥，Mass.；远东研究中心，哈佛大学，1967.

Bernstein, Lewis. "A History of Tientsin in Early Modern Times, 1800–1910." Ph.D. diss. ，堪萨斯大学，1988.

Bickers, Robert 和 Jeffrey Wasserstrom. "Shanghai's 'Dogs and Chinese Not Admitted' Sign: Legend, History, and Contem-porary Symbol." *China Quarterly* 142（1995）：444–466.

Bohr, Paul. *Famine in China and the Missionary.* 剑桥，Mass.：哈佛大学出版社，1972.

Bordin, Ruth. *Woman and Temperance: The Quest for Power and Liberty, 1873–1900.* 费城：天普大学出版社，1981.

Bowers, John Z. *Western Medical Pioneers in Feudal Japan.* 巴尔的摩：约翰斯·霍普金斯大学出版社，1970.

——.*Western Medicine in a Chinese Palace: Peking Union Medical College, 1917–1951.* 费城：Josiah Macy Jr. Foun-dation，1972.

——.*When the Twain Meet: The Rise of Western Medicine in Japan.* 巴尔的摩：约翰斯·霍普金斯大学出版社，1980.

Bowers, John Z. 与 Elizabeth F. Purcell 编. *Medicine and Society in China.* 纽约：Josiah Macy Jr. Foundation，1974.

Brodey, Inger Sigrun, and IkuoTsunematsu 编. *Rediscovering Natsume Soseki*（福克斯通：Global Oriental，2000）.

Brokaw, Cynthia. "Commercial Publishing in Late Imperial China: The Zou and Ma Family Businesses of Sibao, Fujian." *Late Imperial China* 17, no.1（1996）：49–92.

—— "Field Work on the Social and Economic History of the Chinese Book."

亚洲研究年会上发表的论文,芝加哥,Ⅲ.,2001 年 3 月.

Broman, Thomas. *The Transformation of German Academic Medicine, 1750–1820.* 剑桥:剑桥大学出版社,1996.

Brooks, Barbara. "Colonial Power and Public Health in Japanese-Held Korea." 亚洲研究年会上发表的论文,华盛顿,2002 年 4 月.

——. "Japanese Colonial Citizenship in Treaty-Port China: The Location of Koreans and Taiwanese in the Imperial Order." In *New Frontiers: Imperialism's New Communities in East Asia, 1843–1953*, Robert Bickers and Christian Henriot 编. 曼彻斯特与纽约:曼彻斯特大学出版社,2000.

——. *Japan's Imperial Diplomacy: Consuls, Treaty Ports, and War in China, 1895–1938.* 火奴鲁鲁:夏威夷大学出版社,2000.

——. "Reading the Japanese Colonial Archive: Gender and Bourgeois Civility in Korea and Manchuria to 1932." In *Gendering Modern Japanese History*, in Kathleen Uno and Barbara Molony. 剑桥,Mass.:哈佛东亚研究论集,即将出版.

Brook, Timothy.《纵乐的困惑:明代的商业与文化》. 伯克利:加利福尼亚大学出版社,1998.

Brook, Timothy 和 Bob Tadashi Wakabayashi. *Opium Regimes: China, Britain, and Japan, 1839–1952.* 伯克利:加利福尼亚大学出版社,2000.

Brown, Frederick. *Religion in Tientsin.* 上海:Methodist Pub-lishing House,1908.

Buell, Paul D. 和 Eugene N. Anderson. *A Soup for the Qan: Chinese Dietary Medicine of the Mongol Era as Seen in Hu Szuhui's Yin-shan cheng yao.* 伦敦与纽约:Kegan Paul International,2000.

Bullock, Mary. *An American Transplant: The Rockefeller Foundation and the Peking Union Medical College.* 伯克利与洛杉矶：加利福尼亚大学出版社，1980.

Burns, Susan. "Between National Policy and Local Practice：Cholera, Gotô Shimpei, and the Formation of the 'Hygienic Nation.'"亚洲研究年会上发表的论文，华盛顿，2002 年 4 月。

——. "Constructing the National Body：Public Health and the Nation in Nineteenth-Century Japan." In *Nation Work: Asian Elites and National Identities*, Timothy Brook 与 Andre Schmid. Ann Arbor 编：密歇根大学出版社，2000.

Burton, Antoinette. *Burdens of History: British Feminists, Indian Women, and Imperial Culture, 1865–1915.* Chapel Hill：北卡罗来纳大学出版社，1994.

Bynum, W. F. 和 Vivian Nutton 编. *Theories of Fever from Antiquity to the Enlightenment. Medical History*，增刊 no. 1 1981.

Bynum, W. F. 和 Roy Porter 编，*Medical Fringe and Medical Orthodoxy.* 伦敦：Croom Helm，1987.

蔡公齐：《天津市卫生局 1951 年工作计划》. 天津：天津公共卫生局档案馆.

Carroll, Peter. "Between Heaven and Modernity：The Late Qing and Early Republic（Re）Construction of Suzhou Urban Space." Ph. D. diss.，耶鲁大学，1998.

Chadwick, Edwin. *Report on an Inquiry into the Sanitary Con-ditions of the Labouring Population of Great Britain.* 伦敦，1842.

Chakrabarty, Dipesh. "Open Space, Public Place：Garbage, Modernity, and India." *South Asia: Journal of South Asian Studies*

14, no. 1（1991）: 15-31.

——. "Postcoloniality and the Artifice of History: Who Speaks for 'Indian' Pasts?" In *A Subaltern Studies Reader, 1986–1995*, Ranajit Guha 编, 明尼阿波利斯: 明尼苏达大学出版社, 1997.

张 哲 嘉. "The Therapeutic Tug of War: The Imperial Physician-Patient Relationship in the Era of Empress Dowager Cixi, 1874–1908." Ph.D. diss., 宾夕法尼亚大学, 1998.

张 嘉 凤. "Aspects of Smallpox and Its Significance in Chinese History." Ph. D. diss., 伦敦大学, 1996.

张, K. C.《中国文化中的食物》. 纽黑文: 耶鲁大学出版社, 1977.

Chatterjee, Partha. *The Nation and Its Fragments: Colonial and Postcolonial Histories*. 普林斯顿, 新泽西: 普林斯顿大学出版社, 1993.

——. *Nationalist Thought and the Colonial World: A Derivative Discourse*. 明尼阿波利斯: 明尼苏达大学出版社, 1986.

化 学 谱 系 数 据 库. 来 自 http://www.scs.uiuc.edu/mainzv/Web_Geneology/Info? Johnsonjfw. pdf（accessed July 17, 2002）.

Chen, Ke. "Nongovernmental Organizations and the Urban Control and Management System in Tianjin at the End of the Nineteenth Century." *Social Sciences in China* 11, no. 4（1990）: 54-77.

Chen, Nancy. "Urban Spaces and Experiences of Qigong." In *Urban Spaces: Autonomy and Community in Post-Mao China*, D. Davis 编. 纽约与剑桥, 英国: 剑桥大学出版社, 1995.

陈勇.《明清天津城市机构的初步考察》,《城市史研究》10（1995）: 25-63.

陈元朋.《唐宋食疗概念与行为之传衍 —— 以〈千金食治〉为核

心的观察》，《历史语言研究所集刊》，69 卷，no.4（1998）：765-825.

陈振江编.《义和团文献辑注与研究》.天津：天津人民出版社，1985.

郑培凯、李文玺与史景迁.《追寻现代中国》.纽约：W. W. Norton，1999.

《中国时报》（天津），1886—1891.

Cochran，Sherman.《中国大商业：中外在卷烟工业的竞争，1890—1930》.剑桥，Mass，:哈佛大学出版社，1980.

369 ——. *Encountering Chinese Networks: Western，Japanese，and Chinese Corporations in China，1880-1937*. 伯克利：加利福尼亚大学出版社，2000.

——. "Medicine and Advertising Dreams in China，1900—1950，" in *Becoming Chinese: Passages to Modernity and Be-yond*，叶文心编.伯克利：加利福尼亚大学出版社，2000.

Cohen，Paul.《历史三调：作为事件、经历和神话的义和团》.纽约：哥伦比亚大学出版社，1997.

——.《中国与基督教：传教运动与中国排外主义的发展，1860—1879》.剑桥，Mass.：哈佛大学出版社，1963.

Coleman，William. *Death Is a Social Disease: Public Health and Political Economy in Early Industrial France*. 麦迪逊，威斯康星：威斯康星大学，1982.

——. "Health and Hygiene in the *Encyclopédie*." *Bulletin of the History of Medicine* 414（Oct.1974）：399-421.

Coles-McElroy，Sarah. "Transforming China through Education：Yan Xiu，Zhang Boling，and the Effort to Build a New School System，1901-1927." Ph. D. diss.，耶鲁大学，1997.

孔子:《论语》. D. C. Lau 译,纽约: Penguin,1979.

Cooter, Roger. *Studies in the History of Alternative Medicine.* 贝辛斯托克:麦克米伦与牛津大学圣安东学院联合,1988.

Cooter, Roger, Mark Harrison 与 Steve Sturdy 编. *War, Medi-cine, and Modernity.* Stroud: Sutton,1998.

Corbin, Alain.《臭与香:味觉与社会想象力》.剑桥, Mass. :哈佛大学出版社,1986.

Cowdrey, Albert E. "'Germ Warfare' and Public Health in the Korean Conflict." *journal of the History of Medicine and Allied Sciences* 39(1984): 153-172.

Croizier, Ralph. *Traditional Medicine in Modern China: Sci-ence, Nationalism, and the Tensions of Cultural Change.* 剑桥, Mass. :哈佛大学出版社,1968.

Cumings, Bruce 和 Jon Halliday. *Korea, the Unknown War.* 伦 敦: Viking/ Penguin Press,1988.

Curtin, Philip. "Medical Knowledge and Urban Planning in Tropical Africa." *American Historical Review* 90, no. 3 (1985): 594-613.

《大公报》,1902—1938.

戴愚庵.《沽水旧闻》.1936. 重印,天津:天津古籍出版社,1986.

当代中国丛书编辑部编.《当代中国的卫生事业》.北京:中国社会科学出版社,1986.

——.《抗美援朝战争》.北京:中国社会科学出版社,1990.

——.《当代中国的天津》.北京:中国社会科学出版社,1989.

Date Kazuo. *Iseitoshite no Mori Ogai*(《作为军医的森欧外》).2 vols. 东京: Sekibundo Shuppan,1981.

De Bevoise, Ken. *Agents of Apocalypse: Epidemic Disease in the*

Colonial Philippines. 普林斯顿, N.J. : 普林斯顿大学出版社, 1995.

de Lacy, Charles. *How to Prolong Life: An Inquiry into the Cause of Old Age and Natural Decay , Showing the Diet and Agents Best Adapted for the Lengthened Prolongation of Existence.* 伦　敦: Balliere, Tindall, and Cox, 1885.

Despeux, Catherine. *La Moelle du Phe'nix Rouge: Sante et longue vie dans la Chine du XVIe siècle.* Paris : Guy Tredaniel, 1988.

Deutsche Niederlassunger Gemeinde in Tientsin: Abchluss und jahresbericht(《天津德租界年度报告》). 天津: 未注明出版商, 1916.

Dickson, Walter. "Journal of HM Ship *Chesapeake*, Dr. Walter Dickson, Surgeon, from 1 July 1958 to 30 June 1959, Contai-ning the Cases of the Killed and Wounded in the Attack on the Peiho forts." 档案局, Adm. , 101/169.

丁子良编：《竹园丛话》. 天津 . 1923—1926.

第一医院志编会编：《第一医院志》. 天津: 未注明出版商, 1990.

《东北日报》, 1952—1953.

Dikötter, Frank 编. *The Construction of Racial Identities in China and Japan: Historical and Contemporary Perspectives.* 伦敦: Hurst and Co., 1997.

——.《近代中国之种族观念》. 斯坦福: 斯坦福大学出版社, 1992.

——. *Imperfect Conceptions : Medical Knowledge, Birth De-fects, and Eugenics in China.* 纽约: 哥伦比亚大学出版社, 1998.

——. *Crime, Punishment, and the Prison in Modern China.* 纽约: 哥伦比亚大学出版社, 2002.

——.《性、文化与现代性——民国时期的医学与性控制》.伦敦:
Hurst and Co., 1995.

Dirlik, Arif. "The Ideological Foundations of the New Life
Movement: A Study in Counterrevolution." *Journal of Asian
Studies* 34, no.4 (1975): 945–980.

Duara, Prasenjit《文化、权力与国家:1900—1942 年的华北农村》.斯
坦福:斯坦福大学出版社,1988.

——.《从民族国家拯救历史:民族主义话语与中国现代史研究》.
芝加哥:芝加哥大学出版社,1995.

——. "Transnationalism and the Predicament of Sovereignty: China
1900–1942." *American Historical Review* 102, no.4 (1997):
1030–1051.

Dudgeon, John.《中国的疾病——起因、状祝和流行:同欧洲状况
的对比》.格拉斯哥: Dunn and Wright. 1877.

Duffy, John. *The Sanitarians: A History of American Public Health*.
Champaign Urbanna:伊利诺斯大学出版社,1990.

Dunsran, Helen. "Late Ming Epidemics: A Preliminary
Survey." *Ch'ing-shih wen-t'i* 3, no. 3 (1977): 1–75.

《都统衙门会议纪要》,译自 *Procès-verbaux des seance du conseil du
gouvernement provisoire de Tientsin*.Handwritten manuscript,天津
社会科学院,日期不详.

Dutton, Michael.《中国的社会控制与惩罚:从父权家族本位到人民
共和国》.剑桥与纽约:剑桥大学出版社,1992.

Duus, Peter, Ramon H. Myers 和 Mark R. Peattie 编 . *The Japanese
Informal Empire in China, 1895–1973*. 普林斯顿, N.J.:普林斯顿
大学出版社,1989.

——. *The Japanese Wartime Empire*, *1931–1945*. 普林斯顿，N. J.：普林斯顿大学出版社，1996.

Eastman，Lloyd.《1927—1137 年国民党统治下的中国流产的革命》.剑桥，Mass.：哈佛大学出版社，1974.

Elias，Norbert.《文明的进程》.伦敦：Blackwell，1993.

Elman，Benjamin.《晚期中华帝国科举文化史》.伯克利：加利福尼亚大学出版社，2000.

——.《从理学到朴学：中华帝国晚期思想与社会变化面面观》.剑桥，Mass.：哈佛大学出版社，1984.

Endicott，Stephen 和 Edward Hagerman. *The United States and Biological Warfare: Secrets from the Early Cold War and Korea*. Bloomington：印第安纳大学出版社，1998.

Engels，Dagmar 和 Shula Marks 编. *Contesting Colonial He-gemony: State and Society in Africa and India*. 伦敦：I. B. Taurus，1994.

《20 世纪初的天津概况》.天津史的中文译本，Shinkoku chǔ tongun shireibu 编.东京：Hakubunkan，1909. 侯振彤译.天津：天津地方史志编修委员会总编室出版，1986.

Esherick，Joseph.《义和团运动的起源》.伯克利与洛杉矶：加利福尼亚大学出版社，1987，

——，编. *Remaking the Chinese City: Modernity and National Identity*，*1900–1950*. 火奴鲁鲁：夏威夷大学出版社，2000.

Evans，Richard J. *Death in Hamburg: Society and Politics in the Cholera Years*，*1830—1910*. 纽约：牛津大学出版社，1987.

樊彬.《津门小令》.1819.《梓里联珠集》，华鼎元辑.1879. 重印，天津：天津古籍出版社点校本，1986.

Fanon，Frantz.《黑皮肤，白面具》.伦敦：格兰纳达，1970.

Farley, John. *Bilharzia: A History of Imperial Tropical Medicine.* 纽约与剑桥:剑桥大学出版社,1991.

Farquhar, Judith. *Knowing Practice: The Clinical Encounter of Chinese Medicine.* Boulder, Colo. : Westview Press,1994.

——. " 'Medicine and the Changes Are One': An Essay on Divination Healing with Commentary."*Chinese Science* 13(1996): 107-134.

——. "Multiplicity, Point of View, and Responsibility in Tradi-tional Chinese Healing." In *Body, Subject, and Power in China*, ed. Angela Zito and Tani Barlow. 芝加哥:芝加哥大学出版社,1994.

冯骥才.《神鞭》.北京:中国民间文艺出版社,1988.

冯楚瞻.《痘疹全集》. 1702. 重印,台北:正文书局,1975.

Feuerwerker, Albert.《中国早期的工业化:盛宣怀与官办企业》. 剑桥, Mass. :哈佛大学出版社,1958.

Fileti, Vincenzo. *La Concessione Italiana di Tientsin.* Genova : Barabinae Graeve,1921.

Finer, Samuel E. *The Life and Times of Sir Edwin Chadwick.*London : Methuen,1952.

Fitzgerald, John.《唤醒中国:国民革命中的政治、文化与阶级》. 斯坦福:斯坦福大学出版社,1996.

——. "Chinese, Dogs, and the State that Stands on Two Legs." *Bulletin of Concerned Asian Scholars* 29, no. 4 (1997): 54-61.

Fogel, Joshua. "Akutakaga Ryunosuke in China." *Chinese Studies in History* 30, no. 4(1997): 6-55.

——. "Shanghai-Japan : The Japanese Residents' Association of

372

Shanghai", "*Journal of Asian Studies* 59, no. 4（2000）: 927–950.

Foucault, Michel.《临床医学的诞生》. A. M. Sheridan 译. 纽约: Pantheon Books, 1975.

——.《规训与惩罚: 监狱的诞生》. 纽约: Vintage 1979.

——.《性史》. 纽约: Vintage, 1985.

——.《权力/知识: 1972—1977 年的对谈与著作选集》. Colin Gordon 编. 纽约: Pantheon Books, 1980.

Frank, Johann Peter. *System einer vollstandigen medicinischen Polizey.*

Franken-thal: Verlag der Gegelischen Buchdruckerey und Buch-handlung, 1791.

傅兰雅编.《格致汇编》. 南京: 南京古籍书店, 1992.

Fu, Poshek.《顺从、抗拒和合作: 上海沦陷区知识分子的选择, 1937—1945》. 斯坦福: 斯坦福大学出版社, 1993.

Furth, Charlotte. "Blood, Body, and Gender: Medical Images of the Female Condition in China 1600–1850." *Chinese Science* 7（1986）: 43–66.

——. "Concepts of Pregnancy, Childbirth, and Infancy." *Journal of Asian Studies* 46, no. 1（1987）: 7–31.

——.《繁盛之阴: 中国医学史中的性（960—1665）》. 伯克利: 加利福尼亚大学出版社, 1999. Furuno Naoya. *Tenshin Gun-shireibu*: 1901—1937. Tokyo: Kokusho Kankokai. 1989.

Gabriel, Richard 与 Karen Metz. *A History of Military Medicine.* 纽约: Greenwood Press, 1992.

甘厚慈编.《北洋公牍类纂》. 1907. 重印, 台北: 文海出版社, 1966.

甘眠羊编.《新天津指南》. 天津: 绛雪斋书局, 1927.

高凌雯编.《天津县新志》.天津:未注明出版商,1930.

Garon, Sheldon. *Molding Japanese Minds: The State in Everyday Life*. 普林斯顿, N.J. :普林斯顿大学出版社, 1997.

——. "The World's Oldest Debate? Prostitution and the State in Imperial Japan, 1900—1945." *American Historical Review* 98, no. 3 (1993): 710-733.

Garret, Shirley. *Social Reformers in Urban China: The Chinese Y. M. C. A., 1895—1926*. 剑桥, Mass. :哈佛大学出版社, 1970.

Geison, Gerald L. 编. *Physiology in the American Context, 1850-1940*. 巴尔的摩, Md. : American Physiological Society, 1987 ; distributed by Williams and Wilkins.

Ghosh, Somnath 和 Pradip Baksi. "The Natural Science Note-Books of Marx and Engels : Middle of 1877 to Early 1883." Hartford Web Publishing World History Archives, http : //www. hartford-hwp. com/archives/26/173. html.

Glosser, Susan. "'The Truths I Have Learned': Nationalism, Family Reform, and Male Identity in China's New Culture Movement, 1915-1923." In *Chinese Feminities, Chinese Masculinities*, Susan Brownell 和 Jeffrey Wasser-strom 编. 伯克利:加利福尼亚大学出版社, 2002.

《宫中档光绪朝奏折》. 卷 26. 台北:故宫博物院, 1974.

Goodman, Bryna. " Improvisations on a Semicolonial Theme, or, How to Read a Celebration of Transnational Urban Community." *Journal of Asian Studies* 59, no. 4 (2000): 889-926.

——.《家乡、城市和国家:上海的地缘网络与认同,(1853—1937)》.伯克利与洛杉矶:加利福尼亚大学出版社, 1995.

Goodrich, L. Carrington 编 . *Dictionary of Ming Biography*, *1368–1644*. 纽约：哥伦比亚大学出版社, 1976.

Gordon, C. A. *An Epitome of the Reports of the Medical Officers to the Imperial Maritime Customs Service*, *from 1871 to 1882*. 上海：Kelly and Walsh, 1884.

Goubert, Jean-Pierre. *The Conquest of Water: The Advent of Health in the Industrial Age*. 剑桥：Polity Press, 1986.

Graham, A. C. *Chuang-tzu: The Seven Inner Chapters and Other Writings from the Book Chuang-tzu*. 伦敦与波士顿：Allen and Unwin, 1981.

Graham, Gerald.《中国舰队：战争与外交, 1830—1860》. 纽约：牛津大学出版社, 1978.

古道绅 .《天津城区买水与卖水旧俗》.《天津史志》2（1990）：49–50.

Guha, Ranajit. *Dominance Without Hegemony: History and Power in Colonial India*. 剑桥, Mass. : 哈佛大学出版社, 1997.

郭蔼春编 .《黄帝内经素问校注语译》. 北京：人民出版社, 1992.

过组源编 .《天津市上下水道工程》. 天津：天津市第六十一区农会, 1947.

《国医箴言》（天津）, 1934. 天津历史博物馆藏 .

Hamlin, Christopher. "Edwin Chadwick, 'Mutton Medicine', and the Fever Question." *Bulletin of the History of Medicine* 70（1996）: 233–265.

——. "Providence and Putrefaction : Victorian Sanitarians and the Natural Theology of Health and Disease." *Victorian Studies* 28（1984–1985）: 381–411. *Public Health and Social Justice in the*

374

Age of Chadwick. 剑桥:剑桥大学出版社,1998.

——. "Robert Warington and the Moral Economy of the Aquarium." *Journal of the History of Biology* 1(1986): 134–141.

——. *A Science of Impurity: Water Analysis in Nineteenth-Century Britain.* 伯克利:加利福尼亚大学出版社,1990.

韩风.《取缔旧天津娼业纪实》.《禁娼禁毒》,马维纲著.北京:警官教育出版社,1993.

Hanson, Marta. "Inventing a Tradition in Chinese Medicine." Ph. D. diss.,宾夕法尼亚大学,1997.

——. "Robust Northerners and Delicate Southerners: The Nineteenth-Century Invention of a Southern Medical Tradition." *positions* 6, no.3(1998): 515–550.

Harper, Donald. *Early Chinese Medical Literature: The Mawangdui Medical Manuscripts.* 伦敦与纽约: Kegan Paul International, 1998.

郝福森.《津门闻见录》.天津社会科学院抄本,天津,未注明出版日期.

——.《津门闻见录》.《第二次鸦片战争》.齐思和等编.上海:上海人民出版社,1978.

郝缙荣.《津门实纪确对》.《第二次鸦片战争》.齐思和等编.卷2.上海:人民出版社,1978.

Harris, Sheldon.《死亡工厂——美国掩盖的日本细菌战犯罪》.伦敦与纽约: Routledge, 1994.

Harrison, Mark. *Climates and Constitutions: Health, Race, Environment, and British Imperialism in India, 1600–1850.* 牛津与纽约:牛津大学出版社,1999.

——. "The Identity of Cholera in British India, 1860–1890." In *Warm Climates and Western Medicine: The Emergence of Tropical Medicine, 1500–1900*, David Arnold 编. 阿姆斯特丹与亚特兰大州, : Rodopi, 1996.

——. "Medicine and Orientalism: Perspectives on Europe's Encounter with Indian Medical Systems." In *Health, Medicine, and Empire*, Biswamoy Pati 与 Mark Harrison 编. Hydera-bad, India: Orient Longman, 2001.

——. *Public Health in British India: Anglo-Indian Preventive Medicine, 1859–1914.* 剑桥: 剑桥大学出版社, 1994.

——. " 'The Tender Frame of Man': Disease, Climate, and Racial Difference in India and the West Indies, 1760–1860." *Bulletin of the History of Medicine* 70, no. 1 (1996): 68–93.

Hart, Roger. "Translating the Untranslatable: From Copula to Incommensurable Worlds." 《交流的象征: 全球流通中的翻译问题》, 刘禾编. 达勒姆, N.C.: 杜克大学出版社, 1999.

Hayes, Douglas. *Imperial Medicine: Patrick Manson and the Conquest of Tropical Disease.* 费城: 宾夕法尼亚大学出版社, 2001.

Headrick, Daniel. *The Tentacles of Progress: Technology Transfer in the Age of Imperialism, 1850—1940.* 纽约: 牛津大学出版社, 1988.

Henderson, John. *The Development and Decline of Chinese Cosmology.* 纽约: 哥伦比亚大学出版社, 1984.

Henriot, Christian. "Medicine, V.D., and Prostitution in Pre-Revolutionary China." *Social History of Medicine* 5, no.1 (1992):

95-120.

——.《上海,1927—1937:市政权、地方性和现代化》,伯克利与洛杉矶:加利福尼亚大学出版社,1993.

Hershatter, Gail.《危险的愉悦》.伯克利:加利福尼亚大学出版社,1997.

——.《天津工人,1900—1949》.斯坦福:斯坦福大学出版社,1986.

Hevia, James. "Leaving a Brand on China : Missionary Discourse in the Wake of the Boxer Movement." *Modern China* 18, no. 3(1992), 304-332.

——. "Looting Beijing : 1860, 1900. "《交流的象征:全球流通中的翻译问题》,刘禾编. 达勒姆, N. C. :杜克大学出版社,1999.

Hinrichs, T. J. "New Geographies of Chinese Medicine." In "Beyond Joseph Needham : Science, Technology, and Medi-cine in East and Southeast Asia." *Osiris* 13(1998).

Ho, Ping-ti. "The Salt Merchants of Yangchou : A Study of Commercial Capitalism in Eighteenth-Century China." *Harvard Journal of Asiatic Studies* 17, nos. 1-2(1954): 130-168.

洪天锡.《补注瘟疫论》.约 1750. 重印,北京:中国书店,1993.

Honig, Emily. *Sisters and Strangers: Women in the Shanghai Cotton Mills, 1919–1949*. Stanford : Stanford University Press, 1986.

Hopkins, Donald. *Princes and Peasants: Smallpox in History*. 芝加哥:芝加哥大学出版社,1983.

Hostetler, Laura.《清朝的殖民事业:近代中国早期的民族志学与绘图学》.芝加哥:芝加哥大学出版社,2001.

Howard, Paul. "Opium Smoking in Qing China : Responses to a Social Problem, 1729-1906." Ph. D. diss., 宾夕法尼亚大学,1998.

376

Hsiung, Ping-chen. "More or Less : Cultural and Medical Fac-tors Behind Marital Fertility in Late Imperial China." In *Abor-tion, Infanticide, and Reproductive Culture in Asia: Past and Present*, James Z. Lee 和 Osamu Saito 编. 牛津：牛津大学出版社，即将出版.

Hsu, Elizabeth. *The Transmission of Chinese Medicine*. 剑桥：剑桥大学出版社，1999.

胡文焕编.《内修要诀》.1600. 重印，上海：上海中医学院出版社，1989.

——，编.《寿养丛书》.《北京图书馆古籍珍本丛刊》.卷 82. 北京：北京图书馆古籍出版社，1987.

华鼎元辑.《梓里联珠集》.1879. 重印，天津：天津古籍出版社点校本，1986.

华学澜.《庚子日记》,《庚子日记》,中国社会科学院近代研究所编. 北京：未注明出版商，1978.

——.《辛丑日记》.上海：上海商务印书馆，1936.

黄克武.《从申报医药广告看民初上海的医疗文化与社会生活，1912—1926》.《近代史研究所集刊》17（1989 年 12 月）：141-194.

Hufeland, C. W. *Enchiridion medicum: Oder Anleitung zur medizinischen Praxis*（Handbook of medicine, or, A code of medical practice）. Berlin：Jonas Verlagsbuchhandlung，1836.

Hunt, Mary Hannah Hanchett.《孩童卫生编》.傅兰雅译. 上海：中国科学文库，1894.

——. *Health for Little Folks*. New York, 辛辛那提与芝加哥：American Book Company，1890.

Hunt, Nancy Rose. *A Colonial Lexicon of Birth Ritual, Medicalization, and Mobility in the Congo.* 达勒姆, N.C. : 杜克大学出版社, 1999.

Huntington, Ellsworth, in conjunction with the directors of the American Eugenics Society. *Tomorrow's Children: The Goal of Eugenics.* 纽 约: J. Wiley and Sons, Inc. ; 伦 敦: Chapman and Hall, Ltd., 1935.

Hurd, Douglas. *The Arrow War.* 伦敦: Collins Press, 1967.

忽思慧.《饮膳正要》. 1330. 重印, 上海: 上海古籍出版社, 1994.

Hymes, Robert, "Not Quite Gentlemen? Doctors in Song ; and Yuan." *Chinese Science* 8 (Jan.1987) : 9–76.

lijima Wataru 和 Wakamura Kohei. "Eisei to teikoku: Nichi-Ei shokumin-chishugi no hikakushi teki kôsatsu ni mukete" 卫生与帝国: 日本与英国殖民主义的复杂历史). *Nihon shi kenkyu* (日本史研究)462 (Feb. 2001).

——. "Kindai higashi Ajia ni okeru pesuto no ryûkô ni tsuite" (论瘟疫在近代东亚的流行). *Shichô* 29 (1991) : 24–39.

——. *Pesuto to kirnlai Chugoku.* 东京: Kenbun Shuppan, 2000.

《中华帝国海关丛书》.《十年度报告, 1882—1931》. 卷 5. 上海: Kelly and Walsh, 1882—1931.

——.《十年度报告, 1892—1901》. 上海: Kelly and Walsh, 1902.

——.《十年度报告, 1902—1911》. 上海: Kelly and Walsh, 1912.

——.《十年度报告, 1912—1921》. 上海: Kelly and Walsh, 1922.

Jannetta, Ann. "From Physician to Bureaucrat : The Case of Nagayo Sensai." In *New Directions in the Study of Meiji Japan*, Helen Hardacre 编 . 莱顿: Brill, 1997.

377

蒋诗.《沽河杂咏》,《梓里联珠集》,华鼎元编. 1879. 重印,天津：天津古籍出版社,1986.

金大扬.《天津"李善人"》.《天津文史资料》7（1980）：71-85.

《近代天津人物录》.天津：天津地方史志编修委员会总编室,1987.

《津门精华实录》.天津：中国与图学社编,1918.

《津门实纪确对》.《第二次鸦片战争》,齐思和编. 卷2. 上海：人民出版社,1978.

Johnson, Kay Ann.《妇女、家庭与中国的农民革命》.芝加哥：芝加哥大学出版社,1983.

Johnston, James F. W. *Chemistry of Common Life.* 纽约：Appleton, 1855.

Johnston, William. *The Modern Epidemic: Tuberculosis in Japan.* 剑桥,Mass. :哈佛大学出版社,1995.

Johonnot, James 和 Eugene Bouton. *Lessons in Hygiene*, or *The Human Body and How to Take Care of It.* New York,辛辛那提与芝加哥：American Book Company, 1889.

——.《幼童卫生编》.傅兰雅译. 上海：中国科学文库,1894.

Jordon, David. *Transforming Paris. The Life and Labors of Baron Haussmann.* 纽约：The Free Press, 1995.

Katsuragawa Mitsumasa. "Sokai zaijû Nihonjin no Chûgoku ninshiki, Tenshin o ichirei to shite"（日租界居民对中国之认知：以天津为例）. *Kindai Nihon no Ajia ninshiki*（近代日本观念中的中国）, Furuya Tetsuo 编. 京都：Kyoto daigaku jinbun kagaku kenkyûjo, 1994.

Katz, Paul. *Demon Hordes and Burning Boats: The Cult of Marshal Wen in Late Imperial Chekiang.* SUNY Series in Chinese Local

Studies. 奥尔巴尼：SUNY Press，1995.

——. "Germs of Disaster—The Impact of Epidemics on Japanese Military Campaigns in Taiwan，1874 and 1895." *Annales de Demographie Historique*（1996）：195-220.

Kellogg，John Harvey. *First Book in Physiology and Hygiene*. 纽约：Harper and Brothers，1888.

——.《初学卫生编》. 傅兰雅译. 上海：中国科学文库，1894.

Keene，Donald. *The Japanese Discovery of Europe*. 斯坦福：斯坦福大学出版社，1969.

Kirby，William.《德国与中华民国》. 斯坦福：斯坦福大学出版社，1984.

——. "Engineering China：Birth of the Developmental State." In *Becoming Chinese: Passages to Modernity and Beyond*，叶文心编. 伯克利：加利福尼亚大学出版社，2000.

——. "The Internationalization of China：Foreign Relations at Home and Abroad in the Republican Era." *China Quarterly* 150（1997）：433-458.

北冈伸一. *Gotô Shinpei：gaikô to bijon*（后藤新平：外交与眼光）. 东京：Chûô Kôronsha，1988.

Kleinman，Arthur 编. *Culture and Healing in Asian Societies: Anthropological，Psychiatric，and Public Health Studies*. 波士顿：G. K. Hall，1978.

——. *Patient and Healing in the Context of Culture*. 伯克利与洛杉矶：加利福尼亚大学出版社，1980.

——，等编. *Medicine in Chinese Cultures*. 华盛顿.：U. S. Department of Health，Education，and Welfare，National Institute of

Health, 1975.

Knight, David. "Communicating Chemistry." In *Communicating Chemistry: Textbooks and Their Audiences*, *1789-1939*, Anders Lundgren 与 Bernadette Bensaude-Vincent.Canton 编, Mass.：Science History Publications, 2000.

Kobayashi, Motohiro. "Drug Operations by Resident Japanese in Tianjin." In *Opium Regimes*, ed. Timothy Brook and Bob Tadashi Wakabayashi. 伯克利:加利福尼亚大学出版社, 2000.

Kohn, Livia. *The Taoist Experience: An Anthology*. 奥尔巴尼, 纽约：SUNY Press, 1993.

——, 编. *Taoist Meditation and Longevity Techniques*. Ann Arbor：密歇根大学, 密歇根中国研究专论, vol. 61, 1989.

Kraut, Alan. *Silent Travelers: Germs*, *Genes*, *and the* "*Immigrant Menace*." 纽约：Basic Books, 1994.

栗山茂久.《人体表象及希腊、中国医学之趋异》. 纽约：Zone Books, 1999.

——. "The Imagination of Winds and the Development of the Chinese Conception of the Body." In *Body*, *Subject*, *and Power in China*, Angela Zito 与 Tani E. Barlow 编. 芝加哥:芝加哥大学出版社, 1994.

——. "Interpreting the History of bloodletting." *Journal of the History of Medicine and the Allied Sciences* 50（1995）：11-46.

——. "Visual Knowledge in Classical Chinese Medicine." In *Knowledge and the Scholarly Medical Traditions*, Don Bates 编. 剑桥与纽约:剑桥大学出版社, 1995.

关文彬. "The Merchant World of Tianjin : Society and Economy of a

379

Chinese City." Ph.D. diss. ,斯坦福大学,1990.

——.《乱世:天津混混儿与近代中国的城市特性》.《城市史研究》27, no. 1(2000): 75–91.

——.《天津的盐商,晚清中国的治国和民间社会》. 火奴鲁鲁:夏威夷大学出版社,2001.

Lackner, Michael, Iwo Amelung 与 Joachim Kurtz 编.《新观念,新术语:帝制中国晚期的西方知识与词汇变迁》.莱顿: Brill,2001.

来新夏编.《天津近代史》. 天津:南开大学出版社,1987.

Lamarre, Thomas. "Bacterial Cultures and Linguistic Colonies : Mori Rintaro's Experiments with History, Science, and Languages." *positions* 6, no. 3(1998): 597–635.

老子,《道德经》. James Legge 译. 台北:正文出版社,1969.Latour, Bruno. *The Pasteurization of France.* 剑桥, Mass. :哈佛大学出版社,1988.

Lee, Chae-Jin. *Zhou En-lai: The Early Years.* 斯坦福:斯坦福大学出版社,1994.

Lee, James Z., and Wang Feng.《人类的四分之一:马尔萨斯的神话与中国的现实(1700—2000)》. 剑桥, Mass. :哈佛大学出版社,1999.

雷祥麟. "When Chinese Medicine Encountered the State : 1910–1949." Ph. D. diss.,芝加哥大学,1999.

梁其姿. "Organized Medicine in Mid-Qing China : State and Private Medical Institutions in the Lower Yangzi Region." *Late Imperial China* 8, no. 1(1987): 155–166.

——. "To Chasten Society : The Development of Widow Homes in the Qing, 1773–1911." *Late Imperial China* 14, no.2 (1993): 1–

32.

李志常.《长春真人西游记》.Arthur Waley 译.伦敦：George
　　Routledge and Sons, Ltd., 1931.

李竞能编.《天津人口史》.天津：南开大学出版社,1990.

—— 等编.《中国人口：天津分册》.北京：新华书店,1987.

李绍泌与倪晋均.《记天津自来水创办五十年》.未出版文稿（天津
　　政协会,文史资料馆,天津）,1981.

380　——.《天津自来水事业简史》.《天津文史资料选辑》21（1982 年 8
　　月）：27-53.

李时珍.《本草纲目》.1596,1885 版.重印,北京：人民卫生出版社,
　　1957.

李文海.《近代中国灾荒纪年》.长沙：湖南教育出版社,1990.

——.《灾荒与饥馑》.北京：高等教育出版社,1991.

李志常.《长春真人西游记》.1228.《国学基本丛书》,卷 349,王云
　　五编.台北：商务印书馆,1968.

梁其姿.《明末清初民间慈善活动的兴起：以江浙地区为例》.《食
　　货月刊》15,7—8（1986）：304-331.

——.《施善与教化：明清的慈善组织》.台北：联经,1997.

—— "Variolisation et vaccination dans la Chin prémoderne, 1570-
　　1911." In *L'Aventure de la vaccination*, Anne-Marie Moulin 编.巴
　　黎：Fayard,1996.

Liebig, Justus, Freiherr von. *Familiar Letters on Chemistry: In Its
　　Relations to Physiology, Dietetics, Agriculture, Commerce, and
　　Political Economy.* 伦敦：Walton and Maberly,1859.

Lieberthal, Kenneth. *Revolution and Tradition in Tientsin, 1949-
　　1952.* 斯坦福：斯坦福大学出版社,1980.

刘海岩.《近代中国城市史研究的回顾与展望》.《历史研究》3（1992）：14-31.

——.《有关天津教案的几个问题》.《近代中国教案研究》.成都：四川省社会科学出版社，1979.

刘海岩与郝克路编.《天津都统衙门会议纪要选》.《近代史资料》79（1991）：34-75.

刘华圃和卞学钺.《国药老店 —— 隆顺榕》,《津门老字号》,天津市政协文史资料研究委员会编（天津：百花文艺出版社，1992）,64-69.

刘鉴唐与焦玮.《津门谈古》.天津：百花文艺出版社，1991.

刘景岳.《天津沦陷前的最后一战》.《沦陷时期的天津》,天津市政协会文史资料研究委员会编.天津：静海县印刷厂，1992.

刘奎.《松峰说疫》.北京：人民卫生出版社，1987.

刘禾编.《交流的象征：全球流通中的翻译问题》.达勒姆，N.C.：杜克大学出版社，1999.

——.《跨语际实践 —— 文学、民族与被译介的现代性（中国，1900—1937）》.斯坦福：斯坦福大学出版社，1995.

刘孟扬.《天津拳匪变乱纪事》《义和团》,翦伯赞.中国史学会编.上海：神州国光社，1951,9：8.

刘士永.《"清洁"、"卫生"与"保健" —— 日治时期台湾社会公共卫生观念之转变》.《台湾史研究》8, no.1（2000）.

柳溪子.《津西毖记》;翦伯赞.中国史学会编.《义和团》,上海：神州国光社，1951,9：8.

刘炎臣.《津门杂谈》.天津：三友美术社，1943.

刘再苏编.《天津快览》.上海：世界书局，1926.

Lloyd, Christopher, 与 Jack Coulter. *Medicine and the Navy, 1200–*

381

1900. vol. 4. 爱丁堡：E. and S. Livingstone, 1963.

罗久蓉. "Survival as Justification for Collaboration, 1937–1945." In *Chinese Collaboration: The Limits of Accommoda-tion*, David Barrett 与 Larry Shyu 编. 斯坦福：斯坦福大学出版社, 2001.

Lo, Ming-Cheng M. *Doctors Within Borders : Profession, Eth-nicity, and Modernity in Colonial Taiwan.* 伯克利：加利福尼亚大学出版社, 2002.

Lo, Vivienne. "The Influence of Western Han Nurturing Life Literature on the Development of Acumoxa Therapy." Ph. D. diss. , 伦敦大学, 1998.

Locher, Wolfgang. "Max von Pettenkofer—Life Stations of a Genius : On the 100th Anniversary of His Death. " *Interna-tional Journal of Hygiene and Environmental Health* 203（2001）: 379–391.

Loeb, L. "George Fulford and Victorian Patent Medicine Men : Quack Mercenaries or Smilesian Entrepreneurs?" *Canadian Bulletin of Medical History* 16, no.1（1999）: 125–145.

卢伟成.《市政排水工程建设史略》.《天津——一个城市的崛起》, 天津市政协会文史资料研究委员会编. 天津：人民出版社, 未注明出版日期.

Lucas, AnElissa. *Chinese Medical Modernization: Comparative Policy Continuities, 1930s–1980s.* 纽约：Praeger, 1982.

罗洪先(托名).《万寿仙书》. 1560. 道光壬辰刻本.（1832）, 曹若水增辑.《中国医学大成三编》, 裘沛然等编. 卷 8. 长沙：岳麓书社, 1994.

——（托名）.《卫生真诀》. 1560. 重印, 北京：卫生出版社, 1987.

罗澍伟等编.《近代天津城市史》. 北京:中国社会科学出版社, 382
1993.

罗天益(约 1246—1283).《卫生宝鉴》. 北京:卫生出版社,1987.

MacKinnon, Stephen R.《晚清权力与政治:袁世凯在北京和天津》.
伯克利与洛杉矶:加利福尼亚大学出版社,1980.

MacLeod, Roy 编. *Disease, Medicine, and Empire*. 伦 敦:
Routledge,1988.

MacPherson, Kerrie. *A Wilderness of Marshes: The Origins of Public
Health in Shanghai, 1843-1893*. 香港:牛津大学出版社,1987.

Mair, Victor H. *Wandering on the Way: Early Taoist Tales and
Parables of Chuang Tzu*. 火奴鲁鲁:夏威夷大学出版社,1994.

Marald, Erland. "Everything Circulates : Agricultural Chemistry
and Recycling Theories in the Second Half of the Nineteenth
Century." Paper presented at the conference of IFF Social Ecology,
Nature, Society, History : Long Term Dynamics of Social
Metabolism, Vienna, Austria, 1999, http : //www.univie. ac. at/
iffsocec/conference99/pdf/poMarald. pdf.

Marcovich, Ann. "French Colonial Medicine and Colonial Rule :
Algeria and Indochina." In *Disease, Medicine, and Empire*, ed.
Roy MacLeod. 伦敦: Routledge,1988.

Marcus, Alan I. *Plague of Strangers: Social Groups and the Origins
of City Services in Cincinnati, 1819-1870*. 哥伦布,俄亥俄:俄亥
俄大学出版社,1991.

Martin, Brian.《上海青帮》. 伯克利:加利福尼亚大学出版社,1996.

Martin, Emily. *The Woman in the Body: A Cultural Analysis of
Reproduction*. Boston : Beacon Press,1987.

丸山纮史. *Mori Ôgai to Eiseigaku*（《森欧外与卫生》）. 东京：Keiso shobo, 1984.

Maspero, Henri. *Taosim and Chinese Religion.* 阿默斯特, Mass.：阿默斯特大学出版社, 1981.

Masini, Frederico. *The Formation of the Modern Chinese Lexicon and Its Evolution Toward a National Language: The Period from 1840 to 1898.* 伯克利：Journal of Chinese Linguistics, 1993.

Masuda, Wataru. *Japan and China: Mutual Representations in the Modern Era.* Joshua Fogel 译. Richmond and Surrey：Curzon, 2000.

Matsui Toshihiko. *Guni Mori Ôgai*（《作为军医的森欧外》）. 东京：Ofusha, 1989.

Mattingly, Carol. *Well-Tempered Women: Nineteenth-Century Temperance Rhetoric.* Carbondale：南伊利诺斯大学出版社, 1998.

Mayer, Georg. *Hygienische Studien in China*（《卫生在中国的研究》）. Leipzig：Johann Ambrosius Barth, 1904.

McLaughlin, Redmond. *The Royal Army Medical Corps.* 伦敦：Leo Cooper. 1972.

孟诜（621—713）.《食疗本草》. 重印, 北京：中国商业出版社, 1992.

Meng Yue. "Hybrid Science Versus Modernity：The Practice of the jiangnan Arsenal, 1864-1897." *East Asian Science, Technology, and Medicine* 16（1999）：13-52.

Mervine, Marcus. "The Japanese Concession in Tientsin and the Narcotics Trade." *Information Bulletin of the Council on International Affairs* 3, no.4（1937）：83-95.

Meyer, Kathryn, and Terry Parssinen. *Webs of Smoke: Smugglers,
Warlords, Spies, and the History of the International Drug Trade.*
Lanham, Md. : Rowman and Littlefield, 1998.

Mikkeli, Heikii. *Hygiene in the Early Modern Medical Tradition.* 赫
尔辛基: Academica Scientiarum Fennica, 1999.

Mitchell, Timothy.《殖民化的埃及》. 剑桥: 剑桥大学出版社, 1991.

Mitter, Rana. *The Manchurian Myth.* 伯克利: 加利福尼亚大学出版
社, 2000.

Miyamoto Shinobu. *Mori Ôgai no igaku shisô*(《森欧外的医学思
想》). 东京: Keiso Shobo, 1979.

Momose Hiro.《关于津门保甲图说》. 濮文其译.《天津史研究》1
(1985).

Money, John. *The Destroying Angel: Sex, Fitness, and Food in the
Legacy of Degeneracy Theory: Graham Crackers, Kellogg's Corn
Flakes, and American History.* 布法罗, 纽约: Prometheus Books,
1985.

Morache, Georges.*Pekin et ses habitants: etude d'hygiene*(《北京及
其居民: 关于卫生的研究》). 巴黎: J. B. Balliere et fils, 1869.

Mori Etsuko. "Tenshinto tôgamon no tsuite"(《关于天津都统衙门》).
Tôyôshi kenkyû 67, no. 2(1988).

Mori Ôgai. *Eiseigaku tai-i.* In *Ôgai zenshû.* vol. 30. 东京: Iwanami
Shoten, 1971–1975.

——. *Ô gai zenshû.* 38 vols. 东京: Iwanami Shoten, 1971— 1975.

Mori Rintarô. *Eisei shinhen.* In Mori Ôgai, *Ô gai zenshû*, vols. 31 and
32. 东京: Iwanami Shoten, 1971–1975.Mote, Frederick W. "Yuan
and Ming." In *Food in Chinese Culture*, . K. C. Chang 编. 纽黑文:

耶鲁大学出版社,1977.

Moulin, Ann Marie. "'Tropical Without the Tropics': The Turning Point of Pastorian Medicine in North Africa." In *Warm Climates and Western Medicine: The Emergence of Tropical Medicine, 1500–1900*, David Arnold 编. 阿姆斯特丹与亚特兰大,乔治亚.: Rodopi, 1996.

Mumford, Lewis. *The City in History: Its Origins, Its Transformations, and Its Prospects.* 纽约: Harcourt Brace, 1961.

Myers, Ramon H. 与 Mark R. Peattie 编. *The Japanese Coloni-al Empire, 1895–1945.* 普林斯顿:普林斯顿大学出版社,1984.

Naquin, Susan. "Funerals in North China." In *Death Ritual in Late Imperial and Modern China*, James Watson 与 Evelyn Ravvski 编. 伯克利与洛杉矶:加利福尼亚大学出版社,1988.

——.《中国的千年反抗：1813年八卦教起义》.纽黑文:耶鲁大学出版社,1976.

——.《北京:寺庙与城市生活》.伯克利:加利福尼亚大学出版社,2001.

Nandy, Ashis.《亲内的敌人——殖民主义下自我的迷失与重拾》.新德里:牛津大学出版社,1984.

——."Modern Medicine and Its Nonmodern Critics." In *The Savage Freud and Other Essays on Possible and Retrievable Selves.* 普林斯顿,N.J:普林斯顿大学出版社,1995.

Nathan, Carl. *Plague Prevention and Politics in Manchuria, 1910—1931.* 剑桥,Mass.:哈佛东亚研究中心,1967.

Needham, Joseph.《中国和免疫学的起源》.香港:香港大学亚洲研究中心,1980.

384

——,等 .《中国科学技术史》.卷 7,剑桥:剑桥大学出版社,1954.

——.《中国科学技术史》.卷 2,《科学思想史》.剑桥:剑桥大学出版社,1991.

——.《中国科学技术史》.卷 5,《化学及相关技术》,第 2 章,《炼金术的发明与发现:变换金子与永生》.剑桥:剑桥大学出版社,1974.

——.《中国科学技术史》.卷 6,《生物学与生物科技》,第 6 章,《医学》.Nathan Sivin 编辑与介绍 .剑桥:剑桥大学出版社,2000.

Needham, Joseph, and Lu Gweidjen. "Hygiene and Preventive Medicine in Ancient China."《中国和西方的学者和技工》,Joseph Needham 等编, pp.340–378. 剑桥:剑桥大学出版社,1970.

——.《中国科学技术史》.卷 5,《化学及相关技术》,第 5 章,《炼金术发现与发明:生理的魔力》,1983.

《北华捷报和最高法庭与领事公报》(上海),1858—1895.

绪方维准 . *Eisei shinron*(《卫生新论》).大阪: Inada,［1872］.

Ono Yoshire ô . *Seiketsu no kindai*(《清洁的现代》).东京: Kôdansha,1997.

Osborne, Michael. "Resurrecting Hippocrates : Hygienic Sciences and the French Scientific Expeditions to Egypt, Morea, and Algeria." In *Warm Climates and Western Medicine: The Emergence of Tropical Medicine, 1500—1900*, David Arnold 编 . 阿姆斯特丹与亚特兰大,乔治亚 . : Rodopi, 1996.

Osterhammel, Jürgen. "Semicolonialism and Informal Empire in TwentiethCentury China : Towards a Framework of Analy-sis." In *Imperialism and After: Continuities and Discontinuities*, wolfgang Mommsen 和 Jürgen Osterhammel 编 . 伦敦: Allen and Unwin,

1986.

385

Ôta Azan. *Fukushima shôgun iseki: denki Fukushima Yasumasa*（《福岛将军的轨迹：福岛安正的自传》）. 东京：Ôzorasha, 1997.

潘光旦 .《民族特性与民族卫生》. 上海：商务印书馆, 1937.

潘霨 .《颐身集：内功图说》. 北京：人民卫生出版社, 1982.

Peattie, Mark. "Japanese Treaty-Port Settlements in China, 1895–1937." in *The Japanese Informal Empire in China, 1895—1937.* 普林斯顿, N.J.：普林斯顿大学出版社, 1989.

《京津泰晤士报》（天津）, 1894—1902.

Pelling, Margaret. *Cholera, Fever, and English Medicine, 1825–1865.* 牛津与纽约：牛津大学出版社, 1978.

Perrins, Robert. "Combating Illness and Constructing Public Health : Disease and Hospitals in Japanese-Controlled Southern Manchuria." 亚洲研究年会上发表的论文, 华盛顿, Apr.2002.

Pickowicz, Paul G. "The Theme of Spiritual Pollution in Chinese Films of the 1930s." *Modern China* 17, no.1（1991）: 38–75.

Pickstone, John. "Dearth, Dirt, and Fever Epidemics : Rewri-ting the History of British 'Public Health,' 1780—1850." In *Epidemics and Ideas: Essays on the Historical Perception of Pestilence*, Terence Ranger 与 Paul Slack 编 . 纽约：剑桥大学出版社, 2000.

Pomeranz, Kenneth. *The Great Divergence: Europe, China, and the Making of the Modern World Economy.* 普林斯顿, N.J.：普林斯顿大学出版社, 2000.

Porkert, Manfred. *The Theoretical Foundations of Chinese Medicine : Systems of Correspondence.* 剑桥, Mass. : MIT Press, 1974.

Porter, Dorothy. *Health, Civilization, and the State : A History of*

Public Health from Ancient to Modern Times. London：Routledge，
　1999.

——. "Public Health." In *Companion Encyclopedia of the History of
　Medicine*, W. F. Bynum 与 Roy Porter 编. 伦敦：Routledge, 1993.

Porter，Roy 编 ., *Patients and Practitioners: Lay Perceptions of
　Medicine in Preindustrial Society*. 剑桥：剑桥大学出版社, 1985.

Porter, Roy 与 Dorothy Porter. In *Sickness and in Health: The British
　Experience, 1650–1850*. 伦敦：Fourth Estate, 1988.

Prakash, Gyan.《另一种理性：科学和近代印度的表象》. 普林斯顿,
　N.J.：普林斯顿大学出版社, 1999.

Proctor, Robert. *Racial Hygiene: Medicine Under the Nazis*. 剑 桥,
　Mass.：哈佛大学出版社, 1988.

齐思和编.《第二次鸦片战争》. 卷 2. 上海：人民出版社, 1978.

曲红军.《我队开展卫生防疫工作的主要经验和失误》.《天津卫生
　史料》10（1992）：1–5.

Rankin, Mary Backus.《1865—1911 年浙江省精英的活跃与政治的
　变迁》. 斯坦福：斯坦福大学出版社, 1986.

Rasmussen, O. D.《天津 —— 插图本史纲》. 天津：天津出版社,
　1925.

Rawski, Evelyn. "A Historian's Approach to Death Ritual." In *Death
　Ritual in Late Imperial and Modern China*, James Watson 与
　Evelyn Rawski 编. 伯克利与洛杉矶：加利福尼亚大学出版社,
　1988.

Reardon-Anderson, James. *The Study of Change: Chemistry in China,
　1840–1949*. 剑桥与纽约：剑桥大学出版社, 1991.

Reid, Donald. *Paris Sewers and Sewermen: Realities and Rep-*

resentations. 剑桥：哈佛大学出版社，1991.

《人民日报》，1952.

Reynolds, Douglas.《新政革命与日本：中国，1898—1912》. 剑桥，Mass.：哈佛大学出版社，1993.

Ricalton, James. *China Through the Stereoscope: A Journey Through the Dragon Empire at the Time of the Boxer Uprising*. Jim Zwick 编. 纽约：Underwood and Underwood，1901. 修正放大版，BoondocksNet, http://www.boondocksnet.com/china，2000.

Robinet, Isabelle.《道教的冥想——茅山上清传统》. Julian Pas 与 Norman Giradot 译. 奥尔巴尼，纽约：SUNY Press，1993.

Rogaski, Ruth. "Beyond Benevolence: A Confucian Women's Shelter in Treaty Port China." *Journal of Women's History* 8, no.4（1997）：54-90.

——. "From Protecting Life to Defending the Nation: The Emergence of Public Health in Tianjin, 1859-1953." Ph. D.diss.，耶鲁大学，1996.

——. "Germs and the Reach of the Modern State, Tianjin 1949—1952." In *Proceedings of the International Symposium on China and the World in the Twentieth Century*. 台北："中央研究院"近代史研究所，2001.

——. "Hygienic Modernity in Tianjin." In *Remaking the Chinese City: Modernity and National Identity*, Joseph Esherick 编. 火奴鲁鲁：夏威夷大学出版社，2000.

——. "Nature, Annihilation, and Modernity: China's Korean War Germ Warfare Experience Revisited." *Journal of Asian Studies* 61, no. 2（2002）：381-415. Rosen, George. *From Medical Police to Social Medicine: Essays on the History of Health Care.* 纽约：Science Publications, 1974.

——. *A History of Public Health.* 1958. 重印. 巴尔的摩：霍普金斯大学出版社, 1993.

Rosenberg, Charles E.《照顾陌生人：美国医院制度的兴起》. 纽约：Basic Books, 1987.

——. *The Cholera Years: The United States in 1832, 1849, and 1866.* 芝加哥：芝加哥大学出版社, 1962.

——. "Explaining Epidemics." In *Explaining Epidemics and Other Studies in the History of Medicine.* 剑桥：剑桥大学出版社, 1992.

Rowe, William.《汉口：一个中国城市的商业和社会(1796—1889)》, 斯坦福：斯坦福大学出版社, 1984.

——.《汉口：一个中国城市的冲突与社区(1796—1985)》. 斯坦福：斯坦福大学出版社, 1986.

Royal Army Medical 编辑. *Medical and Surgical History of the British Army which Served in Turkey and the Crimea During the War Against Russia in the Years 1854–55–56.* 伦敦：Harrison, 1858.

Ryan, Mark. *Chinese Attitudes Toward Nuclear Weapons: China and the United States During the Korean War.* Armonk, 纽约：M. E. Sharpe, 1989.

Saneyoshi, Yasuzumi. *The Surgical and Medical History of the Naval War Between' Japan and China during 1894–1895.* Tokyo：Tokio Printing Co., 1900.

Schied, Volker. *Chinese Medicine in Contemporary China: Plurality and Synthesis.* 达勒姆, N.C.：杜克大学出版社, 2002.

387

Schoppa, R. Keith. "Patterns and Dynamics of Elite Collaboration in Occupied Shaoxing County." In *Chinese Collaboration: The Limits of Accommodation*, David Barrett 与 Larry Shyu 编. 斯坦福：斯坦福大学出版社, 2001.

Schwartz, Benjamin.《寻求富强：严复与西方》. 剑桥, Mass. : 哈佛大学出版社, 1964.

Sennet, Richard. *Flesh and Stone: The Body and the City in Western Civilization*. 纽约：W. W. Norton, 1994.

尚克强与刘海岩编.《天津租界社会研究》. 天津：天津人民出版社, 1994.

Shapiro, Hugh. "The Puzzle of Spermatorrhea in Republican China." *positions* 6, no.3（1998）: 550–596.

Shapiro, Judith. *Mao's War Against Nature : Politics and Environment in Revolutionary China*. 剑桥与纽约：剑桥大学出版社, 2001.

《申报》, 1872—1888.

沈家本与徐宗亮等编,《重修天津府志》. 1899.

史明正. "Beijing Transforms : Urban Infrastructure, Public Works, and Social Change in the Chinese Capital, 1900—1928." Ph. D. diss., 哥伦比亚大学, 1993.

Shih, Shu-mei. "Gender, Race, and Semicolonialism : Liu Na'ou's Urban Shanghai Landscape." *Journal of Asian Studies 55*, no. 4（1996）: 934–956.

——.《现代的诱惑：书写半殖民地中国的现代主义》. 伯克利：加利福尼亚大学出版社, 2001.

Sigerist, Henry. *Landmarks in the History of Hygiene*. 牛津：牛津大学出版社, 1956.

冼 玉 仪 . *Power and Charity: The Early History of the Tung Wah Hospital.* 香港 : 牛津大学出版社 , 1989.

Sivin, Nathan. *Chinese Alchemy: Preliminary Studies.* 剑桥 , Mass. : 哈佛大学出版社 , 1968.

——. " Science and Medicine in Imperial China——The State of the Field." *Journal of Asian Studies* 47 , no. 1（1988）: 41-90.

——. "State , Cosmos , and the Body in the Last Three Centuries B.C." *Harvard Journal of Asiatic Studies* 55 , no. 1（1995）: 5-38.

——. *Traditional Medicine in Contemporary China.* Ann Arbor : 中国研究中心 , 密歇根大学 , 1987.

Slack, Edward. *Opium, State, and Society: China's Narco-Economy and the Guomindang, 1924—1937.* 火奴鲁鲁 : 夏威夷大学出版社 , 2001.

Smith, Arthur.《中国人的素质》. 纽约 : Revell, 1894.

——. *Proverbs and Common Sayings from the Chinese.* 上海 : 美国长老会出版社 , 1902.

Smith, Francis Barrymore. *The People's Health, 1830—1910.* 纽约 : Holmes and Meier, 1979.

Smith, Virginia. " Prescribing the Rules of Health : Self-Help and Advice in the Late Eighteenth Century." In *Patients and Practitioners: Lay Perceptions of Medicine in Preindustrial Society*, Roy Porter 编 . 剑桥 : 剑桥大学出版社 , 1985.

宋良弼 .《医方小品》. 天津 : 未注明出版商 , 19 世纪初 .

宋蕴著编 .《天津志略》. 1931. 重印 , 台北 : 正文出版社 , 1969.

Spence, Jonathan. "Aspects of Western Medical Experience in China, 18501910. " In *Medicine and Society in China*, John Z. Bowers 与

388

Elizabeth F. Purcell 编.纽约：Josiah Macy Jr. Foundation,1974.

——. "Commentary on Historical Perspectives and Ch'ing Medical Systems." In *Medicine in Chinese Cultures*, Arthur Kleinman 等编,华盛顿：U. S. Department of Health, Education, and Welfare, National Institute of Health,1975.

Stage, Sarah. *Female Complaints: Lydia Pinkham and the Bus-iness of Women's Medicine.* 纽约：W. W. Norton,1979.

Stapleton, Kristen. *Civilizing Chengdu: Chinese Urban Reform, 1895—1937.* 剑桥：哈佛大学出版社,2000.

Stepan, Nancy Leys. *The Hour of Eugenics: Race, Gender, and Nation in Latin America.* 伊萨卡：康奈尔大学出版社,1991.

Stoler, Ann Laura.《种族和欲望的教育：福柯的性史和事物的殖民秩序》.达勒姆,N.C.：杜克大学出版社,1995.

Stoler, Ann Laura 与 Frederick Cooper 编. *Tensions of Empire: Colonial Cultures in a Bourgeois World.* 伯克利：加利福尼亚大学出版社,1997.

Strand, David.《人力车的北京：20 年代的市民与政治》.伯克利与洛杉矶：加利福尼亚大学出版社,1989.

杉本勉编. *Edo no hon'yakukatachi*（《埃多翻译者》）.东京：Waseda Daigaku Shuppanbu,1995.

——.*Edo Ranpôi kara no messēji*（《埃多医生传达的"兰医"信息》）.东京：Perikansha,1992.

——.*Zuroku Rangaku jishi*（《插图兰学史》）.东京：Waseda Daigaku Shuppanbu,1985.

孙大干.《天津经济史话》.天津：社会科学院出版社,1989.

孙立民与辛公显,《天津日租界概况》.《天津文史资料选辑》18

（1982）：11-151.

孙思邈.《千金方》. 约公元 652. 重印，北京：华夏出版社，1993.

——.《千金食治》. 约公元 652. 重印，北京：中国商业出版社，1985.

孙学谦.《天津指南》. 天津：中华书局，1923.

孙逸仙.《国父全集》. 卷 1，《三民主义》. 演讲 2：19. 台北：中央文物供应社，1961.

Tanaka, Stefan. *Japan's Orient: Rendering Pasts into History*.伯克利：加利福尼亚大学出版社，1993.

Tatsukawa Shôji. *Meiji iji ôrai.*（《明治医学》）. Tokyo：Shinchôsha，1986.

Tenshin kyôryû. *mindan Gyôsei gaiyô*（《民团管理纲要》）.Tianjin，1942.

——. *Tenshin kyoryû mindan nijisshûnen kinenshi.*（《天津日本居留民团第 20 次年会报告》）. 天津：未注明出版商，1908—1943.

——. *Tenshin kyoryû mindan zeikisoku*（《天津居留民团税款条规》）. 天津：未注明出版商，1942.

Tenshin nihon sokai keibôdan. *Keibôdan jistumu yôryô*（《民事案件摘要》）. 天津，1941.

Tezuka Akira. *Bakumatsu, Meiji kaigai tokôsha sôran*（《幕末，明治赴外旅行者总览》）. 东京：Kashiwa Shobô，1992.

Tientsin British Municipal Area ByeLaws. 天津：天津出版社，1919.

Tientsin British Municipal Council Building Sanitary By-Laws. 天津：天津出版社，1925.

Tientsin British Municipal Council Reports. 天津：天津出版社，1929—1939.

天津地方资料联合目录编辑组.《天津地方资料联合目录》. 卷 1-

3. 天津：天津图书馆，1980—1982.

——.《天津市报刊文论资料索引》.天津：天津图书馆，1982.

——.《天津市期刊文论资料索引》（1860—1949）.天津：天津图书馆，1985.

《天津红十字会平民医院报告》.天津：未注明出版商，1926—1930.

天津交通局编.《天津公路运输史》.北京：人民交通出版社，1988.

天津近代建筑编写组.《天津近代建筑》.天津：天津科学技术出版社，1990.

天津历史博物馆等编.《近代天津图志》.天津：天津古籍出版社，1992.

390　《天津南段巡查总局章程》.天津，1907. 天津社会科学院，历史研究所藏本.

天津社会科学院，历史研究所编.《天津商会档案汇编》.天津：天津人民出版社，1989—1993.

——.天津社会科学院，历史研究所编.《天津简史》.天津：天津人民出版社，1987.

天津市档案馆编.《天津租界档案选编》.天津：天津人民出版社，1992.

《天津市政府公报》.天津：天津特别市，1929—1937.

《天津市立救济院纪要》.天津：天津市社会局，1935.

《天津拾遗纪实文献录》.1879（？）.重印，天津：天津古籍出版社，1986.

天津史志编修委员会编.《天津简史》.天津：天津人民出版社，1991.

天津史志编修处编.《天津史概要》.天津：百城书局，1934.

天津特别市卫生公署卫生局编《天津特别市卫生行政要览》.天津，

1940.

天津特别市卫生局编.《天津特别市卫生月刊》.天津,1929—
1931.

天津特别市治安维持委员会编.《防疫报告》.天津,1938.

《天津卫生防疫事业的发展》.《天津卫生事业四十年》,天津卫生史
志编修委员会编.天津:天津地矿局地调队印刷厂,1989.《天津
卫生史料》.天津:天津人民出版社,1986—1993.

《天津夷务实记》.《第二次鸦片战争》.齐思和编.卷2.上海:人民
出版社,1978.

天津政协秘书处编.《天津八大家及后裔》.天津:天津市政协,
1974.

《天津自治局文件录要》.卷1—2.天津,1909.

天津宗教志编修委员会编.《天津宗教资料选》.天津:天津人民出
版社,1986.

《天津市教会医院情况报告》.天津,1950.

天津市档案馆编《天津商会档案汇编,1903—1911》.2卷本.天津:
天津人民出版社,1989.天津文史资料编修委员会编.《天津文
史资料》.10卷.1985—1992.

天津市政府.《补增天津市推行自治概况》.天津,1933.

——.《天津市资料调查》.天津,1934.

天津市政协文史资料研究委员会编.《沦陷时期的天津》.天津:天
津静海县印刷厂,1992.

——.《天津近代人物录》.天津:天津地方史志编修委员会总编辑
室,1987.

——.《天津租界》.天津:天津人民出版社,1986.

Tiegel, Ernst. *Eisei hanron*（《卫生总论》）. ôi Gendô 译. 东京:

Hasunuma, [1880—1881].

——. Ifukuryô shikensetsu（《本地与外国的穿着，包括鞋类的卫生价值比较的报告》）. Katayama Kuniyoshi 译. 东京：Naimushô, Eiseikyoku, [1881].

Tomes, Nancy. *The Gospel of Germs: Men, Women, and the Microbe in American Life.* 剑桥, Mass.：哈佛大学出版社, 1998.

曹禺.《明朗的天》. 北京：外语出版社, 1960.

Tsin, Michael. *Nation, Governance, and Modernity in China: Canton, 1900—1927.* 斯坦福：斯坦福大学出版社, 1999.

Tsuzuki, J. "Bericht uber meine epidemioligischen Beobachtun-gen und Forschundgen wahrend der Choleraepedemie im Nordchina im Jahre1902"（《我在 1902 年华北瘟疫期间的观察和研究报告》）. In *Archiv für Schiffs und Tropen- Hygiene*（《海军与热带卫生档案》）. Leipzig, 1904.

Tyrrell, Ian. *Woman's World/Woman's Empire: The Woman's Christian Temperance Union in International Perspective, 1800-1930.* Chapel Hill：北卡罗来纳大学出版社, 1991.

Unschuld, Paul. "Epistemological Issues and Changing Legitimation: Traditional Chinese Medicine in the Twentieth Century." In Charles Leslie and Allan Young, *Paths to Asian Medical Knowledge.* 伯克利：加利福尼亚大学出版社, 1992.

——. *Medicine in China: Historical Artifacts and Images.* 慕尼黑与纽约：Prestel, 2000.

——. *Medicine in China: A History of Ideas.* 伯克利与洛杉矶：加利福尼亚大学出版社, 1985.

——. *Medicine in China : A History of Pharmaceutics.* 伯克利与洛

杉矶:加利福尼亚大学出版社,1986.

Vaughan, Megan. *Curing Their Ills*: *Colonial Power and African Illness.* 剑桥:剑桥大学出版社,1991.

Vigarello, Georges. *Concepts of Cleanliness: Changing Attitudes in France Since the Middle Ages.* Jean Birrell 译. 剑桥:加利福尼亚大学出版社,1988.

Virchow, Rudolf. *Collected Essays on Public Health and Epidemiology. 2* vols. L. J. Rather 编. 广　东, Mass. : Science History Publications,1985.

Vogel, Morris J. 与 Charles E. Rosenberg 编. *The Therapeutic Revolution: Essays in the Social History of American Medicine.* 费城:宾夕法尼亚大学出版社,1979.

Vulliamy, C. E. *Crimea, The Campaign of 1854-1856.* 伦　敦: Jonathan Cape,1939.

Wakeman, Frederic. "The Civil Society and Public Sphere Debate: Western Reflections on Chinese Political Culture." *Modern China* 19（1993）: 108-138.

——.《上海警察,1927—1937》.伯克利与洛杉矶:加利福尼亚大学出版社,1995.

——.《上海歹土:战时恐怖活动与城市犯罪（1937—1941）》.纽约:剑桥大学出版社,1996.

汪广仁.《中国近代科学先驱徐寿父子研究》.北京:清华大学出版社,1998.

王华棠编.《天津——一个城市的崛起》.天津:人民出版社,1990.

王士雄.《霍乱论》《潜斋医书十种》.1838.重印,台北:长江出版社,1970.

王守恂.《天津县新志》.天津：未注明出版商，1938.

——.《天津政俗沿革记》.天津：未注明出版商，1938.

王朔.《千万别把我当人》. Howard Goldblatt 译. 纽约：Hyperion，2000.

王学海.《解放战争时期国民党的天津城防》.《天津历史资料》13（1981）：1–16 页.

王扬宗.《〈格致汇编〉之中国编辑者考》.《文献》63（1995 年 1 月）：37–43 页.

Warner, John Harley. *The Therapeutic Perspective: Medical Practice, Knowledge, and Identity in America, 1820–1885.* 剑桥，Mass.：哈佛大学出版社，1986.

Watson, Burton. *The Complete Works of Chuang Tzu.* New York：Columbia University Press, 1968.

Watson, James. "Funeral Specialists in Cantonese Society：Pollution, Performance, and Social Hierarchy." In *Death Rit-ual in Late Imperical and Modern China*, James Watson 与 Evelyn Rawski 编. 伯克利与洛杉矶：加利福尼亚大学出版社，1988.

Wear, Andrew. *Health and Healing in Early Modern England: Studies in Social and Intellectual History.* Brookfield, Vt.：Ashgate, 1998.

——. "The History of Personal Hygiene." In *Companion Ency-clopedia of the History of Medicine*, vol. 2, Roy Porter 与 W. F. Bynum 编. 伦敦：Routledge, 1993.

Weathersby, Katherine. "Deceiving the Deceivers：Moscow, Beijing, Pyongyang, and the Allegations of Bacteriological Weapons Use in Korea." *Cold War International History Project*

393

Bulletin, 11（winter 1998）: 176–184.

魏东波.《天津地方志考略》. 长春: 吉林省地方志编纂委员会, 1985.

《卫生杂志》, 1929— 1930.

Wells, David Ames. *Wells' Principles and Applications of Chemistry.* 纽约与芝加哥: Ivison, Blakeman, Taylor, and Co., 1858.

White, Luise. *Speaking with Vampires: Rumor and History in Colonial Africa.* 伯克利: 加利福尼亚大学出版社, 2000.

Wile, Douglas. *Art of the Bedchamber: The Chinese Sexual Yo-ga Classics, Including Women's Solo Meditation Texts.* 纽约: SUNY Press, 1992.

Will, Pierre-Etienne.《8 世纪中国的官僚制度与荒政》. 斯坦福: 斯坦福大学出版社, 1990.

Williams, Peter 与 David Wallace.《731 部队: 日军的秘中之秘》. 伦敦: Hodder and Stoughton, 1989.

Williams, Samuel Wells. *The Journal of S. Wells Williams, Secretary and Interpreter of the American Embassy to China during the Expedition to Tientsin and Peking in the Years 1858 and 1859,* edited by his son, Frederick Wells Williams. 上 海: Kelly and Walsh, 1911.

Wohl, Anthony S. *Endangered Lives: Public Health in Victorian Britain.* 伦敦: J. M. Dent and Sons, 1983.

Wolseley, G.J. *Narrative of the War with China in 1860.* 伦 敦: Longman, Green, Longman and Roberts, 1862.

Wright, David. "John Fryer and the Shanghai Polytechnic: Making Space for Science in Nineteenth-Century China." *British Journal of* the History of Science, 29（1996）：1–16.

——. Translating Science: The Transmission of Western Chem-istry into Late Imperial China, 1840–1900. 莱顿与波士顿：Brill, 2000.

伍连德与王吉民.《中国医学史》.1936. 重印, 台北：Southern Materials Center, 1985.

吴宪兼.《天津快览》. 上海：世界书局, 1936.

Wu Yi-Li. "Transmitted Secrets: The Doctors of the Lower Yangzi Region and Popular Gynecology in Late Imperial China. " Ph. D. diss. , Yale University, 1998.

新中国预防医学历史经验编修委员会编.《新中国预防医学历史经验》. 北京：人民卫生出版社, 1991.

熊月之.《西学东渐与晚清社会》. 上海：上海人民出版社, 1994.

徐大椿.《医学源流论》.Paul Unschuld 译. 未注明出版地：Par-adigm Publications, 1990.

徐士銮.《敬乡笔述》. 1932. 重印, 天津风土丛书. 天津：天津古籍出版社, 1986.

——.《医方丛话》. 天津：天津徐代蝶圆雕版, 1889.

Yamamoto Shun'ichi. Nihon korera shi（《日本霍乱史》）. 东京：Tokyo Daigaku Shuppankai, 1982.

严仁曾.《严修年谱》. 济南：齐鲁书社, 1990.

杨志彦.《天津市医院史料记要》.《天津文史丛刊》4（1985）：175–191.

羊城旧客.《津门记略》.1898.Reprint, Tianjin: Tianjin guji chubanshe, 1986.

姚惜云.《天津鼓楼东姚家轶事》.《天津文史资料》47（1989）：204–242.

叶嘉炽 . *Health and National Reconstruction in Nationalist China*: *The Development of Modern Health Services*, *1928–1937*. Ann Arbor, Mich.: Association of Asian Studies, 1995.

《益世报》, 1916—1935.

Yoshizawa Seiichirô. *Tenshin no kindai*(《天津在近代》). 名古屋: Nagoya University Press, 2002.

Young, Louise. *Japan's Total Empire: Manchuria and the Culture of Wartime Imperialism.* 伯克利: 加利福尼亚大学出版社, 1998.

《袁世凯奏折专辑》. 8 卷本 . 台北: 故宫博物院, 1970.

张春泽 .《城市园林概貌》.《天津 —— 一个城市的崛起》. Tianjin: Tianjin renmin chubanshe, 1990.

Zhang Qiong. "Demystifying Qi: The Politics of Cultural Translation and Interpretation in the Early Jesuit Mission to China."《交流的象征: 全球流通中的翻译问题》, 刘禾编 . 达勒姆, N. C.: 杜克大学出版社, 1999.

张荣清 .《防疫工作与免疫制度》.《天津卫生史料》2 与 3（1987）: 47.

Zhang Shu Guang. *Mao's Military Romanticism: China and the Korean War*, *1950–1953.* 劳伦斯: 堪萨斯大学出版社, 1995.

张涛 .《津门杂记》. 1884. 重印, 天津: 天津古籍出版社, 1986.

赵洪钧 .《近代中西医论争史》. 合肥: 安徽科技出版社, 1989.

郑观应 .《郑观应集》. 夏东元编 . 上海: 上海人民出版社, 1982.

—— .《中外卫生要旨》. 1890, 1895.

《直报》, 1894—1902.

中国天津市委编 .《天津接管实录》. 北京: 中共党史出版社, 1991.

中国人民政治协商会议天津市委员会 .《沦陷时的天津》. 天津: 未

395

注明出版商,1992.

中国人民政治协商会议天津市委员会,文史资料委员会,编.《近代天津人物录》.天津:天津地方史志编修委员会总编辑室,1987.

中央档案馆,中国第二历史档案馆,吉林市社会科学院.《细菌战与毒气战》.北京:中华书局,1989.

《周礼集说》.《电子版四库全书》.《文渊阁版》.香港:迪志文化出版有限公司,1999.

朱纯嘏.《痘疹定论》,1713年刊.重印,天津:王细论,1898.

朱其华.《天津全书》.天津:天津人民出版社,1991.

储仁逊.《闻见录》.手抄本,天津:天津社会科学院,n.d.

朱熹.《论语精义》.《电子版四库全书》.《文渊阁版》.香港:迪志文化出版有限公司,1999.

Zimmerman, Jonathan. *Distilling Democracy: Alcohol Education in America's Public Schools, 1880–1925.* 劳伦斯:堪萨斯大学出版社,1999.

Zito, Angela 与 Tani Barlow 编. *Body, Subject, and Power in China.* 芝加哥:芝加哥大学出版社,1994.

"海外中国研究丛书"书目

1. 中国的现代化 [美]吉尔伯特·罗兹曼 主编 国家社会科学基金"比较现代化"课题组 译 沈宗美 校
2. 寻求富强:严复与西方 [美]本杰明·史华兹 著 叶凤美 译
3. 中国现代思想中的唯科学主义(1900—1950) [美]郭颖颐 著 雷颐 译
4. 台湾:走向工业化社会 [美]吴元黎 著
5. 中国思想传统的现代诠释 余英时 著
6. 胡适与中国的文艺复兴:中国革命中的自由主义,1917—1937 [美]格里德 著 鲁奇 译
7. 德国思想家论中国 [德]夏瑞春 编 陈爱政 等译
8. 摆脱困境:新儒学与中国政治文化的演进 [美]墨子刻 著 颜世安 高华 黄东兰 译
9. 儒家思想新论:创造性转换的自我 [美]杜维明 著 曹幼华 单丁 译 周文彰 等校
10. 洪业:清朝开国史 [美]魏斐德 著 陈苏镇 薄小莹 包伟民 陈晓燕 牛朴 谭天星 译 阎步克 等校
11. 走向21世纪:中国经济的现状、问题和前景 [美]D.H. 帕金斯 著 陈志标 编译
12. 中国:传统与变革 [美]费正清 赖肖尔 主编 陈仲丹 潘兴明 庞朝阳 译 吴世民 张子清 洪邮生 校
13. 中华帝国的法律 [美]D. 布朗 C. 莫里斯 著 朱勇 译 梁治平 校
14. 梁启超与中国思想的过渡(1890—1907) [美]张灏 著 崔志海 葛夫平 译
15. 儒教与道教 [德]马克斯·韦伯 著 洪天富 译
16. 中国政治 [美]詹姆斯·R. 汤森 布兰特利·沃马克 著 顾速 董方 译
17. 文化、权力与国家:1900—1942年的华北农村 [美]杜赞奇 著 王福明 译
18. 义和团运动的起源 [美]周锡瑞 著 张俊义 王栋 译
19. 在传统与现代性之间:王韬与晚清革命 [美]柯文 著 雷颐 罗检秋 译
20. 最后的儒家:梁漱溟与中国现代化的两难 [美]艾恺 著 王宗昱 冀建中 译
21. 蒙元入侵前夜的中国日常生活 [法]谢和耐 著 刘东 译
22. 东亚之锋 [美]小 R. 霍夫亨兹 K.E. 柯德尔 著 黎鸣 译
23. 中国社会史 [法]谢和耐 著 黄建华 黄迅余 译
24. 从理学到朴学:中华帝国晚期思想与社会变化面面观 [美]艾尔曼 著 赵刚 译
25. 孔子哲学思微 [美]郝大维 安乐哲 著 蒋弋为 李志林 译
26. 北美中国古典文学研究名家十年文选 乐黛云 陈珏 编选
27. 东亚文明:五个阶段的对话 [美]狄百瑞 著 何兆武 何冰 译
28. 五四运动:现代中国的思想革命 [美]周策纵 著 周子平 等译
29. 近代中国与新世界:康有为变法与大同思想研究 [美]萧公权 著 汪荣祖 译
30. 功利主义儒家:陈亮对朱熹的挑战 [美]田浩 著 姜长苏 译
31. 莱布尼兹和儒学 [美]孟德卫 著 张学智 译
32. 佛教征服中国:佛教在中国中古早期的传播与适应 [荷兰]许理和 著 李四龙 裴勇 等译
33. 新政革命与日本:中国,1898—1912 [美]任达 著 李仲贤 译
34. 经学、政治和宗族:中华帝国晚期常州今文学派研究 [美]艾尔曼 著 赵刚 译
35. 中国制度史研究 [美]杨联陞 著 彭刚 程钢 译

36. 汉代农业:早期中国农业经济的形成　[美]许倬云 著　程农 张鸣 译　邓正来 校

37. 转变的中国:历史变迁与欧洲经验的局限　[美]王国斌 著　李伯重 连玲玲 译

38. 欧洲中国古典文学研究名家十年文选　朱黛云 陈珏 龚刚 编选

39. 中国农民经济:河北和山东的农民发展,1890—1949　[美]马若孟 著　史建云 译

40. 汉哲学思维的文化探源　[美]郝大维 安乐哲 著　施忠连 译

41. 近代中国之种族观念　[英]冯客 著　杨立华 译

42. 血路:革命中国中的沈定一(玄庐)传奇　[美]萧邦奇 著　周武彪 译

43. 历史三调:作为事件、经历和神话的义和团　[美]柯文 著　杜继东 译

44. 斯文:唐宋思想的转型　[美]包弼德 著　刘宁 译

45. 宋代江南经济史研究　[日]斯波义信 著　方健 何忠礼 译

46. 一个中国村庄:山东台头　杨懋春 著　张雄 沈炜 秦美珠 译

47. 现实主义的限制:革命时代的中国小说　[美]安敏成 著　姜涛 译

48. 上海罢工:中国工人政治研究　[美]裴宜理 著　刘平 译

49. 中国转向内在:两宋之际的文化转向　[美]刘子健 著　赵冬梅 译

50. 孔子:即凡而圣　[美]赫伯特·芬格莱特 著　彭国翔 张华 译

51. 18世纪中国的官僚制度与荒政　[法]魏丕信 著　徐建青 译

52. 他山的石头记:宇文所安自选集　[美]宇文所安 著　田晓菲 编译

53. 危险的愉悦:20世纪上海的娼妓问题与现代性　[美]贺萧 著　韩敏中 盛宁 译

54. 中国食物　[美]尤金·N. 安德森 著　马孆 刘东 译　刘东 审校

55. 大分流:欧洲、中国及现代世界经济的发展　[美]彭慕兰 著　史建云 译

56. 古代中国的思想世界　[美]本杰明·史华兹 著　程钢 译　刘东 校

57. 内闱:宋代的婚姻和妇女生活　[美]伊沛霞 著　胡志宏 译

58. 中国北方村落的社会性别与权力　[加]朱爱岚 著　胡玉坤 译

59. 先贤的民主:杜威、孔子与中国民主之希望　[美]郝大维 安乐哲 著　何刚强 译

60. 向往心灵转化的庄子:内篇分析　[美]爱莲心 著　周炽成 译

61. 中国人的幸福观　[德]鲍吾刚 著　严蓓雯 韩雪临 吴德祖 译

62. 闺塾师:明末清初江南的才女文化　[美]高彦颐 著　李志生 译

63. 缀珍录:十八世纪及其前后的中国妇女　[美]曼素恩 著　定宜庄 颜宜葳 译

64. 革命与历史:中国马克思主义历史学的起源,1919—1937　[美]德里克 著　翁贺凯 译

65. 竞争的话语:明清小说中的正统性、本真性及所生成之意义　[美]艾梅兰 著　罗琳 译

66. 中国妇女与农村发展:云南禄村六十年的变迁　[加]宝森 著　胡玉坤 译

67. 中国近代思维的挫折　[日]岛田虔次 著　甘万萍 译

68. 中国的亚洲内陆边疆　[美]拉铁摩尔 著　唐晓峰 译

69. 为权力祈祷:佛教与晚明中国士绅社会的形成　[加]卜正民 著　张华 译

70. 天潢贵胄:宋代宗室史　[美]贾志扬 著　赵冬梅 译

71. 儒家之道:中国哲学之探讨　[美]倪德卫 著　[美]万白安 编　周炽成 译

72. 都市里的农家女:性别、流动与社会变迁　[澳]杰华 著　吴小英 译

73. 另类的现代性:改革开放时代中国性别化的渴望　[美]罗丽莎 著　黄新 译

74. 近代中国的知识分子与文明　[日]佐藤慎一 著　刘岳兵 译

75. 繁盛之阴:中国医学史中的性(960—1665)　[美]费侠莉 著　甄橙 主译　吴朝霞 主校

76. 中国大众宗教　[美]韦思谛 编　陈仲丹 译

77. 中国诗画语言研究　[法]程抱一 著　涂卫群 译

78. 中国的思维世界　[日]沟口雄三 小岛毅 著　孙歌 等译

79. 德国与中华民国 [美]柯伟林 著 陈谦平 陈红民 武菁 申晓云 译 钱乘旦 校

80. 中国近代经济史研究:清末海关财政与通商口岸市场圈 [日]滨下武志 著 高淑娟 孙彬 译

81. 回应革命与改革:皖北李村的社会变迁与延续 韩敏 著 陆益龙 徐新玉 译

82. 中国现代文学与电影中的城市:空间、时间与性别构形 [美]张英进 著 秦立彦 译

83. 现代的诱惑:书写半殖民地中国的现代主义(1917—1937) [美]史书美 著 何恬 译

84. 开放的帝国:1600 年前的中国历史 [美]芮乐伟·韩森 著 梁侃 邹劲风 译

85. 改良与革命:辛亥革命在两湖 [美]周锡瑞 著 杨慎之 译

86. 章学诚的生平及其思想 [美]倪德卫 著 杨立华 译

87. 卫生的现代性:中国通商口岸健康与疾病的意义 [美]罗芙芸 著 向磊 译

88. 道与庶道:宋代以来的道教、民间信仰和神灵模式 [美]韩明士 著 皮庆生 译

89. 间谍王:戴笠与中国特工 [美]魏斐德 著 梁禾 译

90. 中国的女性与性相:1949 年以来的性别话语 [英]艾华 著 施施 译

91. 近代中国的犯罪、惩罚与监狱 [荷]冯客 著 徐有威 等译 潘兴明 校

92. 帝国的隐喻:中国民间宗教 [英]王斯福 著 赵旭东 译

93. 王弼《老子注》研究 [德]瓦格纳 著 杨立华 译

94. 寻求正义:1905—1906 年的抵制美货运动 [美]王冠华 著 刘甜甜 译

95. 传统中国日常生活中的协商:中古契约研究 [美]韩森 著 鲁西奇 译

96. 从民族国家拯救历史:民族主义话语与中国现代史研究 [美]杜赞奇 著 王宪明 高继美 李海燕 李点 译

97. 欧几里得在中国:汉译《几何原本》的源流与影响 [荷]安国风 著 纪志刚 郑诚 郑方磊 译

98. 十八世纪中国社会 [美]韩书瑞 罗友枝 著 陈仲丹 译

99. 中国与达尔文 [美]浦嘉珉 著 钟永强 译

100. 私人领域的变形:唐宋诗词中的园林与玩好 [美]杨晓山 著 文韬 译

101. 理解农民中国:社会科学哲学的案例研究 [美]李丹 著 张天虹 张洪云 张胜波 译

102. 山东叛乱:1774 年的王伦起义 [美]韩书瑞 著 刘平 唐雁超 译

103. 毁灭的种子:战争与革命中的国民党中国(1937—1949) [美]易劳逸 著 王建朗 王贤知 贾维 译

104. 缠足:"金莲崇拜"盛极而衰的演变 [美]高彦颐 著 苗延威 译

105. 饕餮之欲:当代中国的食与色 [美]冯珠娣 著 郭乙瑶 马磊 江素侠 译

106. 翻译的传说:中国新女性的形成(1898—1918) 胡缨 著 龙瑜宬 彭珊珊 译

107. 中国的经济革命:二十世纪的乡村工业 [日]顾琳 著 王玉茹 张玮 李进霞 译

108. 礼物、关系学与国家:中国人际关系与主体性建构 杨美惠 著 赵旭东 孙珉 译 张跃宏 译校

109. 朱熹的思维世界 [美]田浩 著

110. 皇帝和祖宗:华南的国家与宗族 [英]科大卫 著 卜永坚 译

111. 明清时代东亚海域的文化交流 [日]松浦章 著 郑洁西 等译

112. 中国美学问题 [美]苏源熙 著 卞东波 译 张强强 朱霞欢 校

113. 清代内河水运史研究 [日]松浦章 著 董科 译

114. 大萧条时期的中国:市场、国家与世界经济 [日]城山智子 著 孟凡礼 尚国敏 译 唐磊 校

115. 美国的中国形象(1931—1949) [美]T. 克里斯托弗·杰斯普森 著 姜智芹 译

116. 技术与性别:晚期帝制中国的权力经纬 [英]白馥兰 著 江湄 邓京力 译

117. 中国善书研究 ［日］酒井忠夫 著 刘岳兵 何英莺 孙雪梅 译

118. 千年末世之乱:1813 年八卦教起义 ［美］韩书瑞 著 陈仲丹 译

119. 西学东渐与中国事情 ［日］增田涉 著 由其民 周启乾 译

120. 六朝精神史研究 ［日］吉川忠夫 著 王启发 译

121. 矢志不渝:明清时期的贞女现象 ［美］卢苇菁 著 秦立彦 译

122. 明代乡村纠纷与秩序:以徽州文书为中心 ［日］中岛乐章 著 郭万平 高飞 译

123. 中华帝国晚期的欲望与小说叙述 ［美］黄卫总 著 张蕴爽 译

124. 虎、米、丝、泥:帝制晚期华南的环境与经济 ［美］马立博 著 王玉茹 关永强 译

125. 一江黑水:中国未来的环境挑战 ［美］易明 著 姜智芹 译

126. 《诗经》原意研究 ［日］家井真 著 陆越 译

127. 施剑翘复仇案:民国时期公众同情的兴起与影响 ［美］林郁沁 著 陈湘静 译

128. 华北的暴力和恐慌:义和团运动前夕基督教传播和社会冲突 ［德］狄德满 著 崔华杰 译

129. 铁泪图:19 世纪中国对于饥馑的文化反应 ［美］艾志端 著 曹曦 译

130. 饶家驹安全区:战时上海的难民 ［美］阮玛霞 著 白华山 译

131. 危险的边疆:游牧帝国与中国 ［美］巴菲尔德 著 袁剑 译

132. 工程国家:民国时期(1927—1937)的淮河治理及国家建设 ［美］戴维·艾伦·佩兹 著 姜智芹 译

133. 历史宝筏:过去、西方与中国妇女问题 ［美］季家珍 著 杨可 译

134. 姐妹们与陌生人:上海棉纱厂女工,1919—1949 ［美］韩起澜 著 韩慈 译

135. 银线:19 世纪的世界与中国 林满红 著 詹庆华 林满红 译

136. 寻求中国民主 ［澳］冯兆基 著 刘悦斌 徐硙 译

137. 墨梅 ［美］毕嘉珍 著 陆敏珍 译

138. 清代上海沙船航运业史研究 ［日］松浦章 著 杨蕾 王亦铮 董科 译

139. 男性特质论:中国的社会与性别 ［澳］雷金庆 著 ［澳］刘婷 译

140. 重读中国女性生命故事 游鉴明 胡缨 季家珍 主编

141. 跨太平洋位移:20 世纪美国文学中的民族志、翻译和文本间旅行 黄运特 著 陈倩 译

142. 认知诸形式:反思人类精神的统一性与多样性 ［英］G.E.R.劳埃德 著 池志培 译

143. 中国乡村的基督教:1860—1900 江西省的冲突与适应 ［美］史维东 著 吴薇 译

144. 假想的"满大人":同情、现代性与中国疼痛 ［美］韩瑞 著 袁剑 译

145. 中国的捐纳制度与社会 伍跃 著

146. 文书行政的汉帝国 ［日］富谷至 著 刘恒武 孔李波 译

147. 城市里的陌生人:中国流动人口的空间、权力与社会网络的重构 ［美］张骊 著 袁长庚 译

148. 性别、政治与民主:近代中国的妇女参政 ［澳］李木兰 著 方小平 译

149. 近代日本的中国认识 ［日］野村浩一 著 张学锋 译

150. 狮龙共舞:一个英国人笔下的威海卫与中国传统文化 ［英］庄士敦 著 刘本森 译 威海市博物馆 郭大松 校

151. 人物、角色与心灵:《牡丹亭》与《桃花扇》中的身份认同 ［美］吕立亭 著 白华山 译

152. 中国社会中的宗教与仪式 ［美］武雅士 著 彭泽安 邵铁峰 译 郭潇威 校

153. 自贡商人:近代早期中国的企业家 ［美］曾小萍 著 董建中 译

154. 大象的退却:一部中国环境史 ［英］伊懋可 著 梅雪芹 毛利霞 王玉山 译

155. 明代江南土地制度研究 ［日］森正夫 著 伍跃 张学锋 等译 范金民 夏维中 审校

156. 儒学与女性 ［美］罗莎莉 著 丁佳伟 曹秀娟 译

157. 行善的艺术:晚明中国的慈善事业(新译本) [美]韩德玲 著 曹晔 译

158. 近代中国的渔业战争和环境变化 [美]穆盛博 著 胡文亮 译

159. 权力关系:宋代中国的家族、地位与国家 [美]柏文莉 著 刘云军 译

160. 权力源自地位:北京大学、知识分子与中国政治文化,1898—1929 [美]魏定熙 著 张蒙 译

161. 工开万物:17世纪中国的知识与技术 [德]薛凤 著 吴秀杰 白岚玲 译

162. 忠贞不贰:辽代的越境之举 [英]史怀梅 著 曹流 译

163. 内藤湖南:政治与汉学(1866—1934) [美]傅佛果 著 陶德民 何英莺 译

164. 他者中的华人:中国近现代移民史 [美]孔飞力 著 李明欢 译 黄鸣奋 校

165. 古代中国的动物与灵异 [英]胡司德 著 蓝旭 译

166. 两访中国茶乡 [英]罗伯特·福琼 著 敖雪岗 译

167. 缔造选本:《花间集》的文化语境与诗学实践 [美]田安 著 马强才 译

168. 扬州评话探讨 [丹麦]易德波 著 米锋 易德波 李今芸 校译

169. 《左传》的书写与解读 李惠仪 著 文韬 许明德 译

170. 以竹为生:一个四川手工造纸村的20世纪社会史 [德]艾约博 著 韩巍 译 吴秀杰 校

171. 东方之旅:1579—1724耶稣会传教团在中国 [美]柏理安 著 毛瑞方 译

172. "地域社会"视野下的明清史研究:以江南和福建为中心 [日]森正夫 著 于志嘉 马一虹 黄东兰 阿风 等译

173. 技术、性别、历史:重新审视帝制中国的大转型 [英]白馥兰 著 吴秀杰 白岚玲 译

174. 中国小说戏曲史 [日]狩野直喜 张真 译

175. 历史上的黑暗一页:英国外交文件与英美海军档案中的南京大屠杀 [美]陆束屏 编著/翻译

176. 罗马与中国:比较视野下的古代世界帝国 [奥]沃尔特·施德尔 主编 李平 译

177. 矛与盾的共存:明清时期江西社会研究 [韩]吴金成 著 崔荣根 译 薛戈 校译

178. 唯一的希望:在中国独生子女政策下成年 [美]冯文 著 常姝 译

179. 国之枭雄:曹操传 [澳]张磊夫 著 方笑天 译

180. 汉帝国的日常生活 [英]鲁惟一 著 刘洁 余霄 译

181. 大分流之外:中国和欧洲经济变迁的政治 [美]王国斌 罗森塔尔 著 周琳 译 王国斌 张萌 审校

182. 中正之笔:颜真卿书法与宋代文人政治 [美]倪雅梅 著 杨简茹 译 祝帅 校译

183. 江南三角洲市镇研究 [日]森正夫 编 丁韵 胡婧 等译 范金民 审校

184. 忍辱负重的使命:美国外交官记载的南京大屠杀与劫后的社会状况 [美]陆束屏 编著/翻译

185. 修仙:古代中国的修行与社会记忆 [美]康儒博 著 顾漩 译

186. 烧钱:中国人生活世界中的物质精神 [美]柏桦 著 袁剑 刘玺鸿 译

187. 话语的长城:文化中国历险记 [美]苏源熙 著 盛珂 译

188. 诸葛武侯 [日]内藤湖南 著 张真 译

189. 盟友背信:一战中的中国 [英]吴芳思 克里斯托弗·阿南德尔 著 张宇扬 译

190. 亚里士多德在中国:语言、范畴和翻译 [英]罗伯特·沃迪 著 韩小强 译

191. 马背上的朝廷:巡幸与清朝统治的建构,1680—1785 [美]张勉治 著 董建中 译

192. 申不害:公元前四世纪中国的政治哲学家 [美]顾立雅 著 马腾 译

193. 晋武帝司马炎 [日]福原启郎 著 陆帅 译

194. 唐人如何吟诗:带你走进汉语音韵学 [日]大岛正二 著 柳悦 译

195. 古代中国的宇宙论　［日］浅野裕一 著　吴昊阳 译

196. 中国思想的道家之论:一种哲学解释　［美］陈汉生 著　周景松 谢尔逊 等译　张丰乾 校译

197. 诗歌之力:袁枚女弟子屈秉筠(1767—1810)　［加］孟留喜 著　吴夏平 译

198. 中国逻辑的发现　［德］顾有信 著　陈志伟 译

199. 高丽时代宋商往来研究　［韩］李镇汉 著　李廷青 戴琳剑 译　楼正豪 校

200. 中国近世财政史研究　［日］岩井茂树 著　付勇 译　范金民 审校

201. 魏晋政治社会史研究　［日］福原启郎 著　陆帅 刘萃峰 张紫毫 译

202. 宋帝国的危机与维系:信息、领土与人际网络　［比利时］魏希德 著　刘云军 译

203. 中国精英与政治变迁:20 世纪初的浙江　［美］萧邦奇 著　徐立望 杨涛羽 译　李齐 校

204. 北京的人力车夫:1920 年代的市民与政治　［美］史谦德 著　周书垚 袁剑 译　周育民 校